专科护士规范化培训系列丛书

主编◎席祖洋　王　静　高　凤

临床常见护理技术操作并发症管理思维导图

LINCHUANG CHANGJIAN HULI JISHU CAOZUO BINGFAZHENG GUANLI SIWEI DAOTU

長江出版傳媒
湖北科学技术出版社

图书在版编目（CIP）数据

临床常见护理技术操作并发症管理思维导图 / 席祖洋，王静，高凤主编．-- 武汉 ：湖北科学技术出版社，2025．4．-- ISBN 978-7-5706-3900-7

Ⅰ．R47

中国国家版本馆 CIP 数据核字第 2025BJ7236 号

责任编辑：常　宁

责任校对：李梦芹　　　　封面设计：张子容

出版发行：湖北科学技术出版社

地　　址：武汉市雄楚大街 268 号（湖北出版文化城 B 座 13—14 层）

电　　话：027-87679468　　　　邮　　编：430070

印　　刷：湖北云景数字印刷有限公司　　　　邮　　编：430205

---

787 毫米 ×1092 毫米　1/16　18 印张　343 千字

2025 年 4 月第 1 版　　　　2025 年 4 月第 1 次印刷

定　　价：80.00 元

（本书如有印装问题，可找本社市场部更换）

《临床常见护理技术操作并发症管理思维导图》
编　委　会

主　编　席祖洋　王　静　高　凤

副主编　陈彩娥　唐宝玉　谢婷婷　施又丹　李方芳　曹　超
左　璐　谭　瑶　李小琼　任艳芳　李　倩

编　者（按姓氏笔画排序）

马　莉　王　月　王迎霜　王晓霞　王海燕
王喜东　王登宇　文小敏　艾程成　左娇娇
史　可　吕晓苒　向红艳　向娇娥　向梦园
刘　旭　刘　苏　刘　静　刘灵巧　刘晓姣
江源源　许唐娟　苏　婷　杜支伟　李　鹏
李林娟　李欣琳　李婷婷　杨　丽　杨　谊
杨依婷　肖　穗　何小静　邹　琳　汪金凤
沈　念　宋　卫　张　江　张小霞　张晓乐
张璟璟　陈　铭　陈敏敏　易庆苏　周　君
周群梅　赵龙桃　胡　婷　胡　蓉　胡江琳
饶玲华　秦雪露　高璐璐　唐慧澄　黄炎玉
曹　妍　彭　峡　覃　芳　覃　素　覃　瑶
覃万钟　覃江松　覃丽华　焦　艳　舒世琼
曾欢欢　曾淑华　谢荣霞

前　言

PREFACE

在临床护理领域，技术操作的规范执行是关键，它不仅直接影响患者治疗的质量，更是确保患者安全的重要环节。相应地，并发症的有效预防、及时识别与妥善处理，既构成了护理工作的核心内容，又是护理工作面临的主要挑战。《临床常见护理技术操作并发症管理思维导图》一书包括并发症的预防、识别及处理，以提升患者安全为核心目标，旨在通过系统化的指导，帮助护理人员更准确、更安全地执行技术操作，从而预防和减少并发症的发生。

全书共分为十章，涵盖患者安全与舒适护理技术、医院感染预防与控制护理技术、生命体征监测和冷热疗法等十个方面常见基础护理操作技术，并融入当前常用的护理专业仪器操作，充分展现了实用性、科学性和创新性。每节的内容都经过严格的科学验证与精心的编排。在护理操作技术概述中，我们详细介绍了每项技术的目的、意义；思维导图以精确的关键词和逻辑顺序，帮助读者构建严谨的思维框架，加深对并发症管理的认知与理解，同时紧抓操作中的风险点，既满足了临床实际需求，又适应了新时期护理技术发展的需要；预防口诀将关键点、难点、风险点转化为简明易记的语句，便于护理人员在快节奏的工作中迅速响应。

诚愿《临床常见护理技术操作并发症管理思维导图》成为每位护理人员的得力助手，有助于患者的健康与安全。编者知识有局限，行业进步飞速。书中若有遗漏，敬请批评指正，在此致谢！

目　录
CONTENTS

第一章 患者安全与舒适护理技术操作并发症的预防、识别及处理

第一节　口腔护理技术

一、口腔护理技术概述

（一）口腔的结构与功能

口腔是人体的重要组成部分，是消化道和呼吸道的起始端，由牙齿、牙龈、舌、颊、软腭及硬腭等组成，具有摄取、咀嚼、吞咽食物以及发音、感觉、消化等重要功能。

（二）口腔健康的意义

世界卫生组织（World Health Organization，WHO）将口腔健康列为人体健康的十大标准之一。中华口腔医学会提出口腔健康10项指标：牙齿清洁、无龋洞、无疼痛感、牙齿和牙龈颜色正常、无出血现象、牙齿排列整齐、不塞牙、无缺牙、咬合舒适、无口臭。口腔健康与全身健康密切相关，维护口腔健康是预防全身性疾病的重要手段。

（三）口腔护理技术的定义与目的

【定义】

口腔护理是指根据患者病情、治疗、口腔卫生状况及自理能力，护理人员指导、协助或实施的口腔清洁、消毒的护理技术。

【目的】

口腔护理的目的是保持患者口腔清洁、湿润，预防口腔感染等并发症；去除口腔异味，促进食欲，确保患者舒适；评估口腔变化（如黏膜、舌苔及牙龈等），提供患者病情动态变化的信息。研究表明，口腔菌群失调、机会病原体定植在口腔黏膜内并进行繁

殖是导致机械通气患者医院内感染、并发医院获得性肺炎的重要原因。循证研究表明口腔护理可以降低此类医源性感染的发生率。由此可见，做好口腔护理对预防疾病及促进患者康复十分重要。

（四）口腔护理技术常见并发症

口腔护理方法主要包括口腔护理包擦洗法、大/小棉签擦洗法、刷牙法、冲洗法等。在口腔护理的过程中，由于患者的特殊体质、医务人员操作不当等，可能出现一些并发症，严重危害患者健康。口腔护理技术常见并发症包括误吸或窒息、口腔黏膜损伤、恶心或呕吐等。

二、口腔护理技术常见并发症的预防、识别及处理思维导图

- 口腔护理技术常见并发症的预防、识别及处理
  - 误吸或窒息
    - 预防要点
      - 棉球湿度适中，避免护理液进入气道
      - 操作中夹紧棉球，避免遗落在口腔内
      - 操作前后清点棉球
    - 识别要点
      - 突发剧烈呛咳、发绀、喘鸣、气道梗阻、呼吸困难
    - 处理要点
      - 一体：患者侧卧或仰卧，头偏向一侧，立即通知医生
      - 二清：清除口鼻或呼吸道异物，叩拍背部，必要时负压吸引
      - 三吸氧：开放气道，给予氧气吸入，观察生命体征，必要时给予气管插管
  - 口腔黏膜损伤
    - 预防要点
      - 评估患者凝血功能、口腔黏膜有无异常
      - 操作前湿润口唇
      - 棉球包裹持物镊/钳尖端
      - 操作时动作轻柔
    - 识别要点
      - 口腔黏膜感染、破溃、出血
    - 处理要点
      - 一压：压迫止血
      - 二护：根据情况选取针对性漱口液，敷料保护
      - 三止血：遵医嘱使用镇痛药、止血药等
  - 恶心或呕吐
    - 预防要点
      - 动作要轻柔、准确
      - 擦舌部和硬腭时不要触及咽喉部
    - 识别要点
      - 上腹不适，紧迫欲吐，皮肤苍白，流涎，出汗
    - 处理要点
      - 一停：立即停止操作
      - 二清：清除呕吐物
      - 三放松：嘱患者漱口、放松

三、思维导图简要说明

（一）误吸或窒息

1. 预防要点

（1）保证操作过程中环境相对安静，避免误吸或窒息。

（2）清醒患者最好取坐位；昏迷、吞咽功能障碍的患者取侧卧位，床头抬高30°～45°。

（3）对于清醒患者，操作前询问其有无义齿。对于昏迷者，操作前要仔细检查他的牙齿有无松脱、义齿是否活动等。如有活动义齿，操作前应取下并放置于专用容器中。

（4）棉球不宜过湿，以防护理液进入气道造成呛咳或气道梗阻。

（5）操作前后准确清点棉球数量，每次擦洗时只夹一个棉球，确保口腔内无遗留物。

2. 识别要点

突发剧烈呛咳、发绀、喘鸣、气道梗阻、呼吸困难。

3. 处理要点

（1）如患者出现窒息，应立即取侧卧位，头偏向一侧，立即呼救。

（2）叩拍背部，迅速清除异物，及时解除呼吸道梗阻，给予氧气吸入，必要时负压吸引。

（3）如果异物已进入气管，患者出现呛咳或呼吸受阻，先用粗针头在环状软骨下1～2cm处刺入气管，争取时间进行气管插管，必要时协助气管切开。

（二）口腔黏膜出血

1. 预防要点

（1）医护人员操作前评估患者凝血功能、口腔黏膜有无异常。

（2）操作前湿润口唇，如刷牙应选择质地好的软毛牙刷。

（3）操作时动作轻柔，尤其放疗患者，不要用止血钳或者棉签的尖部直接接触患者口腔黏膜。

（4）如需使用开口器，应从臼齿处放入棉球包裹住持物镊/钳前段。对于牙关紧闭者与张口受限者，不可用暴力使其张口。

（5）为插管患者进行口腔护理时，避免让气管插管及固定装置压迫舌或口唇而导致黏膜出血。

2. 识别要点

口腔黏膜水肿、充血、出血、破溃，患者感觉疼痛。

3. 紧急处理要点

【轻度出血】

（1）及时压迫止血。

（2）使用不含酒精的溶液漱口，如生理盐水、3%～5%碳酸氢钠溶液、复方硼砂溶液、呋喃西林液或0.1%～0.2%过氧化氢，每天至少2次。使用漱口液时应先含漱，再鼓漱，时间至少1min。

（3）指导患者避免进食尖锐、粗糙、辛辣、过咸、过酸、过热等易损伤或刺激口腔黏膜的食物。

（4）禁用牙线和牙签。

【中度出血】

（1）漱口频次至少为每天4次。

（2）指导患者用清水漱口后，再使用药物漱口液或口腔黏膜保护剂。

（3）口腔溃疡疼痛时，溃疡面用西瓜霜喷敷或锡类散吹敷。

【重度出血】

（1）遵医嘱给予止血处理。

（2）必要时对溃疡面用2%利多卡因喷雾止痛或含漱0.5%～1%利多卡因1～2min，亦可用注射器抽吸氯己定漱口液，去除针头后直接喷于溃疡面，每日3～4次。

（三）恶心或呕吐

1. 预防要点

（1）口腔护理时动作要轻柔、准确，避免引起咽反射。

（2）擦舌部和硬腭时，避免棉签、镊子、止血钳等物品触及软腭、咽喉部。

2. 识别要点

（1）恶心为上腹不适、紧迫欲吐的感觉，常伴皮肤苍白、流涎、出汗、血压降低及心动过缓等。

（2）呕吐物一般为胃内容物，严重呕吐时呕吐物可为胆汁或部分肠内容物。

3. 处理要点

（1）出现恶心时暂停操作，嘱患者放松。

（2）如出现呕吐，及时清除呕吐物，协助患者漱口，保持患者舒适。

（3）遵医嘱给予止吐对症处理，常用的止吐药物如下。①多潘立酮：片剂，每次

10mg，每天 3 ～ 4 次，饭前半小时口服。②甲氧氯普胺：片剂，每次 5mg，每天 3 次，口服；针剂，每次 10mg，肌内注射。

四、口腔护理技术常见并发症管理口诀

头偏一侧选体位，棉球湿度不滴水；
动作轻柔不粗鲁，避免碰触咽喉部；
操作前后数棉球，有效清洁防感染。

第二节　更换床单技术

一、更换床单技术概述

（一）患者床单位的构成

患者床单位是患者住院时用以休息、睡眠、饮食、排泄、活动与治疗的最基本的生活单位。患者床单位包括：床、床垫、床褥、枕芯、大单、被套、枕套等，还包括墙上的照明灯、呼叫装置、供氧和负压吸引管道等设施。

（二）更换床单的临床意义

从卫生的角度看，更换床单有助于减少细菌和病毒的滋生，降低患者感染的风险。从舒适度的角度看，干净的床单可以带来更好的睡眠质量，有助于患者休息和恢复。此外，更换床单也是对患者进行心理照护的一种方式。整洁的床单可以让患者感到更加舒适和愉悦，有助于缓解他们的焦虑和减轻压力。从医院管理的角度看，定期更换床单是维护医院卫生环境、提高医院服务质量的重要措施之一。

（三）更换床单技术定义和目的

【定义】

更换床单是一项基础护理技术操作，也是临床护理工作中做得较多的操作之一，它的基本要求是舒适、平整、安全、实用。

【目的】

更换床单的目的是保持患者床单位清洁干燥，使患者舒适，预防压力性损伤等并发症发生。

（四）更换床单技术常见并发症

更换床单技术常见并发症包括患者受凉、隐私部位暴露，管道牵拉、扭曲、脱出，坠床，皮肤刮擦、破损等。

二、更换床单技术常见并发症的预防、识别及处理思维导图

- 更换床单技术常见并发症的预防、识别及处理
  - 患者受凉、隐私部位暴露
    - 预防要点
      - 操作前，调至合适室温，拉好窗帘，关好房门
      - 操作时，随时遮挡患者
    - 识别要点
      - 肢体发凉、打喷嚏、鼻塞、流涕、寒战等上呼吸道感染症状
    - 处理要点
      - 一盖：加盖被服，注意保暖
      - 二饮：嘱多饮温开水
      - 三治：遵医嘱行相应处理，发热患者可用温水擦浴或遵医嘱予以冰敷、药物治疗
  - 管道牵拉、扭曲、脱出
    - 预防要点
      - 操作前和操作中检查、妥善固定和保护各管道
    - 识别要点
      - 管道折叠：引流不畅
      - 管道牵拉、脱出，伴疼痛或置管局部出血
    - 处理要点
      - 一停：停止操作
      - 二查：检查管道，及时松解、拉直，妥善安置
      - 三护：保护伤口，如有胸腔引流管，嘱患者屏气，告知医生，遵医嘱处理
  - 坠床
    - 预防要点
      - 操作前告知配合要点，勿自主移动
      - 固定床刹，使用床栏、约束带等保护工具
      - 操作中关注患者体位移动
    - 识别要点
      - 从床上坠落
    - 处理要点
      - 一通知：通知医生急救处理
      - 二评估：病情评估及伤情判断
      - 三安置：将患者安置至平车，在紧急处理过程中避免二次伤害
      - 四遵嘱：对于病情危重者，遵医嘱行心电监护、吸氧、建立静脉通道及其他进一步处理
      - 五安抚：安抚患者情绪，减轻焦虑和恐惧
  - 皮肤刮擦、破损
    - 预防要点
      - 动作轻柔，避免拖、拉
      - 操作前检查床单位
    - 识别要点
      - 皮肤刮痕、发红、破损、瘀青
    - 处理要点
      - 一消：消毒刮擦或破损处
      - 二洁：保持创面清洁、干燥

三、思维导图简要说明

（一）患者受凉、隐私部位暴露

1. 预防要点

（1）调至合适的室温，确保患者在更换床单的过程中感到舒适。

（2）拉好窗帘，保护患者的隐私，尊重患者的隐私权。减少患者的心理压力，使患者在更换床单时能够保持放松和舒适的状态。

（3）关好房门，避免其他人员随意进入，减少干扰。同时防止风寒侵入，确保患者在一个温暖、安全的环境中。

（4）在更换床单的操作中，护理人员应时刻保持警惕，确保患者的身体得到适当的遮盖。同时，要注意遮盖物的选择和使用，确保患者舒适。

2. 识别要点

肢体发凉、打喷嚏、鼻塞、流涕、寒战等上呼吸道感染症状。

3. 处理要点

（1）加盖被服，注意保暖：在寒冷的季节或环境中，加盖被服可以有效地减少患者体热的散失，使其体温保持在正常范围内。因此，在更换床单时，护理人员应特别关注患者的保暖问题，确保他们在整个过程中都能感到温暖和舒适。

（2）嘱患者多饮温开水：饮用温开水可以迅速帮助患者恢复体温，减少寒冷感。多饮温开水还可以促进患者的新陈代谢，加速体内循环。此外，温开水还具有滋润作用，能够缓解受凉引起的喉咙干燥、不适等。

（3）必要时遵医嘱进行相应处理：发热患者可用温水擦浴或遵医嘱予以冰敷、药物治疗。冰敷适用于高热患者，但冰敷时需注意避免直接接触皮肤，以免造成冻伤。可以用毛巾包裹冰块，放置在患者的额头、颈部等部位，要定时更换位置，避免长时间冰敷同一部位。

（二）管道牵拉、扭曲、脱出

1. 预防要点

操作前和操作中检查、妥善固定和保护各管道，操作前告知患者操作配合的要点及注意事项，取得患者配合。

2. 识别要点

（1）管道折叠，引流不畅。

（2）管道牵拉、脱出，伴疼痛或置管局部出血。

3. 处理要点

（1）停止操作。

（2）检查管道，及时松解、拉直，妥善安置：若管道引流不畅，检查管道是否折叠或受压，及时松解、拉直，妥善安置管道，保持引流通畅。若管道脱出，按管道脱出处理。

（3）保护伤口，如有胸腔引流管，嘱患者屏气，告知医生，遵医嘱处理。

（三）坠床

1. 预防要点

（1）操作前告知患者配合要点，勿自主移动，提高患者的配合度，从而降低坠床的风险。

（2）固定床刹，确保床刹牢固可靠，能够完全锁定病床，防止其发生移动。使用床栏、约束带等保护工具，床栏可以防止患者在睡眠或不清醒状态下滚落床外；应注意床栏的高度和宽度，应适合患者的身高和体型，同时确保床栏固定牢固，不会因患者的活动而松动或移位。对于使用约束带的患者，注意约束带的松紧度，既要保证患者不能随意解开，又不能过紧，不使患者感到不适或造成血液循环障碍。同时，约束带应定期松解，以减轻患者不适感。

（3）执行操作时要遵循正确的体位移动技巧和原则。这包括使用正确的姿势和抓握方式，避免用力过度或扭曲肢体。在移动患者时，应保持稳定和平衡，避免突然的或过度的动作。同时，要特别注意保护患者的隐私和尊严，尊重他们的感受和需求。

2. 识别要点

患者从床上坠落。

3. 处理要点

（1）立即通知医生进行急救处置。

（2）病情评估及伤情判断：测量生命体征，评估患者意识状态以及疼痛的位置、性质和程度，判断有无皮肤擦伤、骨折、出血等；检查患者的神经反应和感觉，如手指的灵活度、触觉等；观察患者是否有头晕、恶心、呕吐等神经系统受损的症状，触诊可能的受伤部位，检查是否有肿胀、压痛或异常活动。特别注意关节的稳定性，判断是否有脱臼或骨折的可能。

（3）安置患者至病床，检查床刹是否固定牢固，防止在移动过程中病床滑动。同时，检查床面是否平整、干净，无尖锐物品或障碍物，以免对患者造成二次伤害。

（4）对于病情危重者，遵医嘱行心电监护、吸氧、建立静脉通道及其他进一步处理。

（四）皮肤刮擦、破损

1. 预防要点

（1）动作轻柔，避免拖、拉，需要时刻保持警觉，确保每一个动作都尽可能轻柔。

（2）操作前检查床单位，确保床面平整、无褶皱，床单、被套干净整洁，无污渍或破损。

2. 识别要点

患者皮肤出现刮痕、发红、破损、瘀青。

3. 处理要点

（1）消毒刮擦伤口或破损处，使用生理盐水或碘伏等消毒液对伤口消毒，预防伤口感染。

（2）保持创面清洁干燥，在更换敷料时，可以用无菌纱布轻轻吸去创面的渗液，确保创面保持干燥。

四、更换床单技术常见并发症管理口诀

调节室温重保暖，患者隐私要注意；

管道不能受牵拉，床刹床栏防坠落；

动作轻柔防拖拉，患者安全最重要。

第三节　床上擦浴技术

一、床上擦浴技术概述

（一）皮肤的结构及功能

皮肤与其附属物构成皮肤系统。皮肤是人体最大的器官，由表皮、真皮及皮下组织组成。皮肤还包括表皮衍生的附属器，如毛发、皮脂腺、汗腺和指（趾）甲等。完整的皮肤具有保护机体、调节体温、感觉、吸收、分泌及排泄等功能。维护皮肤清洁是保障人体健康的基本条件。皮肤的新陈代谢迅速，代谢产物如皮脂、汗液及表皮碎屑等与外界细菌和尘埃结合，形成污垢，黏附于皮肤表面，如不及时清除，可刺激皮肤，降低皮肤抵抗力，破坏皮肤的屏障作用，使其成为细菌入侵的门户，造成各种感染。

（二）皮肤护理的临床意义

如床上擦浴有助于维持身体的完整性，保持舒适，预防感染，防止压力性损伤及其他并发症的发生；同时还可维护患者自身形象，促进康复。

（三）床上擦浴技术的定义和目的

【定义】

床上擦浴是为那些因身体原因无法自行沐浴的患者提供必要的清洁，使他们感到舒适。这种护理方式不仅有助于保持他们的个人卫生，还有助于提高他们的生活质量。

【目的】

床上擦浴适用于病情较重、长期卧床、制动或活动受限、身体衰弱而无法自行沐浴的患者。为此类患者进行床上擦浴护理，去除污垢，可以达到以下目的。

（1）保持皮肤清洁，使患者舒适，满足患者需要。

（2）促进皮肤血液循环，增强其排泄功能，预防皮肤感染及压力性损伤等并发症。

（3）观察全身皮肤有无异常，提供疾病信息。

（4）活动肢体，使肌肉放松，防止肌肉挛缩和关节僵硬等并发症，保持良好的精神状态。

（四）床上擦浴技术常见并发症

床上擦浴技术常见并发症包括寒战、低体温、脉速，心力衰竭，坠床等。

二、床上擦浴技术常见并发症的预防、识别及处理思维导图

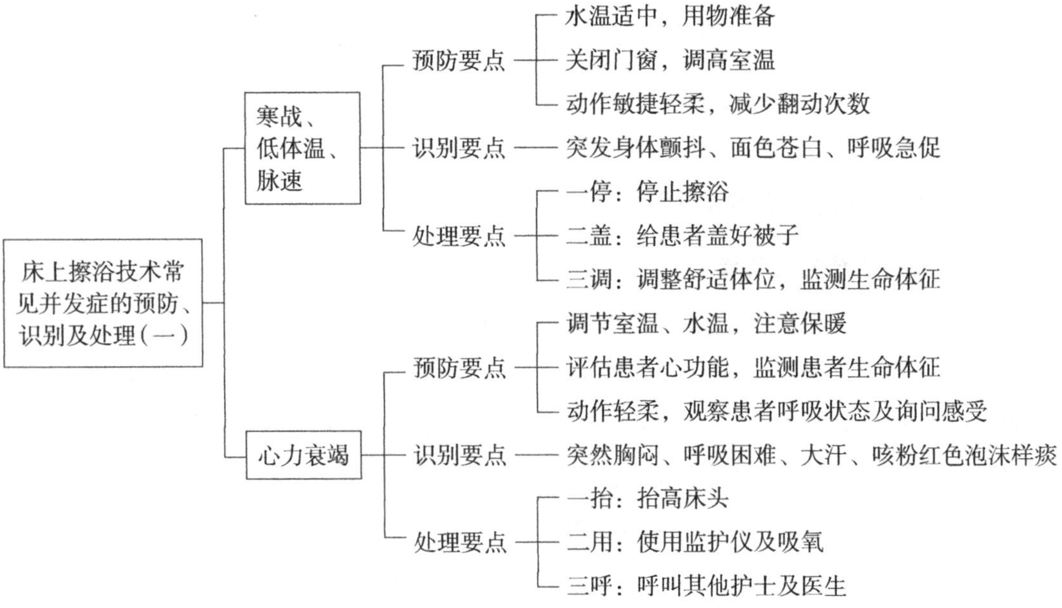

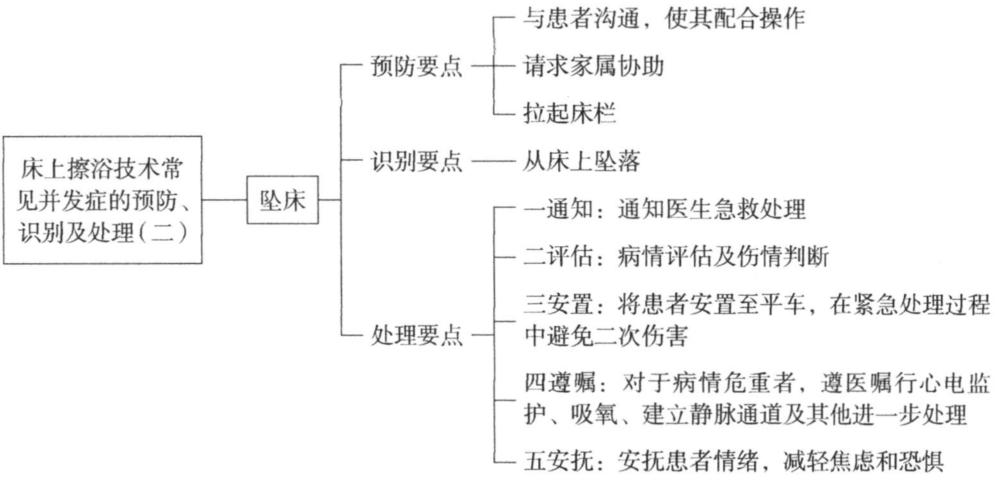

三、思维导图简要说明

（一）寒战、低体温、脉速

1. 预防要点

（1）水温适中：确保水温在 32 ～ 34℃。

（2）备齐物品：包括毛巾、面巾、浴巾、面盆、肥皂、水桶、清洁衣裤、25% ～ 35% 酒精、指甲剪等。

（3）关闭门窗：将室温调至合适的温度，拉好窗帘及床帘，关好房门。操作时，注意随时遮盖患者。

（4）动作轻柔：随时注意水温，确保患者舒适。注意患者的感觉，如果出现不适或其他异常，应及时停止擦洗。根据患者的需要和天气情况，减少翻动次数。

2. 识别要点

患者突发身体颤抖、面色苍白、呼吸急促。

3. 处理要点

（1）立即停止擦浴操作，继续操作可能会加重患者的症状，甚至可能危及生命。迅速评估患者的状况，观察是否有其他异常表现。

（2）在停止操作后，尽快为患者盖好被子或衣物，以保持其体温。寒战和低体温是患者身体的一种应激反应，盖好被子有助于防止体温进一步下降，同时能给患者一种安全感，缓解其紧张情绪。

（3）调整患者的体位，确保室内空气流通，避免患者因缺氧而出现其他不适，密切观察生命体征。

（二）心力衰竭

1. 预防要点

（1）调节室温、水温：确保环境温暖舒适、水温适中。过冷或过热的水都可能给患者造成不适，甚至加重病情。同时，擦浴过程中要注意保暖，避免患者受凉。

（2）评估患者心功能、监测生命体征：要密切观察患者的病情变化。如果在擦浴过程中患者出现不适或病情变化，如呼吸困难、面色苍白、心率加快等，应立即停止擦浴，并及时通知医生进行处理。

（3）动作轻柔，观察患者呼吸状态：轻柔的动作有助于减少患者的紧张和不适感，同时能避免给患者的心脏带来过大的负担。在擦浴过程中，要时刻留意患者的呼吸情况，一旦发现异常，应立即停止擦浴，并及时通知医生。通过询问，了解患者的感受和需求，从而调整擦浴的方式和节奏，确保患者感到舒适和满意。

2. 识别要点

患者突发胸闷、呼吸困难、大汗、咳粉红色泡沫样痰。

3. 处理要点

（1）立即抬高床头，取端坐位，必要时双腿下垂，减少静脉回流。

（2）使用监护仪及吸氧：迅速监测患者的心率、血压、呼吸、血氧饱和度。给予20%～30%酒精湿化吸氧6～8L/min。

（3）呼叫医护人员：请求医生、护士的支援，密切关注患者的病情变化，随时准备进行进一步的紧急处理。

（三）坠床

1. 预防要点

（1）在擦浴过程中，与患者保持沟通，询问其水温、力度等是否合适，以得到患者的配合。

（2）在进行擦浴时，应有陪护人员在旁协助，以便在患者出现身体不稳或不适时能够及时扶住，避免其坠床。

（3）在床的一侧或两侧安装床栏，可以有效防止患者在擦浴过程中因身体不稳而坠床。床栏应牢固、稳定，且易于操作。

2. 识别要点

身体部位触碰到地面。

3. 处理要点

（1）立即通知医生进行急救处置。

（2）病情评估及伤情判断：测量生命体征，评估患者意识状态以及疼痛的位置、性质和程度，判断有无皮肤擦伤、骨折、出血等；检查患者的神经反应和感觉，如手指的灵活度、触觉等；观察患者是否有头晕、恶心、呕吐等神经系统受损的症状，触诊可能的受伤部位，检查是否有肿胀、压痛或异常活动。特别注意关节的稳定性，判断是否有脱臼或骨折的可能。

（3）安置患者至病床，检查床刹是否固定牢固，防止在移动过程中病床滑动。同时，检查床面是否平整、干净，无尖锐物品或障碍物。在紧急处理过程中，要注意对患者的搬运方法，避免造成二次伤害。

（4）对于病情危重者，遵医嘱行心电监护、吸氧、建立静脉通道及其他进一步处理。

四、床上擦浴常见并发症的管理口诀

环境准备很重要，窗门关闭帘拉好；
水温室温需调控，隐私保护不能少；
动作轻柔快擦浴，清洁干净病症少；
突发胸闷流大汗，抬高床头配吸氧；
鼓励家属来帮助，安全高效无烦恼。

第四节　轮椅运送技术

一、轮椅运送技术概述

（一）轮椅的种类

轮椅最早记录见于中国南北朝石棺雕刻中，是一种供人乘坐的带轮子的木制椅子。近代战争推动了轮椅的发展，因大量的伤残军人需要轮椅出行，轮椅被设计得越来越轻便，同时添加了制动功能，提高了使用安全性。轮椅分为普通轮椅、电动轮椅和特形轮椅三类。特形轮椅是根据患者残存的肢体功能和使用目的从普通轮椅中衍生出来的，常见的有站立式轮椅、躺式轮椅、单侧驱动轮椅等。

（二）轮椅运送技术的定义和目的

【定义】

在患者入院、接受检查或治疗、出院时，对于不能自行移动的患者，护士需要根据

患者病情选用不同的运送工具，如轮椅、平车或担架等。在转移和运送患者过程中，护士应将人体力学原理正确地运用到操作中，以免发生损伤，减轻双方疲劳及患者痛苦，提高工作效率，并保证患者安全与舒适。

【目的】

护送不能行走但能坐起的患者入院、出院、检查、治疗或室外活动，帮助患者下床活动，促进血液循环和体力恢复。

（三）轮椅运送技术常见并发症

轮椅运送技术常见并发症有跌倒、管路滑脱、体位性低血压等。

二、轮椅运送技术常见并发症的预防、识别及处理思维导图

- 轮椅运送技术常见并发症的预防、识别及处理
  - 跌倒
    - 预防要点
      - 检查轮椅是否完好
      - 系好安全带
      - 行驶过程中，勿急刹车或急停
    - 识别要点
      - 身体虚弱、乏力、重心不稳
    - 处理要点
      - 一通知：立即通知医生进行急救处置
      - 二评估：病情评估及伤情判断
      - 三安置：安置患者至轮椅
      - 四遵嘱：对于病情危重者，遵医嘱行心电监护、吸氧、建立静脉通道及其他进一步处理
  - 管路滑脱
    - 预防要点
      - 做好管路二次固定
      - 转运途中管路妥善放置
      - 转运前评估患者精神状态及配合程度
    - 识别要点
      - 管路移位或脱出
    - 处理要点
      - 如为引流管，执行引流管滑脱预案
      - 通知医生，按需决定是否重新置管
      - 特殊管路如胸腔引流管、气管插管等，按照相关应急预案处理
  - 体位性低血压
    - 预防要点
      - 转运前评估患者生命体征
      - 协助患者从卧位到坐位，再缓慢上轮椅
      - 转运途中密切观察患者有无不适
    - 识别要点
      - 视力模糊、头晕目眩、软弱无力、大小便失禁、晕厥
    - 处理要点
      - 立即停止转运，通知医生
      - 嘱患者就地休息，深呼吸
      - 监测生命体征，必要时做好急救准备

三、思维导图简要说明

（一）跌倒

1. 预防要点

（1）检查轮椅是否完好：一是确保座椅稳定、舒适，没有晃动或滑动现象。同时，检查坐垫和靠背是否磨损或损坏，如有需要，及时更换。二是检查轮子能够正常转动，没有异常声音。三是检查轮子的表面是否有磨损或损坏，如有需要，及时维修或更换。四是检查制动器是否能够稳定地停止轮椅，并检查其铁丝是否松动或表面是否过度磨损。五是检查其他部件，如扶手、脚踏板等，确保它们牢固、无损坏，能正常使用。

（2）系好安全带：安全带能够将患者固定在轮椅上，防止在运送过程中因颠簸、急刹车或突然转向等原因导致患者滑落或跌倒。将安全带绕过患者的腰部或胸部，确保安全带平整、无扭曲，然后调整松紧度，使其既能固定患者又不会造成不适。在系好安全带后，要检查其是否牢固可靠，确保在运送过程中不会松脱或移位。

（3）行驶过程中勿急刹车或急停：平稳的行驶能够大大降低患者受伤的风险。建议提前观察路况，了解是否有障碍物、坡道或其他可能影响行驶稳定性的因素。这有助于提前做出判断，避免急刹车或急停。同时保持适中的行驶速度，避免过快或过慢。过快的速度可能增加急刹车的风险，而过慢的速度则可能影响运送效率。在行驶过程中，应尽量保持操作平缓，避免突然转向或加速。遇到需要停车或减速的情况时，应提前减速，缓慢刹车，确保患者平稳。

2. 识别要点

患者身体虚弱、乏力、重心不稳。

3. 处理要点

（1）立即通知医生进行急救处置。

（2）病情评估及伤情判断：测量生命体征，评估患者意识状态以及疼痛的位置、性质和程度，判断有无皮肤擦伤、骨折、出血等；检查患者的神经反应和感觉，如手指的灵活度、触觉等；观察患者是否有头晕、恶心、呕吐等神经系统受损的症状，触诊可能的受伤部位，检查是否有肿胀、压痛或异常活动。特别注意关节的稳定性，判断是否有脱臼或骨折的可能。

（3）安置患者至轮椅上，检查车刹是否固定牢固，防止在移动过程中轮椅滑动。在紧急处理过程中，要注意对患者的搬运方法，避免造成二次伤害。

（4）对于病情危重者，遵医嘱行心电监护、吸氧、建立静脉通道及其他进一步处理。

（二）管路滑脱

1. 预防要点

（1）使用适当的固定装置或方法将管路固定在患者身上或病床、担架上。这可以通过使用胶带、固定带或专用固定器来实现，确保管路不会因移动或振动而脱落、移位。

（2）在放置管路时，应注意避免管路受压或扭曲，以免影响其正常功能。确保管路有足够的空间弯曲，避免将其放置在可能受压或扭曲的位置。在转运途中，应保持管路的清洁和无菌状态，以减少感染的风险。

（3）转运前评估患者精神状态及配合程度。

2. 识别要点

管路移位或脱出。

3. 处理要点

（1）引流管：消毒切口及周围皮肤，覆盖无菌敷料，检查脱出导管长度、尖端是否完整、缝线是否存留。

（2）通知医生，按需决定是否重新置管。

（3）如为胸腔引流管，嘱患者屏气，无菌敷料覆盖并闭合伤口，遵医嘱处理。

（4）如为气管插管等特殊管路，按照相关应急预案处理。

（三）体位性低血压

1. 预防要点

（1）应仔细询问患者的病史和用药情况，了解患者是否有发生体位性低血压的风险。

（2）动作要缓慢，避免患者突然站起或坐下。指导患者在起床或站立前先做深呼吸和简单的伸展运动，以促进血液循环和防止血压骤降。对于存在体位性低血压风险的患者，可以提前使用弹力袜等辅助工具，以增加下肢静脉回流，减少血压下降的风险。

（3）转运过程中密切观察患者有无不适。

2. 识别要点

患者出现视力模糊、头晕目眩、软弱无力、大小便失禁、晕厥等症状。

3. 处理要点

（1）立即停止转运，并通知医生。体位性低血压是由于体位改变，如从卧位突然转为直立或长时间站立导致脑供血不足引起的低血压。这种情况在老年人或体质较差的青年女性中较为常见，可能会引发一系列严重的临床症状，如头晕、黑矇、晕厥，甚至猝倒。

（2）嘱患者就地休息，深呼吸，在停止转运后，应立即将患者就地平卧或抬高下肢，以促进血液回流至心脏，增加脑部供血，保持患者呼吸道畅通。

（3）测量生命体征如血压、脉搏、血氧饱和度等，必要时做好急救准备。如果患者的血压持续下降，伴有明显的不适或者出现意识障碍等紧急情况，应立即启动急救程序。准备好必要的急救药品和设备，如升压药、氧气、除颤仪等。同时，医护人员应熟练掌握急救技能，如心肺复苏术、气道管理等，以便在紧急情况下能够迅速有效地进行救治。

四、轮椅运送技术常见并发症管理口诀

转运患者选轮椅，功能性能检查好；

生命体征提前估，避免管路折脱落；

协助患者上轮椅，安全护送至病房。

第五节　平车转运技术

一、平车转运技术概述

（一）转运平车的定义

转运平车是一种专门用于运送不能起床的患者的医用平车，它能够方便地转运患者，从而减少了患者移动时的痛苦。在患者入院、接受检查或治疗、出院时，对于不能自行移动的患者，护士需要根据患者病情选用不同的运送工具，平车就是其中一种。转运平车是继轮椅之后出现的旨在解决危重症患者转运难题的一种运送工具，通常包括平车车体、车轮和可伸缩床栏。

（二）平车转运技术的定义和目的

【定义】

平车转运技术是指因患者无法起床自行移动，护士根据病情协助患者由床上移至平车，护送不能行走和活动的患者入院、出院、检查、治疗或手术的安全、有效的转移方式。平车转运包括挪动法、一人搬运法、二人搬运法、三人搬运法及四人搬运法。

【目的】

平车转运技术的目的是确保患者安全和舒适，避免因搬运不当造成二次伤害，减轻医护人员和家属的负担，提高工作效率和患者的满意度。

（三）平车转运技术常见并发症

平车转运技术常见并发症包括坠床、心搏骤停、管路滑脱等。

二、平车转运技术常见并发症的预防、识别及处理思维导图

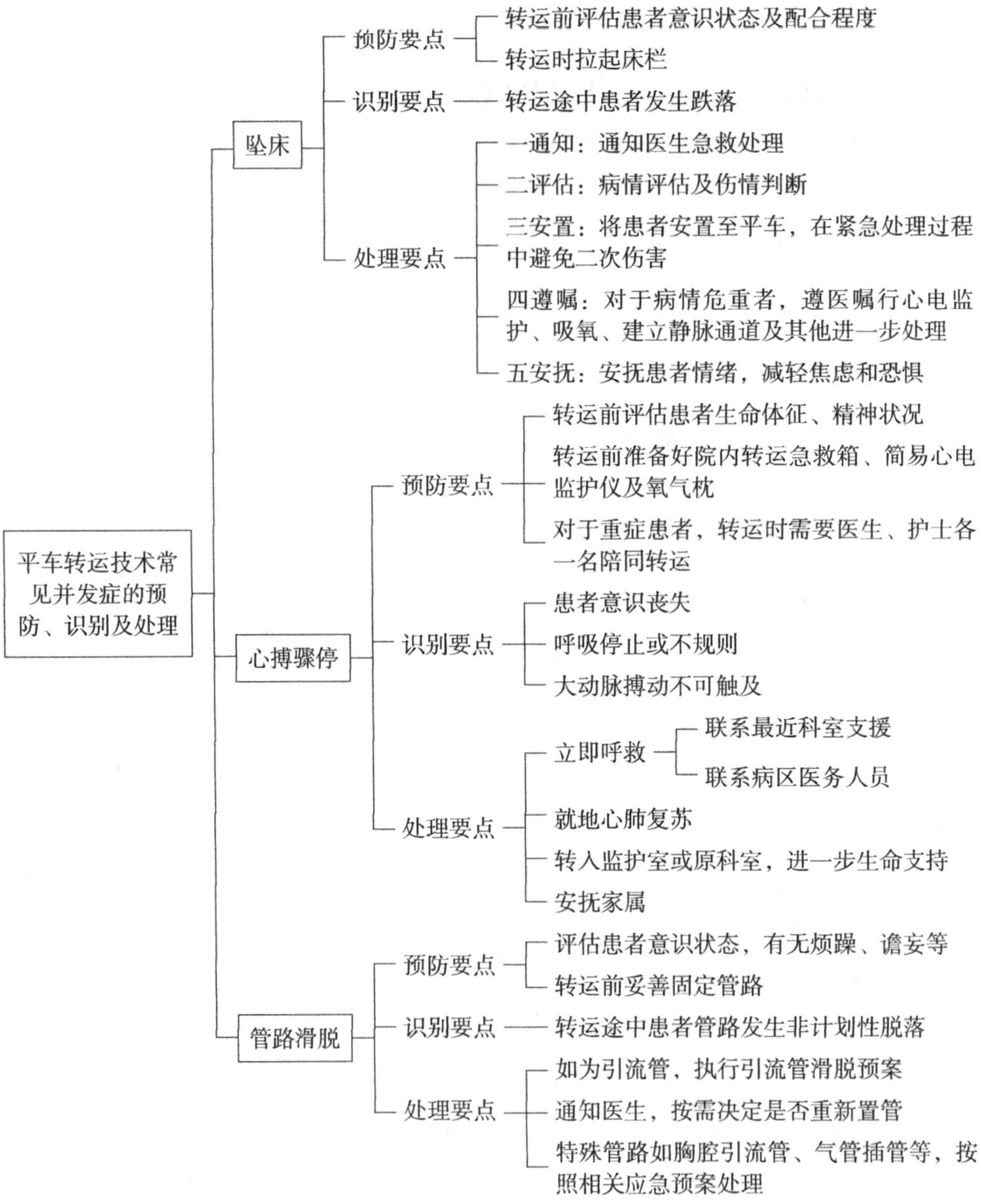

三、思维导图简要说明

（一）坠床

1. 预防要点

（1）医护人员应提前向患者及其家属解释转运的目的、过程及注意事项，使他们了解并配合转运工作。同时，应告知患者及其家属在转运过程中可能出现的风险及应对措施，增强他们的安全意识。

（2）在转运过程中使用床栏，以增加患者的安全性。同时，应有医护人员或家属陪同在旁，以便及时观察和应对可能出现的问题。

2. 识别要点

转运途中，患者发生跌落。

3. 处理要点

（1）立即通知医生进行急救处置。

（2）病情评估及伤情判断：测量生命体征，评估患者意识状态以及疼痛的位置、性质和程度，判断有无皮肤擦伤、骨折、出血等；检查患者的神经反应和感觉，如手指的灵活度、触觉等；观察患者是否有头晕、恶心、呕吐等神经系统受损的症状，触诊可能的受伤部位，检查是否有肿胀、压痛或异常活动。特别注意关节的稳定性，判断是否有脱臼或骨折的可能。

（3）安置患者至平车，检查车刹是否固定牢固，防止在移动过程中平车滑动。在紧急处理过程中，要注意对患者的搬运方法，避免造成二次伤害。

（4）对于病情危重者，遵医嘱行心电监护、吸氧、建立静脉通道及其他进一步处理。

（5）与患者保持沟通，安抚其情绪，减轻其焦虑和恐惧。

（二）心搏骤停

1. 预防要点

（1）转运前评估患者生命体征、精神状态，初步判断患者是否存在发生心搏骤停的风险。

（2）转运前备好院内转运急救箱、简易心电监护仪及氧气枕：医护人员需要熟悉急救箱内的物品及使用方法，以便在紧急情况下能够迅速取用。心电监护仪能够实时描记患者的心电图，帮助医护人员及时发现心律失常、心肌缺血等心脏问题。检查氧气枕的充气量、氧气流量等参数，确保能够正常使用。

（3）对于重症患者，转运时需医生、护士各一名陪同：医生和护士陪同转运，有效协作和配合，确保能及时应对可能出现的紧急情况。

2. 识别要点

患者意识丧失、呼吸停止或不规则、大动脉搏动不可触及。

3. 处理要点

（1）通过医院内部的通信系统、电话或其他紧急联系方式，联系最近科室支援，同时联系病区医务人员。在联系时，要详细说明患者的病情、所在位置和需要的支援内容，以便相关科室能够迅速响应。

（2）就地心肺复苏：要注意保持冷静和有序，按照正确的步骤进行操作。同时，要密切观察患者的生命体征变化。

（3）转入监护室或原科室，确保患者得到全面、细致的监护和治疗。

（4）在提供信息的同时，医护人员还应给予家属情感上的支持。鼓励他们表达内心的感受，给予安慰。

（三）管路滑脱

1. 预防要点

（1）医护人员应密切观察患者精神状态是否改变、注意力是否散漫、思维是否无序以及意识程度是否变化等。一旦发现患者出现上述谵妄症状，应立即通知医生，同时加强管路的固定和患者监护。

（2）根据导管的类型、位置和预期使用的时间，选择合适的固定方法。确保导管固定牢固，同时避免过紧，以防止对皮肤造成损伤或压迫。在固定导管之前，应清洁并干燥导管和周围的皮肤，以提高固定的稳定性。在转运前，检查导管的固定情况，确保没有松动或滑脱的迹象。

2. 识别要点

转运途中，患者管路发生非计划性脱落。

3. 处理要点

（1）引流管：消毒切口及周围皮肤，覆盖无菌敷料，检查脱出导管长度、尖端是否完整、缝线是否存留。

（2）通知医生，按需决定是否重新置管：报告管路滑脱的情况，包括滑脱的具体位置、时间、患者目前的生命体征以及已采取的紧急处理措施等。如需重新置管，医护人员需要准备好所需的器材和药物，并遵循严格的消毒和无菌操作规范，以确保重新置管的安全性和有效性。

（3）如为胸腔引流管，嘱患者屏气，无菌敷料覆盖并闭合伤口，遵医嘱处理。

(4)如为气管插管等特殊管路，按照相关应急预案处理。

四、平车转运技术常见并发症管理口诀

平车运送提前查，完好无损方可用；
移动患者先固定，头睡大轮腿小轮；
患者紧靠搬运者，重力线过支撑面；
转运床栏须拉起，预防坠床很重要；
妥善固定各管道，出现滑管不得了；
转运途中勤观察，确保安全最重要。

第六节 身体约束技术

一、身体约束技术概述

(一)身体约束的定义和目的

【定义】

身体约束是指使用相关用具、设备附加在或邻近患者的身体，限制其身体、身体某部位自由活动或触及自己身体的某部位。

【目的】

预防或阻止患者因虚弱、意识不清或其他原因而伤害自身或他人的行为，确保患者安全，保证治疗、护理顺利进行。

(二)身体约束技术适用人群及常见约束用具

【适用人群】

(1)受精神症状支配，极有可能伤害自己、他人和环境者。

(2)极度兴奋、躁动，即使用药也一时难以控制者。

(3)对必要的治疗不合作或发生外走行为等扰乱医疗秩序者。

(4)由于各种原因引起意识障碍，一时不能控制者。

【约束用具】

当前常见的身体约束用具为四肢约束带、胸部约束带、约束背心、约束衣、约束手

套等。

（三）保护性约束的前提与原则

身体约束应在取得患者监护人知情同意、医生开具医嘱（紧急情况下可适用口头医嘱）、对患者充分告知后，在无其他可替代措施时实施；适用最低程度且最短时间的约束；在约束的过程中考虑患者的健康状况、年龄以及患者 / 陪护者的意愿；评估身体约束的利弊。

（四）身体约束技术常见并发症

身体约束技术常见并发症包括皮肤完整性受损、末梢循环异常等。

二、身体约束技术常见并发症的预防、识别及处理思维导图

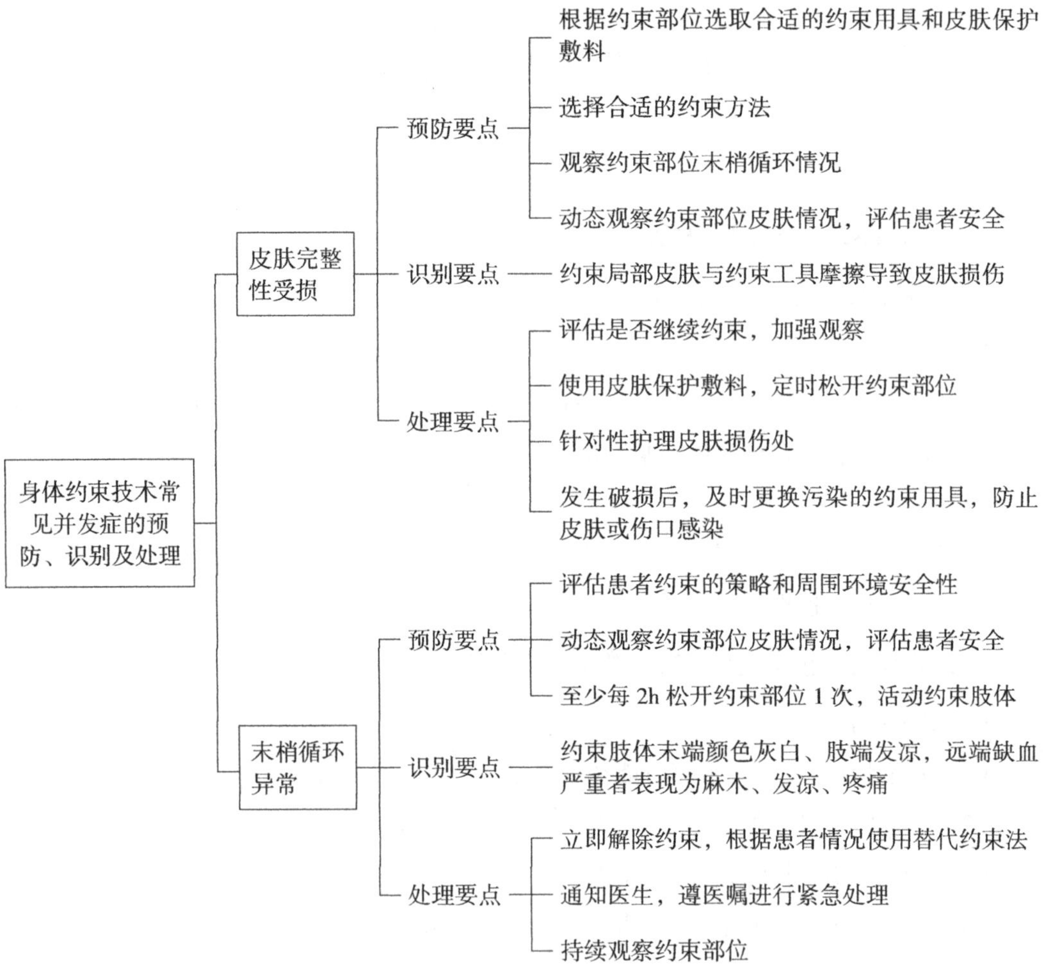

三、思维导图简要说明

（一）皮肤完整性受损

1. 预防要点

（1）根据约束部位选取合适的约束用具和皮肤保护敷料：约束用具的选择要根据约束部位的不同考虑，适应患者的活动范围，避免用具对约束部位的皮肤有过大的压力或摩擦。约束用具的材质应该是柔软、舒适、透气的，以减少对皮肤的刺激。皮肤保护敷料应具有保护皮肤、减少摩擦、吸收汗液等功能，以降低皮肤受损的风险。在选择敷料时，需要考虑患者的皮肤状况、过敏史等因素，以确保敷料的安全性和有效性。对于易出汗或皮肤敏感的患者，可以选择具有吸湿排汗功能的敷料，以保持皮肤的干燥和舒适。

（2）选择合适的约束方法。

对于长期卧病、意识不清、轻度躁动的患者，在床两侧加床栏，保护患者不致坠床。

对于体质虚弱、能坐在椅子上活动的认知症或精神病患者，可选择一根约束带经胸部、腹部、两腋下，在椅背打结，进行短时间保护性约束，松紧适宜，保证患者有一定的活动度，但要避免患者顺着椅背挣脱而发生意外。

对于有明显自伤、自弃行为的抑郁症患者，为避免其自伤，可选择一根约束带约束双手或给患者穿保护衣来保护患者。

对于治疗不合作的躁动患者，可针对局部注射部位进行约束，必要时约束双手，避免患者自行拔除针头，避免在靠近约束部位或活动关节处进行穿刺，以免患者因躁动使针头滑脱或肿胀而反复穿刺。

对于极度兴奋、冲动伤人、自伤、不合作患者，常需多人协助，选择多根约束带进行约束，首先从侧面接触患者，两人从两侧同时约束其两腕，接着约束两下肢踝关节，然后约束双肩，对仍躁动不安者可在膝部加用一根约束带，松紧适宜，如过紧则血液循环不畅，引起肢体末端肿胀；过松则易滑脱，一般以可伸入 1 ～ 2 指为宜。

（3）注意观察肢体末端血液循环、有无因患者挣扎致约束带过紧而引起肢体末端肿胀，并根据病情定时放松约束。

（4）观察约束部位的皮肤，检查是否有红肿、破损、出血、瘀青等情况。询问患者约束部位的感受，是否有疼痛、瘙痒、麻木等不适。患者的反馈是评估约束措施舒适度和安全性的重要依据。如果发现皮肤受损或患者感到不适，应立即减轻约束力度或更换约束方法。

2. 识别要点

约束局部皮肤与约束工具摩擦导致皮肤损伤。

3. 处理要点

（1）评估是否继续约束：当患者意识清楚，情绪稳定，精神以及定向力逐渐恢复，同时能够配合治疗，无攻击、拔管倾向时，或病情变化出现深度昏迷、肌无力问题时，可酌情解除约束。解除约束后要加强对患者的观察，做到动态评估。

（2）使用皮肤保护敷料，保护皮肤免受伤害，促进伤口愈合，并预防感染。在使用前，需要确保创面或皮肤清洁、无异物，可以用生理盐水或适当的消毒剂进行清洁。然后，根据敷料的说明，将其直接喷涂或敷于患处。喷涂时，每天可涂抹 3 ～ 4 次；而湿敷时，每次敷 20 ～ 30min，每天敷 2 ～ 3 次。具体的使用方法应根据患者的具体情况和医嘱来执行。定时松开约束部位，减轻对皮肤的压迫，防止发生皮肤损伤或血液循环不畅，让皮肤得到适当的休息和恢复。

（3）加强皮肤护理，避免局部皮肤长时间受压，每 1 ～ 2h 更换体位 1 次，保持皮肤清洁干燥，及时更换尿湿的床单、衣裤，保持床单清洁、干燥、平整。

（4）发生破损后，及时更换被污染的约束用具，防止皮肤或伤口感染。需要长期使用约束带时，一定要定期检查。当约束带出现磨损、滑脱现象、系带变形、表面潮湿等问题时，要及时更换，避免造成感染。

（二）末梢循环异常

1. 预防要点

（1）根据患者的病情、意识状态、肢体活动度、约束部位皮肤色泽、温度、完整性、配套设施条件等评估约束策略和环境安全性，确定使用何种类型约束带和约束多长时间。同时，还需要向患者和家属解释约束的必要性、保护用具的作用及使用方法，以获得他们的理解和配合。

（2）重点关注皮肤的颜色、温度、末梢血液循环等情况，评估患者安全。

（3）至少每 2h 松开约束部位 1 次，活动约束肢体。约束部位长时间受到压迫会导致血液循环不畅，增加末梢循环异常的风险。因此，定期松开约束部位，让受约束的肢体得到适当的休息和活动，是预防皮肤损伤和末梢循环异常的关键措施。在松开约束后，可以进行简单的伸展、旋转等，以促进血液循环和肌肉放松。

2. 识别要点

约束肢体末端颜色灰白、发凉，远端缺血严重者表现为麻木、发凉、疼痛。

3. 处理要点

（1）立即解除约束，在解除约束后，需要根据患者的具体情况，寻找合适的替代约束法。

（2）立即通知医生，根据患者的具体情况和紧急程度，制订相应的处理方案，包括立即给予药物治疗、进行必要的检查或采取其他紧急措施等。

（3）密切关注患者的病情变化。在紧急处理过程中，要时刻观察患者约束部位症状是否有所缓解或恶化，并及时向医生反馈。

四、身体约束技术常见并发症管理口诀

无评估时不约束，环境安全需评估；
解释原因并告知，摆好体位拉床栏；
个体不同约束异，合适方法与用具；
约束带下垫软垫，松紧程度要适宜；
定时松解勤观察，末梢循环功能好；
评估观察很重要，中途巡视少不了。

第七节　轴线翻身技术

一、轴线翻身技术概述

（一）轴线翻身技术的定义与目的

【定义】

轴线翻身是指将患者头、颈、胸、腰、腿保持在一条直线上，同时同向翻动的卧位更换方法。

【目的】

轴线翻身是一种重要的护理技术，通过正确的操作和重视注意事项，可以有效地保护患者的脊柱和关节，提高患者的舒适度，促进康复。

颅脑、脊髓损伤等需行牵引治疗的患者，在治疗过程中因长时间处于被动体位，血液循环和代谢功能下降，极易发生压力性损伤。翻身是预防和治疗压力性损伤有效且简

单的方法之一。但一般的翻身方法不能保证患者头、颈、躯干保持在同一水平，容易使患者头部转动过度或患者身体屈曲，引起损伤部位错位、牵引无效等问题。轴线翻身可以最大限度地保证患者身体呈直线状态，从而减少意外发生。轴线翻身技术包括双人轴线翻身法和三人轴线翻身法，前者适用于脊髓受损及脊椎手术后患者，后者适用于颈椎损伤患者。

（二）轴线翻身技术人体力学运用原则

将人体力学的原理正确运用到护理工作中，可节省护士体力，提高护理工作效率，有效预防和减少护士腰背损伤等；同时，运用力学原理保持患者良好的姿势和体位，可以增加患者的舒适度，促进其康复。轴线翻身技术人体力学运用原则如下。

1. 利用杠杆作用

护士在操作时，身体应靠近操作物体，两手臂托持物体时，两手紧靠身体两侧，上臂下垂，前臂和所持物体靠近身体，从而省力。例如，协助患者做等张练习时遵循的大负荷、重复次数少、快速引起疲劳的原则，即利用与省力杠杆相反的杠杆作用，从而达到对抗一定负荷进行关节活动锻炼的目的。

2. 扩大支撑面

护士在操作时，应该根据实际需要将双下肢前后或左右分开站立。例如，护士协助患者移动体位时，双下肢应前后或左右分开站立，尽量扩大支撑面；协助患者取侧卧位时，应使患者两臂屈肘，一手放于枕旁，一手放于胸前，护士双下肢前后分开，前方下肢屈膝屈髋，后方下肢稍伸直，以扩大支撑面，增加患者的稳定性。

3. 降低重心

护士在提位置较低的物体或进行低平面的护理操作时，双下肢应随身体动作的方向前后或左右分开站立，以扩大支撑面；同时屈髋屈膝，使身体呈下蹲姿势，降低重心，重力线在支撑面内。例如，核对床尾卡或观察患者的胸瓶、引流瓶、尿袋时，应下蹲，降低身体重心，使身体重力线在支撑面内，保持身体的稳定性。

4. 减少身体重力线的偏移

护士在提物品时，应尽量将物品靠近身体；抱起或抬起患者移动时，应将患者靠近自己的身体，以使重力线落在支撑面内。例如，悬挂输液瓶于输液吊杆上时，应先调整输液吊杆位置，使其靠近身体，保持身体直立，手臂上举略前伸，防止身体倾斜，减少身体重力线的偏移。

5. 尽量使用大肌肉或多肌群

护士在进行护理操作时，能使用整只手时，避免只用手指进行操作；能使用躯干部和下肢肌肉的力量时，尽量避免使用上肢的力量。例如，端持治疗盘时，应五指分开，托住治疗盘并与手臂一起用力，多肌群用力，不易疲劳。

6. 使用最小肌力做功

护士在移动重物时，应注意平衡、有节律，并计划好重物移动的位置和方向。护士应掌握以直线方向移动重物，尽可能遵循推或拉代替提的原则。例如，移动无脚轮的床单位时，可先行安装活动式脚轮后推行，避免抬床搬移，节省肌力。

（三）轴线翻身技术常见并发症

轴线翻身技术通过正确的操作方法和注意事项，可以保护患者。但由于患者的特殊体质、医务人员操作不当等，可能出现一些并发症，严重影响患者的健康和安全。轴线翻身技术常见并发症包括呼吸暂停、翻身时坠床、管路滑脱。

二、轴线翻身技术常见并发症的预防、识别及处理思维导图

- 轴线翻身技术常见并发症的预防、识别及处理（一）
  - 呼吸暂停
    - 预防要点
      - 翻身前评估患者有无颈椎损伤、损伤部位及病情
      - 无颈椎损伤的患者采用双人轴线翻身法：护士站于患者同侧，护士A双手托住患者颈、肩及腰部，护士B双手平托患者腰部、臀部，同时用力将患者平移至床旁
      - 有颈椎损伤的患者采用三人轴线翻身法：护士A站于床头，固定患者头颈部，护士B托扶患者肩部、背部，护士C托扶患者腰部、臀部，三人同时用力将患者平移至床旁
      - 同步翻转至侧卧位，翻转角度小于60°
    - 识别要点
      - 患者突发呼吸不畅、憋气、血氧饱和度小于90%
    - 处理要点
      - 一停止：一旦发现患者出现呼吸暂停，立即停止翻身动作
      - 二通知：立即呼叫医生或其他医护人员，准备进行紧急抢救
      - 三监测：严密监测生命体征
  - 坠床
    - 预防要点
      - 评估患者意识状态，有无烦躁、谵妄，合作程度
      - 翻身时拉起床栏
    - 识别要点
      - 翻身时患者发生跌落
    - 处理要点
      - 一通知：通知医生急救处理
      - 二评估：病情评估及伤情判断
      - 三安置：将患者安置至病床，在紧急处理过程中避免二次伤害
      - 四遵嘱：对于病情危重者，遵医嘱行心电监护、吸氧、建立静脉通道及其他进一步处理

- 轴线翻身技术常见并发症的预防、识别及处理（二）
  - 管路滑脱
    - 预防要点
      - 评估患者意识状态，有无烦躁、谵妄，合作程度，手术部位、伤口及管路
      - 翻身时妥善固定管路，避免牵拉
    - 识别要点
      - 翻身时管路发生非计划性脱落
    - 处理要点
      - 如为引流管，执行引流管滑脱预案
      - 通知医生，按需决定是否重新置管
      - 特殊管路如胸腔引流管、气管插管等，按照相关应急预案处理

三、思维导图简要说明

（一）呼吸暂停

1. 预防要点

（1）患者评估：在轴线翻身前，医护人员应对患者的呼吸状况、意识状态、配合能力进行全面评估，确保患者具备进行轴线翻身的条件。对于存在呼吸暂停风险的患者，应谨慎操作，必要时采取额外的预防措施。

（2）操作规范：医护人员应熟练掌握轴线翻身的操作技巧。无颈椎损伤的患者采用双人轴线翻身法，护士站于患者同侧，护士 A 双手托扶患者颈、肩及腰部，护士 B 双手平托患者腰部、臀部，同时用力将患者平移至床旁；有颈椎损伤的患者采用三人轴线翻身法，护士 A 站于床头，固定患者头颈部，护士 B 托扶患者肩部、背部，护士 C 托扶患者腰部、臀部，同时用力将患者平移至床旁。翻身时，几人同时用力将患者翻转至侧卧位，确保翻身动作规范、轻柔，翻转角度小于 60°，避免过度扭曲或突然用力，以减少对患者呼吸系统的干扰。

（3）保持呼吸道通畅：在轴线翻身过程中，医护人员应注意保持患者的呼吸道通畅，避免压迫或扭曲气管。对于需要吸氧或机械通气的患者，应确保氧气管或呼吸机管路连接紧密、无脱落，以保持患者的氧合状态。

（4）密切观察：在轴线翻身过程中，医护人员应密切观察患者的呼吸状况、面色、意识等变化，一旦发现呼吸暂停等异常情况，应立即停止操作，并采取紧急处理措施。

2. 识别要点

患者突发呼吸不畅、憋气，血氧饱和度下降至 90% 以下。

3. 处理要点

（1）一旦发现患者出现呼吸暂停，立即停止翻身动作，检查患者颈部是否扭曲或旋转，确保患者的呼吸道畅通无阻，可以调整患者的头部和颈部位置，使其处于利于呼吸

的状态。同时，检查是否有异物或分泌物阻塞呼吸道，并及时清理。

（2）立即呼叫医生或其他医护人员，准备进行紧急抢救。根据患者的具体情况，可能需要进行心肺复苏、吸氧等紧急处理。

（3）严密监测生命体征：持续监测患者的生命体征，包括呼吸、心率、血压等，以及时掌握患者病情变化。

（4）在紧急处理的同时，需要尽快找出呼吸暂停的原因，并采取相应的处理措施。例如，如果是翻身动作不当导致的，需要调整翻身方法；如果是呼吸道疾病引起的，需要给予相应的治疗。

（二）坠床

1. 预防要点

（1）在操作前，医护人员需要对患者的身体状况、意识状态以及配合能力进行全面评估。同时，应向患者解释轴线翻身的目的、可能出现的并发症及注意事项，取得患者的配合。

（2）拉起床栏是预防坠床的有效措施。床栏能够防止患者在翻身过程中意外滚落至床下，轴线翻身操作时应拉起床栏。

（3）加强病房管理，保持病房环境整洁、干燥，避免地面湿滑或杂物堆积。同时，确保通道畅通无阻，便于医护人员和患者的活动。

2. 识别要点

翻身时患者发生跌落。

3. 处理要点

（1）立即通知医生进行急救处置。

（2）病情评估及伤情判断：测量生命体征，评估患者意识状态以及疼痛的位置、性质和程度，判断有无皮肤擦伤、骨折、出血等；检查患者的神经反应和感觉，如手指的灵活度、触觉等；观察患者是否有头晕、恶心、呕吐等神经系统受损的症状，触诊可能的受伤部位，检查是否有肿胀、压痛或异常活动。特别注意关节的稳定性，判断是否有脱臼或骨折的可能。

（3）安置患者至病床，检查床刹是否固定牢固，防止在移动过程中病床滑动。同时，检查床面是否平整、干净，无尖锐物品或障碍物。在紧急处理过程中，要注意对患者的搬运，避免造成二次伤害。

（4）对于病情危重者，遵医嘱行心电监护、吸氧、建立静脉通道及其他进一步处理。

（三）管路滑脱

1. 预防要点

（1）评估：在轴线翻身操作前，医护人员应对患者及管路进行全面的评估。这包括评估患者的意识状态、配合能力以及管路的类型、固定情况、通畅性等。

（2）妥善固定：确保所有管路都妥善固定，以防止在翻身过程中发生滑脱。这可能需要使用适当的固定材料和采用一定的方法，如胶带、绷带或支架等，以确保管路牢固地固定在患者身上。

（3）避免牵拉：在移动患者或调整管路位置时，应避免过度牵拉管路，以免管路滑脱或损伤。

（4）加强沟通：在轴线翻身前，医护人员应向患者解释操作的目的和过程，并告知其如何配合。这有助于减少患者的紧张情绪，使操作顺利进行。

2. 识别要点

轴线翻身时，患者管路发生非计划性脱落。

3. 处理要点

（1）引流管：消毒切口及周围皮肤，覆盖无菌敷料，检查脱出导管长度、尖端是否完整、缝线是否存留。

（2）通知医生，按需决定是否重新置管。

（3）如为特殊管路，如胸腔引流管、气管插管等，按照相关应急预案处理。

四、轴线翻身技术常见并发症管理口诀

头与脊柱一直线，轴线固定体位变；
一般情况二人翻，颈椎损伤三人翻；
拉好床栏固定刹，固定管路不能少；
翻转患者脊柱直，翻转途中勤沟通；
如有异常急处理，患者安全牢记心。

第二章
医院感染预防与控制护理技术操作并发症的预防、识别及处理

第一节　洗手技术

一、洗手技术概述

（一）手部皮肤的结构及菌群

手部皮肤的细菌寄生于皮肤表面和深层的毛囊、汗腺、皮脂腺内。根据寄生深度不同，分为常居菌和暂居菌。常居菌存在于皮肤深层，是能从大部分人体皮肤上分离出来的微生物，是皮肤上持久的固有寄生菌，数量相对固定，多为非致病菌，不易通过机械摩擦清除，一般情况下不致病，在一定条件下能引起导管相关感染和手术部位感染等。暂居菌寄居在皮肤表层，是常规洗手中容易清除的微生物，直接接触患者或被污染的物体表面时可获得，可通过手传播，与医院感染密切相关。

常居菌和暂居菌可以互相转化，如果长时间不进行手部皮肤的彻底消毒，暂居菌就会进入皮肤毛囊、汗腺和皮脂腺内，变成常居菌。反之，常居菌也会移居到皮肤表面而成为暂居菌。

（二）洗手的意义

临床实践中的各项诊疗、护理工作都离不开医务人员的双手。手卫生是国际公认的控制医院感染和耐药菌感染最简单、最有效、最方便、最经济的措施，是标准预防的重要措施。手卫生为医务人员在从事职业活动过程中洗手、卫生手消毒和外科手消毒的总称。有效的洗手可清除手上 99% 以上的各种暂居菌，是防止医院感染传播最重要的措施之一。

（三）洗手技术的定义与目的

【定义】

医务人员用流动水和洗手液（肥皂）揉搓冲洗双手，去除手部皮肤污垢、碎屑和部分微生物的过程。

【目的】

清除手部皮肤污垢和大部分暂居菌，切断通过手传播感染的途径。

（四）出现下列情况应洗手

（1）当手部有血液或其他体液等肉眼可见的污染时。

（2）可能接触艰难梭菌、肠道病毒等对速干手消毒剂不敏感的病原微生物时。

（3）手部没有肉眼可见污染时，宜使用手消毒剂进行卫生手消毒。

（4）下列情况时医务人员应先洗手，然后进行卫生手消毒：①接触传染病患者的血液、体液、分泌物以及被传染性病原微生物污染的物品后。②直接为传染病患者进行检查、治疗、护理或处理传染病患者污物之后。

（五）洗手技术常见并发症

频繁使用肥皂或洗手液清洁双手会去除皮肤表面的天然油脂，导致皮肤干燥、粗糙、龟裂甚至湿疹等问题。洗手液中的某些成分可能会引起人体过敏反应，如对香料、染料、防腐剂等成分过敏，接触后可能出现手部瘙痒、红肿、起泡等过敏症状。故其常见并发症为手部皮肤破损、洗手液过敏。

二、洗手技术常见并发症的预防、识别及处理思维导图

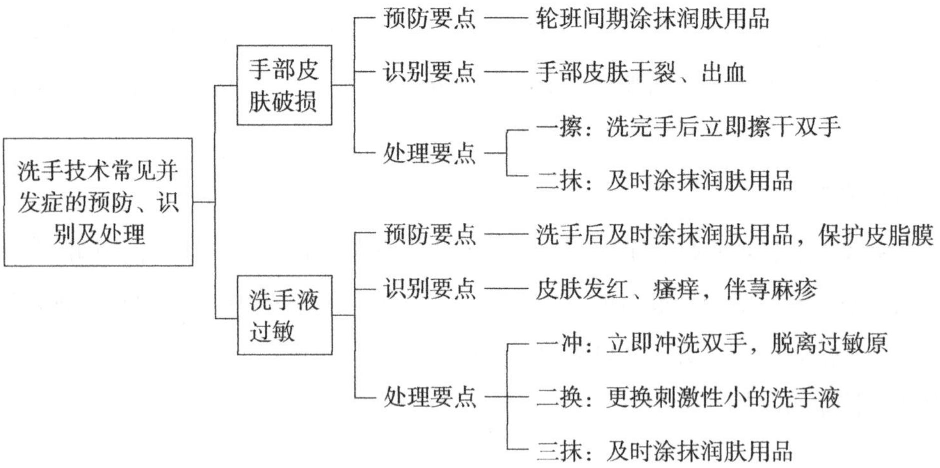

三、思维导图简要说明

（一）手部皮肤破损

1. 预防要点

轮班期间使用润肤用品，可以有效预防皮肤干裂。

2. 识别要点

手部皮肤干裂、出血。

3. 处理要点

（1）一擦：洗完手后立即擦干双手。

（2）二抹：及时涂抹润肤用品。

（二）洗手液过敏

1. 预防要点

洗手后及时涂抹润肤用品，保护皮脂膜。

2. 识别要点

皮肤发红、瘙痒，伴荨麻疹。

3. 处理要点

（1）一冲：立即冲洗双手，脱离过敏原。

（2）二换：更换刺激性小的洗手液。

（3）三抹：及时涂抹润肤用品。

四、洗手技术常见并发症管理口诀

洗手看似很简单，七个步骤不能少；
干燥皲裂最常见，甘油维 E 来保护；
发红瘙痒偶发生，及时更换洗手液。

第二节　卫生手消毒技术

一、卫生手消毒技术概述

（一）卫生手消毒的背景

卫生手消毒是医务人员用手消毒剂揉搓双手，以减少手部暂居菌的过程。卫生手消毒可简化洗手流程、保证手卫生效果。2009 年世界卫生组织将酒精搓手作为首选手卫生方法。我国《医务人员手卫生规范》指出，当手部没有肉眼可见污染时，宜使用速干手消毒剂进行卫生手消毒。2019 年我国卫生健康委员会对《医务人员手卫生规范》进行修订，明确规定了卫生手消毒的指征、手消毒剂的要求及操作方法。

（二）卫生手消毒的意义

医务人员接触污染物品或感染患者后，仅一般洗手尚不能达到预防交叉感染的目的，必须在洗手后再进行卫生手消毒。

（三）卫生手消毒技术的定义与目的

【定义】

医务人员用手消毒剂揉搓双手，以减少手部暂居菌。

【目的】

清除致病性微生物，预防感染与交叉感染，避免污染无菌物品和清洁物品。卫生手消毒后，监测的细菌菌落总数应≤ $10CFU/cm^2$。

（四）洗手和（或）卫生手消毒的指征

（1）接触患者前。

（2）清洁、无菌操作前，包括进行侵入性操作前。

（3）暴露患者体液风险后，包括接触患者黏膜、破损皮肤或伤口、血液、体液、分泌物、排泄物、伤口敷料等后。

（4）接触患者后。

（5）接触患者周围环境后，包括接触患者周围的相关医疗器械、用具等物体表面后。

（五）卫生手消毒技术常见并发症

手部有明显的污染，如接触患者体液、血液等肉眼可见污染物时，未先洗手直接选择卫生手消毒，导致手部有明显污染物残留。消毒剂的主要成分是酒精，长期频繁使用消毒剂洗手会对手造成一定的刺激，如果手部皮肤抵抗力较弱，会出现过敏情况，如皮肤瘙痒、皮肤红疹、皮肤脱皮等。故其常见并发症为手部有明显污染物、手消毒剂过敏。

二、卫生手消毒常见并发症的预防、识别及处理思维导图

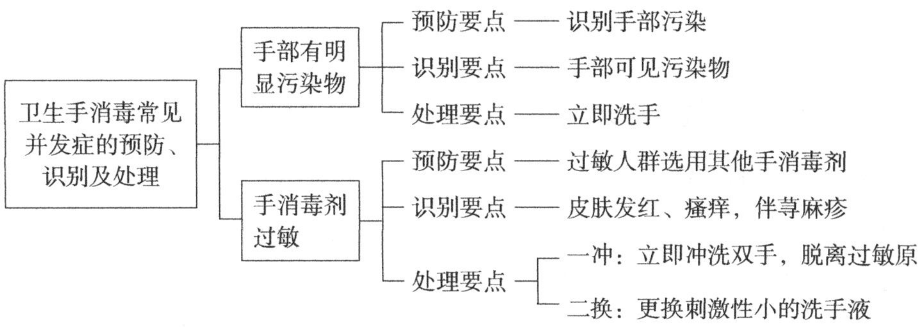

三、思维导图简要说明

（一）手部有明显污染物

1. 预防要点

手部有肉眼可见的污染时，应先洗手，然后进行卫生手消毒。

2. 识别要点

手部可见污染物。

3. 处理要点

立即洗手。

（二）手消毒剂过敏

1. 预防要点

过敏人群选用其他手消毒剂。

2. 识别要点

皮肤发红、瘙痒，伴荨麻疹。

3. 处理要点

（1）一冲：立即冲洗双手，脱离过敏原。

（2）二换：更换其他手消毒剂。

四、卫生手消毒常见并发症管理口诀

选择合适消毒剂，揉搓双手全覆盖；
消毒时长三十秒，五个时刻需牢记；
手部发现污染物，立即洗手不犹豫；
发红瘙痒偶发生，及时更换消毒剂。

第三节　外科手消毒技术

一、外科手消毒技术概述

(一)外科手消毒的背景

外科手消毒技术最早由英国外科医生 Joseph Lister 于 1865 年提出，他立志要改变当时患者因术后伤口感染死亡的情况。多年实验证明，术前对手术室环境、器械以及操作者的双手消毒灭菌能大大降低患者术后伤口感染致死率。该技术在 1877 年得到全世界外科医生的广泛使用。1905 年，德国细菌学家 Carl Flugge 将肥皂和刷手结合在一起，成了外科医生手消毒的标准做法。此后各种外科手消毒液逐渐产生，极大改善了外科手消毒的效率和质量。

外科手消毒是进行手术的首要工作，也是预防手术部位感染最重要的措施之一，外科免冲洗手消毒方法与冲洗式手消毒方法对预防手术部位感染无明显差异，故现在医院外科基本采用外科免冲洗手消毒方法。外科免冲洗手消毒方法遵循先洗手后消毒的原则，洗手后使用干手物品彻底擦干双手、前臂和上臂下 1/3，再进入免冲洗手消毒环节。当手套破损或手被污染时，应重新进行外科手消毒。

(二)外科手消毒的意义

手术作为一种有创性操作极易引起患者感染，据世界卫生组织统计，手术部位感染约占整个医院感染的 25%。戴无菌手套前进行良好的外科手消毒可显著减少手术期间从皮肤到伤口的细菌传播数。因此，外科手消毒的质量对减少术后伤口感染、预防医院感染具有重要意义。

(三)外科手消毒技术的定义与目的

【定义】

外科手术前，医护人员用流动水和洗手液揉搓冲洗双手、前臂至上臂下 1/3，再用手消毒剂清除或者杀灭手部、前臂至上臂下 1/3 暂居菌和减少常居菌的过程。

【目的】

清除指甲、手部、前臂的污物和暂居菌，将常居菌减少到最低程度，抑制微生物的快速再生。外科手消毒后，监测的细菌菌落总数应≤ $5CFU/cm^2$。

（四）外科手消毒技术常见并发症

消毒双手时如使水倒流或者擦干双手顺序倒置等均会使手部及手臂再次被污染，频繁使用肥皂或洗手液清洁双手会去除皮肤表面的天然油脂，导致皮肤干燥、粗糙、龟裂甚至湿疹等问题。故其常见并发症为手被污染、洗手液过敏。

二、外科手消毒技术常见并发症的预防、识别及处理思维导图

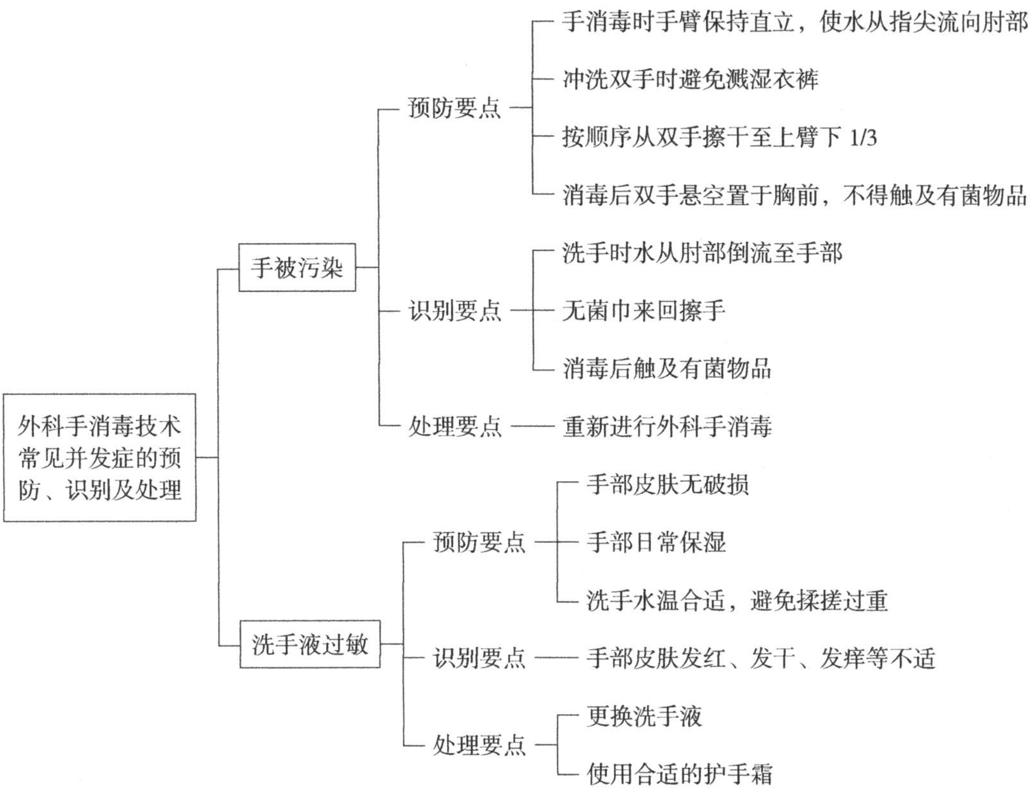

三、思维导图简要说明

（一）手被污染

1. 预防要点

（1）手消毒时手臂保持直立，使水从指尖流向肘部。

（2）冲洗双手时避免溅湿衣裤。

（3）按顺序从双手擦干至上臂下 1/3。

（4）消毒后双手悬空置于胸前，不得触及有菌物品。

2. 识别要点

洗手时水从肘部倒流至手部，无菌巾来回擦手，消毒后触及有菌物品。

3. 处理要点

重新进行外科手消毒。

（二）洗手液过敏

1. 预防要点

（1）手部皮肤无破损。

（2）手部日常保湿。

（3）洗手时水温合适，避免揉搓过重。

2. 识别要点

手部皮肤有发红、发干、发痒等不适。

3. 处理要点

更换洗手液，使用合适的护手霜。

四、外科手消毒技术常见并发症管理口诀

手臂坚持直立位，水从指尖到肘部；
衣裤溅湿及时换，擦干双手按顺序；
双手悬空至胸前，不得碰触有菌物；
日常护肤勤注意，如遇过敏及时换。

第四节　戴无菌手套技术

一、戴无菌手套技术概述

（一）无菌手套的分类与功能

无菌手套包括无菌医用外科手套和无菌医用检查手套，无菌手套按照材质分为天然橡胶、乳胶手套和人工合成的非乳胶产品（如乙烯、聚乙烯手套）。

无菌医用外科手套于临床外科操作时防护使用，戴在手术人员手上，防止皮屑、细菌传播到开放的手术创面，并阻止手术患者的体液向医务人员传播，起到双向生物防护

的作用。无菌医用检查手套戴在医生手上或手指上，对患者病情进行检查或触诊，在医用检查和诊断治疗过程中防止患者和使用者之间交叉感染。

（二）戴无菌手套的意义

无菌手套是一种能够避免细菌感染的医疗器械产品。由于任何一种洗手方法都不能完全消灭皮肤深处的细菌，因此手卫生后戴上无菌手套再进行无菌操作或者接触无菌物品方可杜绝感染。

2023 年，国家卫生健康委员会发布的《医院隔离技术标准》明确指出，医务人员正确有效佩戴无菌手套是控制医院感染、提高自身防护简单有效的措施，规范佩戴无菌手套是无菌手套使用中的关键技术。进行手术等无菌操作、接触患者皮肤、黏膜时应戴无菌手套，但需注意的是，戴手套不能代替手卫生，摘手套后应进行手卫生。

（三）戴无菌手套技术的定义和目的

【定义】

戴无菌手套技术是指在医疗场所、实验室或其他需要无菌环境的操作中，医务人员为了保持无菌状态，防止通过手传播病原体而采取的一种防护措施。它要求操作者在进行可能接触无菌区域或患者的操作时，穿戴经过灭菌处理的手套，以保护患者免受感染，同时保护操作者不受潜在的生物危害。

【目的】

防止交叉感染，减少医院感染的风险；保护患者，为患者提供清洁的操作环境，减少操作者手部细菌导致的感染；保护医务人员，在接触患者的血液、体液等可能含有病原体的物质时，手套可以作为屏障，保护医务人员不受感染；维持无菌操作环境，在需要无菌条件的手术或其他医疗操作中，保持操作区域的无菌状态，确保手术和治疗的安全有效；遵守医疗规范，遵循医疗操作规范和标准，提高医疗服务质量和患者满意度。

（四）无菌手套更换要求

（1）一次性手套应只使用一次。

（2）为不同患者提供诊疗或护理时应更换手套。

（五）戴无菌手套技术常见并发症

无菌手套一般是橡胶、乳胶等材质，密闭、不透气，当手套与皮肤长时间接触时易发生过敏反应。同时无菌手套有一定的破损率，且操作过程中也会因用力、牵拉、利器刺伤等各种原因而破损、被污染。

二、戴无菌手套技术常见并发症的预防、识别及处理思维导图

- 戴无菌手套技术常见并发症的预防、识别及处理
  - 无菌手套被污染
    - 预防要点
      - 正确穿戴无菌手套
      - 避免接触非无菌区域
      - 无菌手套质量合格
    - 识别要点
      - 未戴手套的手触及手套外面
      - 已戴手套的手触及非无菌物品
      - 无菌手套潮湿或破损
    - 处理要点
      - 一旦污染，立即更换
  - 无菌手套质量不合格
    - 预防要点
      - 操作前检查无菌手套有效期
      - 操作前检查无菌手套完整性，有无潮湿或破损
    - 识别要点
      - 无菌手套已过期
      - 无菌手套破损
    - 处理要点
      - 更换手套
  - 乳胶过敏反应
    - 预防要点
      - 保持手部卫生
    - 识别要点
      - 皮肤发红、瘙痒，伴荨麻疹、鼻炎、胸闷、呼吸困难
    - 处理要点
      - 一脱：迅速脱下手套，脱离过敏原
      - 二用药：遵医嘱应用抗过敏药物
      - 三应急：做好应急准备

三、思维导图简要说明

（一）无菌手套被污染

1. 预防要点

（1）严格遵循无菌操作原则，按照正确的步骤穿戴无菌手套。

（2）避免接触非无菌区域，未戴手套的手避免接触手套的外面。

（3）戴手套后双手始终保持在腰部或操作台面以上视线范围内的水平。

2. 识别要点

（1）手套外包装袋潮湿或破损。

(2)未戴手套的手触及手套外面。

(3)手套外面触及任何非无菌物品。

3. 处理要点

一旦污染，必须立即更换。

(二)无菌手套质量不合格

1. 预防要点

(1)操作前检查无菌手套的有效期。

(2)操作前检查无菌手套的完整性，查看有无潮湿、破损。

2. 识别要点

无菌手套过期、潮湿、破损。

3. 处理要点

立即更换。

(三)乳胶过敏反应

1. 预防要点

保持手部卫生，在戴手套前、脱手套后彻底洗手。

2. 识别要点

皮肤发红、瘙痒，伴荨麻疹、鼻炎、胸闷、呼吸困难。

3. 处理要点

(1)一脱：迅速脱下手套，脱离过敏原。

(2)二用药：遵医嘱使用抗过敏药物。

(3)三应急：做好应急准备。

四、戴无菌手套技术常见并发症管理口诀

戴前检查有效期，潮湿破损须更换；

未戴之手不碰外，已戴之手不碰里；

戴好手套置胸前，不可触及有菌物；

如遇过敏及时脱，快速急救抗过敏。

第五节　穿脱防护服 / 隔离衣技术

一、穿脱防护服 / 隔离衣技术概述

（一）防护服 / 隔离衣的功能

防护服是临床医务人员在接触甲类传染病患者或按甲类传染病管理的传染病患者时所穿的医用防护用品，由一种或多种对病毒气溶胶、含病毒液体等具有隔离作用的面料加工而成，有较好的透湿性、阻燃性能和耐酒精腐蚀性能，用以阻隔病毒、细菌等有害物质传播。

隔离衣是医务人员避免受到血液、体液和其他感染性物质污染或保护患者避免感染的防护用品，分为一次性隔离衣和布制隔离衣。一次性隔离衣通常以无纺布为主要原料，经裁剪、缝纫制成，具有防水、防尘、防静电等功能，用以隔离病原体、预防传染病的传播。

（二）穿脱防护服 / 隔离衣技术的意义

正确穿脱防护服 / 隔离衣，可以避免医务人员接触患者的血液、体液、分泌物和排泄物等可能造成污染的物质，同时防止医务人员将病原体带给患者，从而有效隔离病菌和传播源，减少交叉感染的风险。这是控制传染源、切断传播途径、保护易感人群的重要操作方法。穿脱防护服 / 隔离衣技术是临床执业医师资格考试和规范化培训考试考查的基本操作技能之一，是医护人员个人防护中不可或缺的操作技能，对预防和控制传染病有着极其重要的意义。

（三）穿脱防护服 / 隔离衣技术的定义、目的

【定义】

穿脱防护服 / 隔离衣技术是指在医疗工作中，医务人员为保护自己不受血液、体液以及其他感染性物质的污染，或保护患者避免交叉感染而穿脱防护用品的一系列操作。

【目的】

穿脱防护服 / 隔离衣的主要目的是阻止病原体的传播，防止交叉感染，保护人员不受病毒、细菌等致病微生物的感染。此外，还可以起到防止化学物质、放射性物质等侵害的作用。正确穿脱防护服 / 隔离衣是保护患者和医务工作者不受病原体侵害和阻断病原体传播的有力保证。

（四）穿脱防护服/隔离衣技术常见并发症

穿脱防护服/隔离衣技术常见并发症包括防护服/隔离衣破损、防护服/隔离衣污染等。

二、穿脱防护服/隔离衣技术常见并发症的预防、识别及处理思维导图

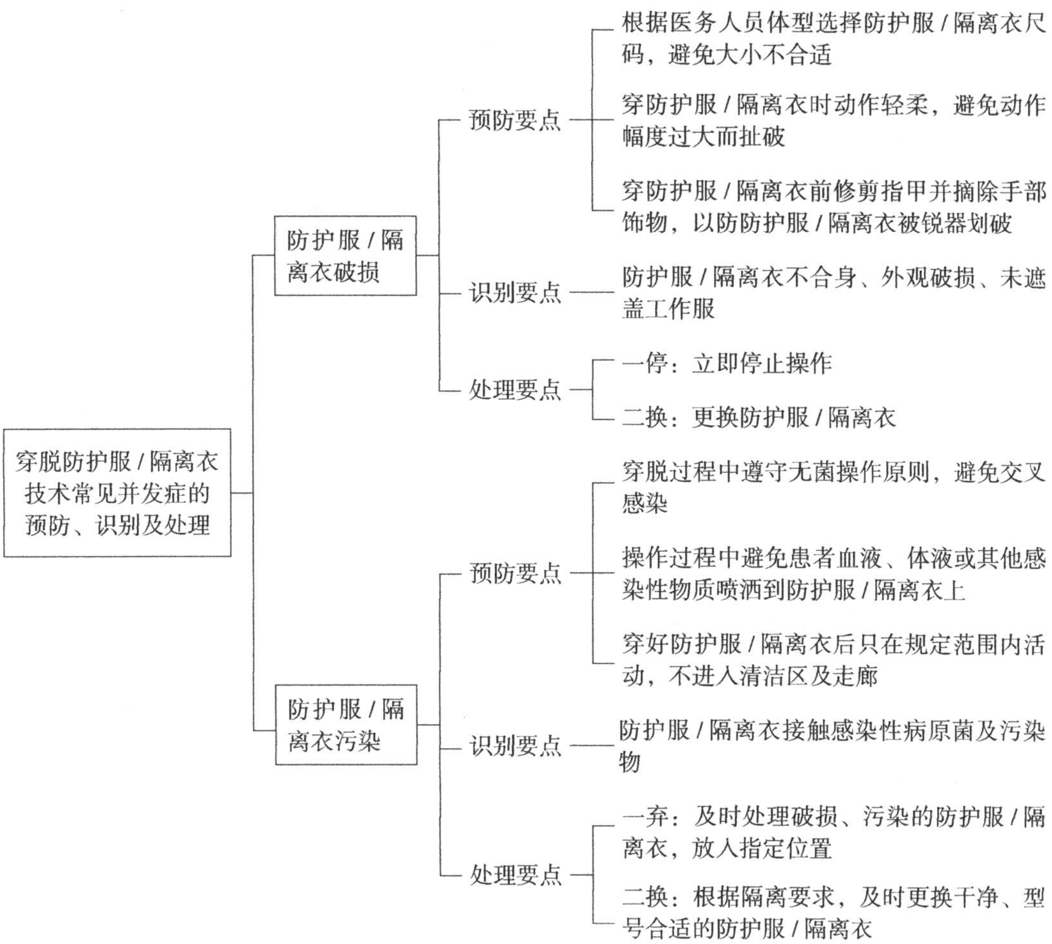

三、思维导图简要说明

（一）防护服/隔离衣破损

1. 预防要点

（1）穿前检查防护服/隔离衣有无破损，根据医务人员体型选择合适的尺码，必须全部遮住工作服，避免大小不合适。

（2）穿防护服/隔离衣时动作轻柔，避免动作幅度过大而扯破。

（3）穿防护服 / 隔离衣前修剪指甲并摘除手部饰物，以防被锐器划破。

2. 识别要点

防护服 / 隔离衣不合身、外观破损、未遮盖工作服。

3. 处理要点

（1）立即停止操作。

（2）更换防护服 / 隔离衣。

（二）防护服 / 隔离衣污染

1. 预防要点

（1）穿脱过程中遵守无菌操作原则，避免交叉感染。

（2）操作过程中尽量避免患者血液、体液或其他感染性物质喷洒到防护服 / 隔离衣上。如有潮湿或污染，立即更换。

（3）穿好防护服 / 隔离衣后只在规定范围内活动，不进入清洁区及走廊。

2. 识别要点

防护服 / 隔离衣接触感染性病原菌及污染物。

3. 处理要点

（1）及时处理破损、污染的防护服 / 隔离衣，放入指定位置。

（2）根据隔离要求，及时更换干净、型号合适的防护服 / 隔离衣。

四、穿脱防护服 / 隔离衣技术常见并发症管理口诀

修剪指甲洗净手，评估体型选大小；

外污内洁要拎清，不要跨越污染区；

破损污染及时换，折叠卷好去销毁。

第六节　个人防护用品穿脱技术

一、个人防护用品穿脱技术的概述

（一）个人防护用品的组成及功能

个人医疗防护用品（personal protective equipment，PPE）是指用于保护医务人员在医

疗工作中避免接触感染性因子的各种屏障用品。这些用品包括但不限于医用防护口罩、手套、医用护目镜、隔离衣、防护服、鞋套、帽子等。这些用品的设计和使用旨在最大限度地减少医务人员在工作中接触潜在感染性物质的风险，从而防止疾病的传播。个人医疗防护用品（PPE）的正确选择和使用是感染防控不可或缺的一部分，可以有效防止医务人员通过口鼻、手、皮肤和眼睛等部位接触潜在的传染性物质，减少或阻止传染病的传播。PPE 既要保护使用者，又要不增加其他人或者环境的风险。PPE 资源有限，应在确保安全的条件下方可重复使用。若非必要，应避免使用 PPE。

口罩：指戴在口鼻部位，用于过滤进出口鼻的空气，以阻挡有害气体、粉尘、飞沫、气溶胶等进出佩戴者口鼻的用具。实际工作中，应根据具体操作要求进行选择。我国将医用口罩分为普通医用口罩、医用外科口罩、医用防护口罩三个级别。普通医用口罩的核心指标包括细菌过滤效率（≥ 95%）、通气阻力，但不要求对血液具有阻隔作用，也无密合性要求。医用外科口罩的核心指标在普通医用口罩的基础上，增加了合成血液穿透阻力和颗粒过滤效率指标。医用防护口罩除了具有颗粒过滤效率（≥ 95%）、合成血液穿透阻力、通气阻力这三个核心指标外，还增加了表面抗湿性、密合性良好、总适合因数，对面部密合度提出了严格要求。

手套：防止病原体通过医务人员的手传播疾病和污染环境的用品。

医用护目镜：严格来说，这一类护目镜应该叫“医用隔离眼罩”。医用护目镜是两边封闭、贴合皮肤的，并用头绳增加稳定性，主要用于防止临床医务人员工作时各类型的体液、血液等液体泼溅、飞溅至眼睛。

防护面罩：采用高透明环保材质，可阻挡空气中的微粒，预防某些传染性微生物传播，是阻隔飞沫、气雾、体液、分泌物、细微尘埃等的主动式医用防护用品。

隔离衣：是保护医务人员避免受到血液、体液和其他感染性物质污染，或保护患者避免感染的防护用品。根据与患者接触的方式（包括接触感染性物质的情况和隔离衣阻隔血液、体液的可能性），选择是否穿隔离衣和型号。

防护服：为卫生保健行业的工作人员特殊设计和制造的一类服装，由连帽上衣、裤子组成，可分为连身式结构和分身式结构，穿脱方便，结合部位严密。它是医务人员（医生、护士、公共卫生人员、清洁人员等）在接触甲类传染病患者或按甲类传染病管理的传染病患者时使用的防护性服装。

鞋套：一次性使用医用防护鞋套是用于保护医务人员、疾控工作人员和防疫工作人员等的足部、腿部，防止直接接触血液、体液、分泌物、排泄物、呕吐物等具有潜在感染性污染物的一类靴状保护套。鞋套应具有良好的防水性能，并且一次性使用。

帽子：一次性使用医用帽（一次性医用帽）由非织造布加工而成，可防止微尘、头屑以及发丝从头部逸出，也可防止外部尘埃等进入发层。一次性使用医用帽是用于保护医务人员、疾控工作人员和防疫工作人员等的头部、面部和颈部，防止直接接触含有潜在感染性污染物的一类医用防护产品。

（二）个人防护用品的临床意义

个人防护用品的临床意义在于保护医护人员免受感染性物质的伤害。在进行诊疗、护理操作过程中，如果可能发生患者血液、体液、分泌物等喷溅，或者近距离接触经飞沫传播的传染病患者时，使用这些防护用品尤为重要。个人防护用品的使用者不仅包括医疗和公共卫生领域的工作者，还包括进入特定医药卫生区域的人群，如患者、医院探视人员、进入感染区域的人员等。这些用品能够明显降低病原体双向传播的风险，既能保护患者又能保护医务人员，提供全面的个人保护。

（三）个人防护用品选用的原则

医疗机构根据医务人员在工作时可能感染的危险程度采取分级防护，主要有以下几种防护级别，根据不同防护级别选择相应防护用品，并落实防护措施。

1. 一般防护

（1）严格遵守标准预防的原则。

（2）工作时应穿工作服、戴医用外科口罩。

（3）认真执行手卫生。

2. 一级防护

（1）严格遵守标准预防的原则。

（2）严格遵守消毒、隔离的各项规章制度。

（3）工作时应穿工作服、隔离衣，戴工作帽和医用外科口罩，必要时戴乳胶手套。

（4）严格执行手卫生。

（5）离开隔离区域时进行个人卫生处置，并注意呼吸道与黏膜的防护。

3. 二级防护

（1）严格遵守标准预防的原则。

（2）根据传播途径采取飞沫隔离与接触隔离。

（3）严格遵守消毒、隔离的各项规章制度。

（4）隔离病房、隔离病区的医务人员必须穿工作服、隔离衣和（或）医用防护服，戴医用防护口罩、工作帽，戴乳胶手套，必要时戴护目镜或防护面罩。严格按照清洁区、潜在污染区和污染区的划分，正确穿戴和脱摘防护用品，并注意口腔、鼻腔黏膜和眼结膜的卫生与保护。

4. 三级防护

三级防护是在二级防护基础上，加戴正压头套或全面型呼吸防护器。

（四）个人防护用品穿脱技术的定义与目的

【定义】

个人防护用品穿脱技术是为了保护医务工作者和患者家属免于感染或传播感染，对应不同传播类型的传染源而穿戴个人防护用品（如口罩、手套、隔离衣、防护服、护目镜等）的一系列操作。

【目的】

个人防护用品穿脱技术的目的不仅是保护医务人员的健康和安全，避免被患者的血液、体液、分泌物、排泄物等污染，同时防止医务人员成为疾病传播的媒介，减少交叉感染的风险，保护患者不被感染。因此，正确穿脱个人防护用品是医疗实践中非常重要的环节，它直接关系到医疗质量和患者安全。

（五）个人防护用品穿脱技术常见并发症

穿脱个人防护用品过程中可因防护用品的异常、操作不当等造成防护作用失效，甚至造成医务人员职业暴露。个人防护用品穿脱技术常见并发症有皮肤损伤、呼吸道职业暴露、血源性职业暴露。

二、个人防护用品穿脱技术常见并发症的预防、识别及处理思维导图

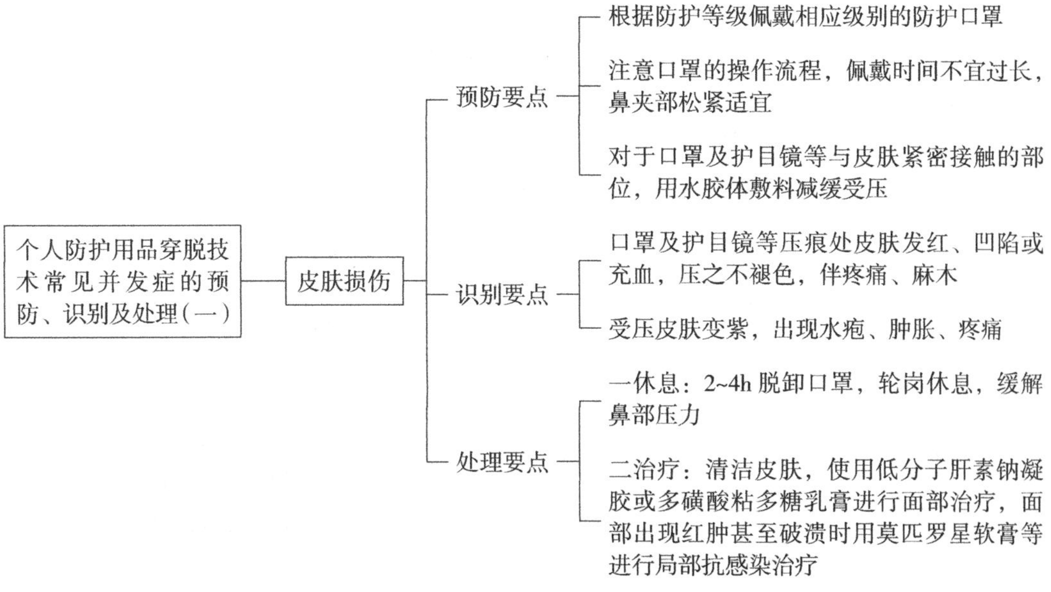

- 个人防护用品穿脱技术常见并发症的预防、识别及处理（二）
  - 呼吸道职业暴露
    - 预防要点
      - 根据防护等级佩戴相应级别的防护口罩
      - 合理配置各型口罩，执行医务人员穿脱防护用品的流程
      - 执行消毒隔离制度，做好空气环境的消毒
      - 预防性接种疫苗
    - 识别要点
      - 口罩松动、脱落等，无防护情况下密切接触呼吸道传染病患者，污染的手 / 物触碰口、鼻等
    - 处理要点
      - 一撤：撤离隔离区，即刻采取措施保护呼吸道
      - 二脱：紧急通过脱卸区，按照规范要求脱卸防护用品
      - 三处理：用清水、0.1% 过氧化氢溶液、碘伏等清洁消毒口腔和（或）鼻腔，佩戴医用外科口罩后离开
      - 四报告：及时报告科主任、护士长和医院感染管理办公室，进行风险评估
      - 五隔离：高风险暴露者按密接人员管理，隔离医学观察
      - 六分析：及时总结分析，预防类似事件的发生
  - 血源性职业暴露
    - 预防要点
      - 进行血源性高风险操作时佩戴手套，必要时佩戴双层手套
      - 尽量减少锐器使用，推广安全器具
      - 规范诊疗操作，高危操作环节中规范管理，严格执行操作流程，规范处置医疗废物
      - 预防性接种疫苗
    - 识别要点
      - 个人防护用品缺失或破损
      - 血源性病原体污染皮肤、黏膜，或被污染的针头、玻璃片等锐器刺破皮肤
    - 处理要点
      - 一挤：立即从近心端向远心端挤压伤口周围，使血液流出
      - 二冲：用流动自来水、0.9% 生理盐水反复冲洗污染皮肤或黏膜
      - 三消：用 75% 酒精、0.5% 碘伏消毒皮肤或黏膜
      - 四上报：报告科室负责人、医院感染管理办公室，并进行风险评估
      - 五监测：实时监控暴露者相关情况及随访
      - 六分析：及时总结分析，预防类似事件的发生

三、思维导图简要说明

（一）皮肤损伤

1. 预防要点

（1）根据防护等级佩戴相应级别的防护口罩。

（2）注意口罩的操作流程，佩戴时间不宜过长，鼻夹部松紧适宜。

（3）对于口罩及护目镜等与皮肤紧密接触的部位，用水胶体敷料减缓受压。

2. 识别要点

口罩及护目镜等压痕处皮肤发红、凹陷或充血，压之不褪色，伴疼痛、麻木；受压皮肤变紫，出现水疱、肿胀、疼痛。

3. 处理要点

（1）休息：合理安排医务人员的工作时间，2 ～ 4h 脱卸口罩，轮岗休息，缓解鼻部压力。

（2）治疗：压痕超过 10min 无法消退，首先清洁皮肤，使用低分子肝素钠凝胶或多磺酸粘多糖乳膏进行面部治疗，面部出现红肿甚至破溃时使用莫匹罗星软膏等进行局部抗感染治疗。

（二）呼吸道职业暴露

1. 预防要点

（1）选择符合国家标准的医用口罩。

（2）合理配置各类型口罩，执行医务人员穿脱防护用品的流程。紧急情况下脱卸防护用品过程中加强质量控制督导。

（3）执行消毒隔离制度，做好空气环境的消毒。

（4）预防性接种疫苗。

2. 识别要点

口罩松动、脱落等，无防护情况下密切接触呼吸道传染病患者，污染的手 / 物触碰口、鼻等。

3. 处理要点

（1）一撤：撤离隔离区，即刻采取措施保护呼吸道（用规范实施手卫生后的手捂住口罩或紧急外加一层口罩等）。

（2）二脱：紧急脱卸，紧急通过脱卸区，按照规范要求脱卸防护用品。

（3）三处理：即刻根据情况用清水、0.1% 过氧化氢溶液、碘伏等清洁消毒口腔和

（或）鼻腔，佩戴医用外科口罩后离开。

（4）四报告：及时报告科主任、护士长和医院感染管理办公室，进行风险评估。

（5）五隔离：高风险暴露者按密接人员管理，隔离医学观察。

（6）六分析：及时总结分析，预防类似事件的发生。

（三）血源性职业暴露

1. 预防要点

（1）进行血源性高风险操作时佩戴手套，必要时佩戴双层手套。

（2）尽量减少锐器使用，推广安全器具。

（3）规范诊疗操作，高危操作环节中规范管理，严格执行操作流程，规范处置医疗废物。

（4）预防性接种疫苗。

2. 识别要点

（1）个人防护用品缺失或破损。

（2）血源性病原体污染皮肤、黏膜，或被污染的针头、玻璃片等锐器刺破皮肤。

3. 处理要点

（1）一挤：立即从近心端向远心端挤压伤口周围，使血液流出。

（2）二冲：用流动自来水、0.9% 生理盐水反复冲洗污染皮肤或黏膜。

（3）三消：75% 酒精、0.5% 碘伏消毒皮肤或黏膜。

（4）四上报：报告科室负责人、医院感染管理办公室，并进行风险评估。

（5）五监测：实时监控暴露者相关情况及随访。

（6）六分析：及时总结分析，预防类似事件的发生。

四、个人防护用品穿脱技术常见并发症管理口诀

接种疫苗金刚罩，防护用具防压伤；

呼吸隔离戴口罩，血源防护戴手套；

职业暴露不要慌，离开环境污染源；

一挤二冲三消毒，报告评估常反思。

第二章 生命体征监测和冷热疗法并发症的预防、识别及处理

第一节 生命体征监测技术

一、生命体征监测技术概述

（一）生命体征的监测部位

1. 体温

口温：舌下热窝。

腋温：腋窝正中。

肛温：侧卧、俯卧、屈膝仰卧，暴露测温部位。

2. 脉搏

浅表、靠近骨骼的大动脉，临床上最常选择的诊脉部位是桡动脉。

3. 呼吸

观察患者胸腹部的起伏次数，一吸一呼为一次呼吸；对于危重患者，用棉絮放在鼻孔处观察吹动次数。

4. 血压

肱动脉、腘动脉。

（二）测量生命体征的意义

生命体征能反映身心的微小变异，通过观察生命体征可以了解疾病的发生、发展与转归，为预防、诊断、治疗与护理提供依据。生命体征是护理人员经常收集的，也是最基本的、最重要的资料，具有重要的临床意义。

（三）生命体征监测技术的定义与目的

【定义】

生命体征是机体内在活动的一种客观反映，是衡量身心状况的可靠指标，为体格检查时必须检查的项目，包含体温（temperature）、脉搏（pulse）、呼吸（respiration）、血压（blood pressure）。

体温：分为体核温度和体表温度。体温是人体产热与散热平衡的动态反映。成人口温正常范围为 36.3 ～ 37.2℃，腋温正常范围为 36.0 ～ 37.0℃，肛温正常范围为 36.5 ～ 37.7℃。

脉搏：在每个心动周期中，由于心脏的收缩和舒张，动脉内的压力和容积发生周期性的变化，动脉管壁产生有节律的搏动，称为动脉搏动，简称“脉搏”。而每分钟脉搏的数值称为脉率，正常成人在安静状态下脉率为 60 ～ 100 次 /min。

呼吸：机体在新陈代谢过程中，需要不断地从外界环境中摄取氧气，并把自身产生的二氧化碳排出体外。机体与环境之间所进行的气体交换过程，称为呼吸。正常成人在安静状态下呼吸频率为 16 ～ 20 次 /min。

血压：是血管内流动着的血液对单位面积血管壁的侧压力。正常成人安静状态下血压比较稳定，正常范围为收缩压 90 ～ 139mmHg，舒张压 60 ～ 89mmHg，脉压 30 ～ 40mmHg。

【目的】

了解患者病情的变化，为预防、诊断、治疗和护理提供参考和依据。

（四）生命体征监测技术常见并发症

生命体征监测技术常见并发症包括体温计破裂、汞中毒，交叉感染，体温值偏高或偏低，脉搏测量值偏差，呼吸测量值偏差，血压值偏高或偏低，血压测量失败等。

二、生命体征监测技术常见并发症的预防、识别及处理思维导图

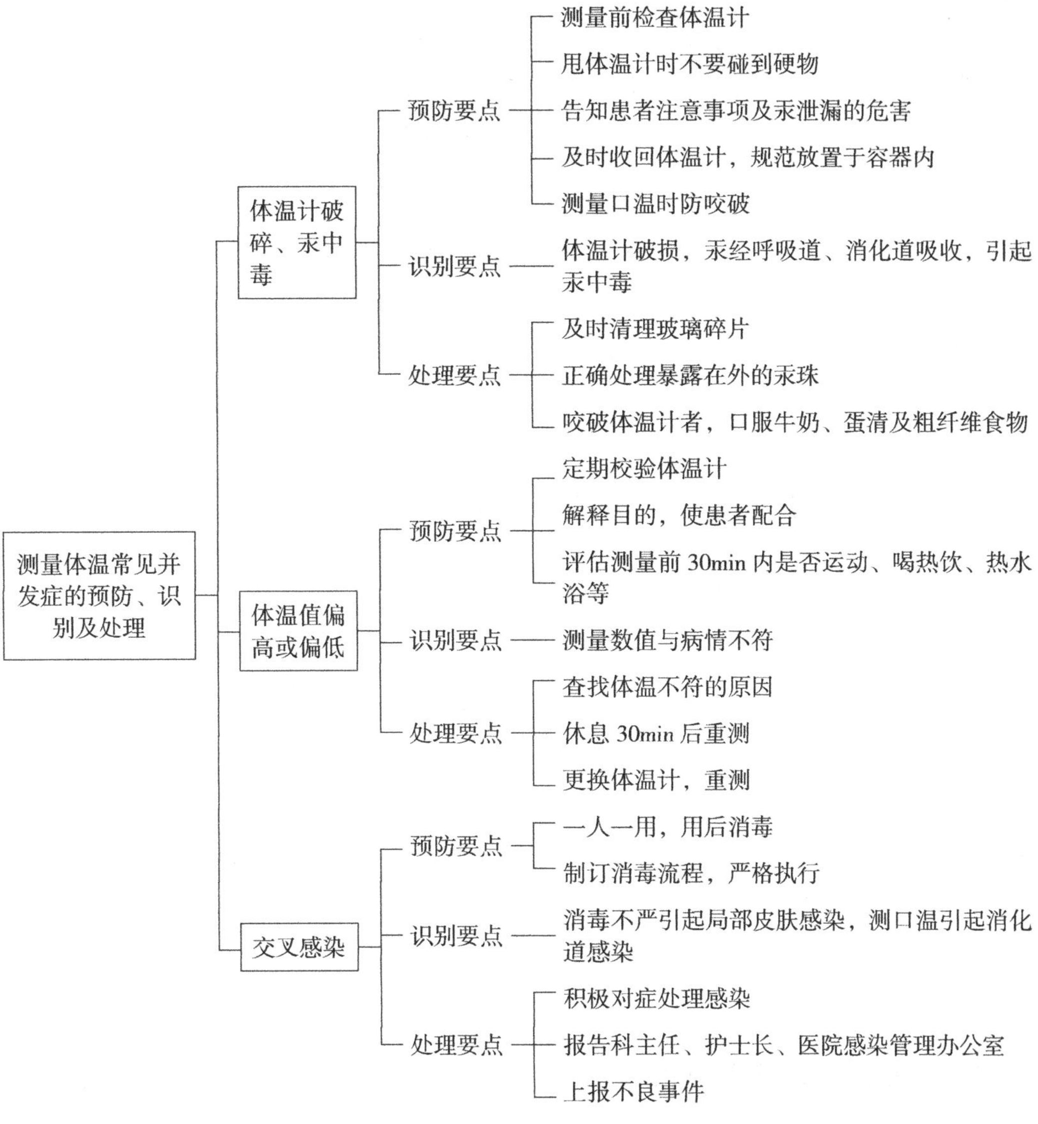

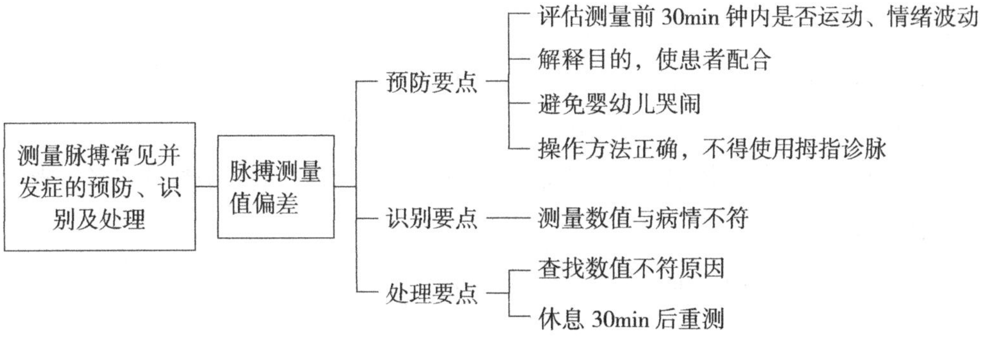

- 测量呼吸常见并发症的预防、识别及处理
  - 呼吸测量值偏差
    - 预防要点
      - 测前评估病情、心理、合作程度等
      - 测量呼吸前不必解释
      - 操作方法正确
    - 识别要点
      - 测量数值与病情不符
    - 处理要点
      - 查找数值不符的原因
      - 休息 30min 后重测

- 测量血压常见并发症的预防、识别及处理
  - 血压值偏高或偏低
    - 预防要点
      - 定期校验血压计
      - 选择合适袖带
      - 评估测量前 30min 是否运动、吸烟、情绪波动
      - 测量时保持安静，禁止交谈
      - 操作方法正确
    - 识别要点
      - 测量数值与病情不符
    - 处理要点
      - 查找数值不符原因
      - 休息 30min 后重测
      - 更换血压计，重测
  - 血压测量失败
    - 预防要点
      - 测量前检查血压计、听诊器
      - 保持测量环境安静
      - 护士操作正确
    - 识别要点
      - 测量时听不清收缩压和舒张压
    - 处理要点
      - 检查血压计性能，必要时更换血压计，重测
      - 解释后重测
      - 必要时做双侧对照

三、思维导图简要说明

（一）体温计破碎、汞中毒

1. 预防要点

（1）测量前检查体温计是否完好，是否在 35℃以下。

（2）护士在甩体温计的时候注意周围环境，避免触碰到硬物。

（3）详细告知患者使用体温计的注意事项和汞泄漏的危害。对于消瘦的患者，查看能否夹紧体温计。

（4）测量后要及时收回体温计并按规范放入容器中。

(5)对于需测量口温的特殊患者，操作前向患者讲解注意事项，避免咬破体温计。婴幼儿和精神异常患者禁忌口温测量。

2. 识别要点

体温计破损，汞经呼吸道、消化道吸收，引起汞中毒。

3. 处理要点

(1)不慎打破体温计，及时清理玻璃碎片，如有水银外泄，立即开窗通风，清理散落在地面或者物体表面的汞珠，可用纸片或者薄塑料板收集汞珠，放入塑料瓶或玻璃瓶中，破碎的体温计可一并放入，拧紧瓶盖，标识“破碎体温计”。

(2)咬破体温计者可口服牛奶、蛋清及粗纤维食物，观察患者有无其他不适。

(二)体温值偏高或偏低

1. 预防要点

(1)定期校验体温计。

(2)操作前向患者解释操作目的，取得配合。

(3)正确评估患者测量前 30min 内有无运动、喝热饮、热水浴等。

2. 识别要点

测量数值与病情不符。

3. 处理要点

(1)查找体温不符的原因，如测量部位皮肤是否干燥、测量时间是否足够。

(2)若遇患者运动、喝热饮、热水浴等，休息 30min 后再测量。

(3)更换体温计，重新测量。

(三)交叉感染

1. 预防要点

(1)体温计应一人一用，用后消毒。

(2)制订体温计消毒流程并严格执行。

2. 识别要点

消毒不严引起局部皮肤感染，测口温引起消化道感染。

3. 处理要点

(1)积极对症处理感染，安抚患者。

(2)报告科主任、护士长、医院感染管理办公室。

(3)上报不良事件，组织全科讨论学习，持续改进。

（四）脉搏测量数值偏差

1. 预防要点

（1）评估测量前 30min 内是否运动、情绪波动。

（2）解释目的，使患者配合，护士态度和蔼亲切，让患者处在身心放松状态。

（3）测量婴幼儿的脉搏应于测量体温和血压之前，避免婴幼儿哭闹引起脉率增加。

（4）操作方法正确，不得使用拇指诊脉，正常脉搏测量 30s × 2（指脉搏测量计数 30s，所得数字乘以 2 即为每分钟脉搏次数），异常脉搏测量 1min。脉搏短绌患者需双人测量 1min。一人听心率，另一人测脉率。

2. 识别要点

测量数值与病情不符。

3. 处理要点

（1）查找数值不符原因，询问患者 30min 内是否运动、情绪波动。

（2）让患者休息 30min 后重测。

（五）呼吸测量数值偏差

1. 预防要点

（1）测前评估病情、心理、合作程度等。

（2）呼吸受意识控制，因此测量呼吸前不必解释，在测量过程中不使患者察觉，以免紧张，影响测量的准确性。

（3）操作方法正确，护士似诊脉状，眼睛观察胸部或腹部起伏，正常呼吸测 30s × 2（指一呼一吸计为一次呼吸，通常观察 30s，将结果乘以 2 即为呼吸次数），异常呼吸或婴儿测 1min。对于危重患者，可将少许棉花置于鼻孔前，观察棉花被吹动的次数，计时 1min。

2. 识别要点

测量数值与病情不符。

3. 处理要点

（1）查找数值不符的原因。护士应保持专注，避免外界打扰。

（2）让患者休息 30min 后重测。

（六）血压值偏高或偏低

1. 预防要点

（1）首选经专业机构认证的臂式电子血压计，每年校对 1 次；或选择半年校对 1 次的水银血压计。

（2）根据臂围选择大小合适、密闭性完好的血压计袖带。

（3）测量血压前评估患者活动、进食、饮水、排空膀胱等情况，安静休息至少 5min（老年人应更长）。

（4）测量期间保持安静状态，禁止交谈。

（5）操作方法正确，袖带与心脏处于同一水平，手心朝上；坐位时前臂有支撑，处于放松状态；气囊中部放置于上臂肱动脉上方，气管出口与小指对齐；隔衣厚度＜ 5mm。

2. 识别要点

测量数值与病情不符。

3. 处理要点

（1）查找数值不符原因，可嘱患者休息 30min 后重测，或更换水银血压计测量对比。

（2）测量血压时，应间隔 1 ～ 2min 重新测量，取 2 次读数的平均值记录；如果收缩压或舒张压 2 次读数相差 5mmHg 以上，应再次测量，取 3 次读数的平均值记录。

（七）血压测量失败

1. 预防要点

（1）使用血压计之前，仔细阅读说明书，了解血压计的使用方法。测量前检查水银血压计、听诊器是否完好。

（2）保持测量环境安静。

（3）护士操作正确。

2. 识别要点

测量时听不清收缩压和舒张压。

3. 处理要点

（1）检查血压计性能，连接管有无打折、扭曲，听诊器是否连接紧密、传导正常，如有异常应更换血压计重测。

（2）向患者解释，征得同意后重新测量。如用水银血压计重测，要待水银柱降至“0”点，稍等片刻后再测量。

（3）必要时做双侧对照。

四、生命体征监测技术常见并发症管理口诀

环境安静温适宜，设备检查定期校；

脉搏呼吸须平稳，血压测前要休息；

测量前需问病史，评估充分无遗漏；

数值偏差需谨慎，追查根因保安全。

第二节　冷疗法技术

一、冷疗法技术概述

（一）皮肤感受器的分布及作用机制

人体皮肤能产生多种感觉，这是因为皮肤分布着多种感受器，如冷感受器、热感受器、痛觉感受器等。冷感受器位于真皮上层，热感受器位于真皮下层，痛觉感受器广泛分布于皮肤表层。冷感受器比较集中于躯干上部和四肢，数量较热感受器多 4 ～ 10 倍。因此机体对冷刺激反应比热刺激敏感。当热感受器及冷感受器受到强烈刺激时，痛觉感受器也会兴奋，使机体产生疼痛感觉。

（二）冷疗法的定义与目的

【定义】

冷疗法是将低于人体温度的物质作用于机体的局部或全身，冷刺激皮肤和皮下组织，达到止血、止痛、抗感染和降温的治疗方法。临床常用的冷疗法有局部冷疗（如冰袋、冰帽等）和全身冷疗（如冰毯、温水擦浴、酒精擦浴等）。

【目的】

（1）减轻局部充血或出血：可使局部血管收缩、血流减慢、血液黏稠度增加，减轻局部充血或出血。

（2）减轻疼痛：可抑制细胞活动，降低末梢神经的敏感性，减轻疼痛。

（3）降低体温：可直接作用于皮肤，通过传导与蒸发的物理作用，降低体温。

（4）控制炎症扩散：可使血管收缩，血流减少，细胞的新陈代谢和细菌的活力降低，从而控制炎症扩散。

（三）冷疗的禁忌部位

（1）枕后、耳郭、阴囊处：易引起冻伤。

（2）心前区：冷疗可导致反射性心率减慢、心房纤颤、心室纤颤、房室传导阻滞等。

（3）腹部：易引起腹泻。

（4）足底：可导致反射性末梢血管收缩，影响散热或引起一过性冠状动脉收缩。

（四）冷疗的禁忌证

（1）血液循环障碍：动脉硬化、糖尿病、水肿等患者循环不良、组织营养不足，若使用冷疗，进一步使血管收缩，加重血液循环障碍，导致局部组织缺血缺氧而变性坏死。

（2）慢性炎症或深部化脓病灶：冷疗会使局部血流减少，妨碍炎症的吸收。

（3）组织损伤、破裂或有开放性伤口处：冷疗可影响血液循环，增加组织损伤风险，影响伤口愈合。

（4）对冷过敏。

（5）慎用冷疗法的情况：昏迷、感觉异常、关节疼痛、心脏病、婴幼儿、老年体弱等。

（五）冷疗法技术常见并发症

冷疗法是利用低温刺激发挥作用的，如使用不当或患者体质特殊，可能出现一些并发症，严重危害患者健康。冷疗法技术常见并发症包括局部冻伤、全身反应、局部压力性损伤等。

二、冷疗法技术常见并发症的预防、识别及处理思维导图

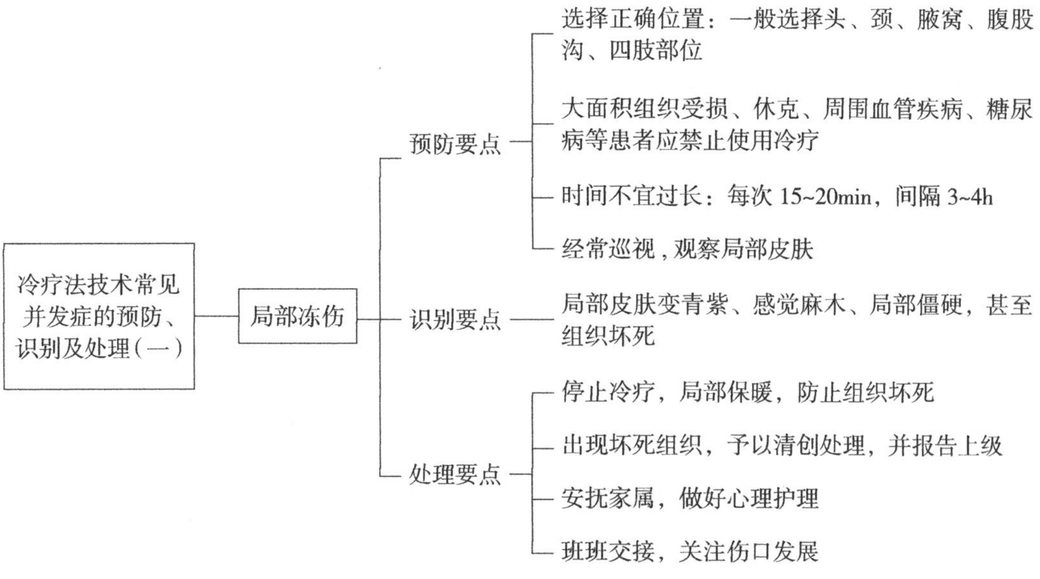

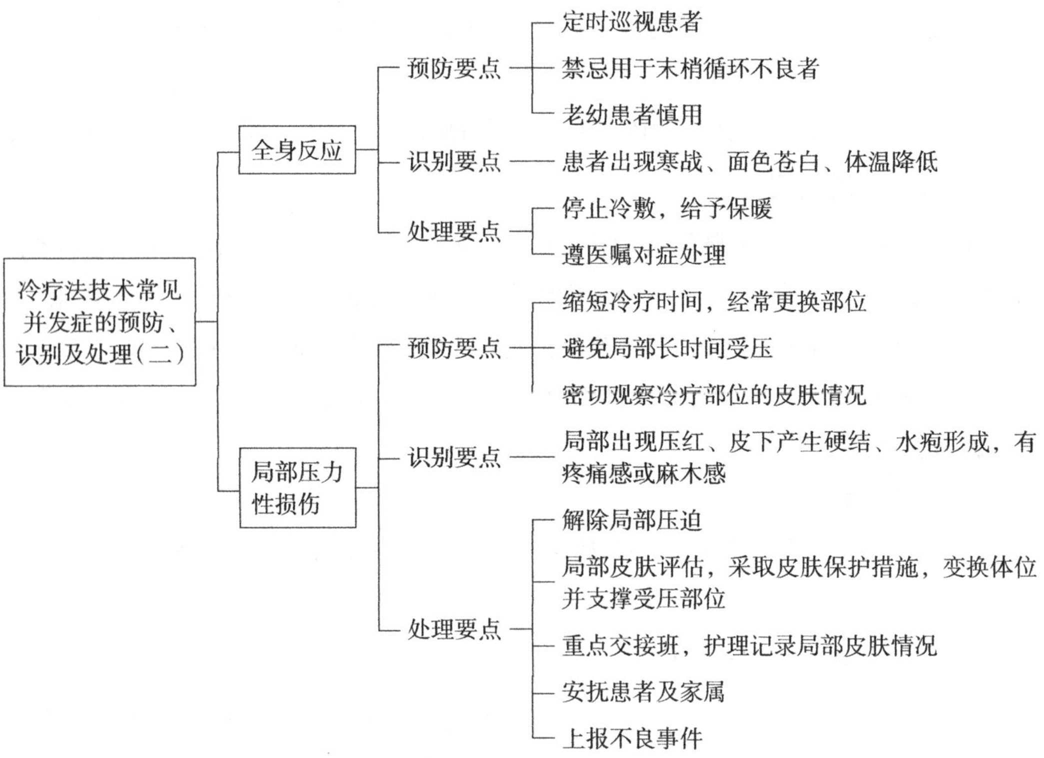

三、思维导图简要说明

（一）局部冻伤

1. 预防要点

（1）选择正确的冷疗位置。高热降温时可置冰袋于前额、头顶部和体表大血管流经处（颈部两侧、腋窝、腹股沟等）；扁桃体摘除术后可将冰囊置于颈前颌下。

（2）大面积组织受损、休克、周围血管疾病、糖尿病等患者应禁止使用冷疗。

（3）冷疗时间不超过 30min，以 15 ～ 20min 为宜。

（4）加强巡视，观察冷疗部位皮肤情况。

2. 识别要点

局部皮肤苍白、青紫，感觉麻木，严重者局部皮肤发黑、僵硬，甚至发生组织坏死。

3. 处理要点

（1）停止冷疗，局部给予保暖，密切观察周围皮肤，防止组织坏死。

（2）安抚患者及家属，做好解释和心理护理。

（3）严格交接班，发现异常，及时报告。

（4）上报不良事件。

（5）若出现组织坏死，配合医生积极处理。

（二）全身反应

1. 预防要点

（1）定时巡视患者，发现患者不适时需立即停止冷疗。

（2）严格遵循适应证，末梢循环不良的患者绝对禁忌使用。

（3）老年人、婴幼儿慎用。

2. 识别要点

患者出现寒战、面色苍白、体温降低。

3. 处理要点

（1）立即停止冷疗，给予保暖。

（2）报告医生，遵医嘱对症处理。

（三）局部压力性损伤

1. 预防要点

（1）缩短冷疗时间，15 ～ 20min 为宜，经常更换冷疗部位。

（2）避免局部长时间受压。

（3）密切观察冷疗部位的皮肤情况。

2. 识别要点

局部出现压红、皮下产生硬结、水疱形成，有疼痛感或麻木感。

3. 处理要点

（1）解除局部压迫。

（2）局部皮肤评估，采取皮肤保护措施，变换体位并支撑受压部位。

（3）安抚患者及家属。

（4）做好交接班，护理记录局部皮肤情况。

（5）上报不良事件。

四、冷疗法技术常见并发症管理口诀

冷疗禁忌要牢记，时间适宜防冻伤；

观察皮肤常巡视，如有反应立即停。

第三节 热疗法技术

一、热疗法技术概述

（一）热疗法的定义与目的

【定义】

热疗法是将高于人体温度的物质作用于体表皮肤和皮下组织，达到减轻疼痛、改善肌肉痉挛和控制炎症的方法。常用的热疗法有热水袋、烤灯、湿热敷、坐浴等。

【目的】

1. 促进炎症的消散和局限

热疗使局部血管扩张，血液循环速度加快，促进组织中毒素、废物的排出；同时使血量增多，白细胞数量增多，吞噬能力增强和新陈代谢增加，因而机体局部、全身的抵抗力和修复力增强。

2. 减轻疼痛

热疗既可降低痛觉神经兴奋性，又可改善血液循环，加速致痛物质排出和炎性渗出物吸收，解除对神经末梢的刺激和压迫，因而可减轻疼痛。

3. 减轻深部组织的充血

热疗使皮肤血管扩张，平时大量呈闭锁状态的动静脉吻合支得以开放，皮肤血流量增多，使得全身循环血量重新分布，从而减轻深部组织的充血。

4. 保暖与舒适

热疗可使局部血管扩张，促进血液循环，使体温升高，患者感到舒适。

（二）热疗法的禁忌证

1. 未明确诊断的急性腹痛

热疗法虽能减轻疼痛，但易掩盖病情真相，影响诊断和治疗，有引发腹膜炎的危险。

2. 面部危险三角区的感染

因该处血管丰富，静脉无静脉瓣，且与颅内海绵窦相通，而热疗可使血管扩张，血流增多，导致细菌和毒素进入血液循环，促进炎症扩散，易造成颅内感染和败血症。

3. 各种脏器出血、出血性疾病

热疗法可使局部血管扩张，增加脏器的血流量和血管通透性，加重出血。对于血液凝固障碍的患者，热疗法会增加出血倾向。

4. 软组织损伤或扭伤的初期（48h 内）

热疗法可促进血液循环，加重皮下出血、肿胀、疼痛。

5. 其他

（1）心、肝、肾功能不全者：大面积热疗使皮肤血管扩张，减少对内脏器官的血液供应，加重病情。

（2）皮肤湿疹：热疗法可加重皮肤损伤，也使患者痒感增加而不适。

（3）急性炎症：牙龈炎、中耳炎、结膜炎等患者热疗时局部温度升高，有利于细菌繁殖及分泌物增多，加重病情。

（4）孕妇：胚胎在发育过程中对高温较为敏感，对孕妇热疗可增加胎儿先天畸形、流产、死胎的发生率。

（5）金属移植物部位、人工关节：金属是热的良好导体，热疗法易造成局部烫伤。

（6）恶性病变部位：热疗法可使正常细胞与异常细胞新陈代谢加速，加重病情，同时促进血液循环而使肿瘤扩散、转移。

（7）睾丸：热疗法会抑制精子发育、破坏精子。

（8）麻痹者、感觉异常者、婴幼儿、老年人慎用热疗法。

（三）热疗法技术常见并发症

热疗法是利用热刺激皮肤和皮下组织，以减轻疼痛、改善肌肉痉挛和控制炎症。热疗法是利用热刺激发挥作用的，在操作的过程中会产生一些并发症，如烫伤、局部过敏反应、大面积坏死、晕厥。

二、热疗法技术常见并发症的预防、识别及处理思维导图

- 热疗法技术常见并发症的预防、识别及处理（一）
  - 烫伤
    - 预防要点
      - 温度不能过高
      - 热水袋外面用毛巾包裹，避免直接接触皮肤
      - 加强巡视，定期检查局部皮肤
    - 识别要点
      - 局部皮肤红肿、水疱，甚至脱皮
    - 处理要点
      - 立即停止热疗
      - 流动冷水冲洗创面 30min
      - 涂抹湿润烧伤膏，防止皮肤脱落

- 热疗法技术常见并发症的预防、识别及处理（二）
  - 局部过敏反应
    - 预防要点——根据适应证选择正确的热疗法
    - 识别要点——热敷所致青霉素局部过敏反应，主要是皮肤发红
    - 处理要点
      - 青霉素局部过敏反应，立即停止热敷
      - 对于注射青霉素局部产生的硬结，可采用云南白药外敷法、土豆片贴敷法、冰片涂擦法及仙人掌外敷等方法
  - 大面积坏死
    - 预防要点——根据外渗药液的性质选择冷疗法或热疗法
    - 识别要点——局部皮肤剧痛、发热、肿胀、变色，继而出现色素沉着、麻木迟钝，严重者皮肤发黑，发生大面积皮下组织坏死
    - 处理要点
      - 发现渗漏，立即停止输液
      - 局部冷疗，减少外渗药物的吸收，并灭活外渗液
      - 对于局部肿胀疼痛明显者，可行 1% 普鲁卡因封闭或 50% 硫酸镁湿敷
  - 晕厥
    - 预防要点
      - 严格掌握大面积热疗法的适应证
      - 注意监测生命体征，注意补充液体，维持血压
    - 识别要点——口干、出汗、面色苍白、心慌等不适，突然发生短暂的意识丧失
    - 处理要点
      - 立即停止热疗，取头低足高位，保持通风
      - 建立静脉通路，补充血容量，仔细检查有无外伤

三、思维导图简要说明

（一）烫伤

1. 预防要点

（1）根据患者的体质状态、局部组织对热的耐受力，选择适宜的温度。

（2）使用热水袋时，隔一层毛毯或厚毛巾，避免热水袋直接接触皮肤。

（3）严格执行交接班制度，热疗过程中严密观察皮肤及生命体征变化，定时检查皮肤，如皮肤发红，及时予以处理，避免烫伤的发生。

2. 识别要点

局部皮肤红肿、水疱，甚至脱皮。

3. 处理要点

（1）如患者出现烫伤，立即停止热疗。

（2）采用流动冷水冲洗至少 30min。

（3）创面涂抹湿润烧伤膏，保护皮肤，防止皮肤脱落，局部冰敷止痛或遵医嘱按烧

伤创面对症处理。

（二）局部过敏反应

1. 预防要点

（1）根据适应证正确选择热疗法。

（2）热疗所致青霉素局部过敏反应一般较轻。如停止热疗，即可逐渐自行消退。如病情需要使用青霉素，应选择在另外一侧臀部进行注射。

2. 识别要点

热疗所致青霉素局部过敏反应表现为局部发红，外观酷似炎症表现，但不痛、不肿，仅感发痒。无感染化脓发生。

3. 处理要点

（1）热疗所致青霉素局部过敏反应一般较轻。如停止热疗，即可逐渐自行消退。

（2）对于注射青霉素局部产生的硬结，可采用云南白药外敷法、土豆片贴敷法、冰片涂擦法及仙人掌外敷等方法。

（三）大面积坏死

1. 预防要点

根据外渗药物的性质选择冷疗法或热疗法。大部分化疗药物渗出后宜采用局部冷疗；但对于依托泊苷、奥沙利铂及长春新碱类化疗药物则不宜采用冷疗。

2. 识别要点

外渗部位局部皮肤剧痛、发热、肿胀、变色，继而出现色素沉着、皮肤感觉麻木迟钝，严重者局部皮肤发黑，发生大面积皮下组织坏死。

3. 处理要点

药液一旦渗漏于皮下，应立即停止输注。局部冷疗使局部血管收缩，减少外渗药物的吸收，并灭活外渗液。局部肿胀、疼痛明显者，可行 1% 普鲁卡因封闭或 50% 硫酸镁湿敷。早期使用水凝胶敷贴可有效预防组织坏死。

（四）晕厥

1. 预防要点

（1）严格掌握大面积热疗的适应证。

（2）在使用大面积热疗的时候注意监测生命体征，早期发现患者有效循环血容量不足，及时补充液体，维持血压。

2. 识别要点

患者可出现口干、出汗、面色苍白、心慌、头晕、脉搏微弱、血压下降、四肢无力，突然发生短暂的意识丧失。

3. 处理要点

一旦发生晕厥，应立即停止热疗，将患者置于平卧头低足高位，保持患者所在的场所通风，并建立静脉输液通道以补充血容量，仔细检查有无外伤等。

四、热疗法技术常见并发症管理口诀

热疗技术好处多，明确禁忌很重要；

温度精准把控好，热疗过程勤巡视；

何时用热须谨慎，不适症状会识别；

发现烫伤莫惊慌，脱离热源冷水冲。

第四章 营养与排泄护理技术操作并发症的预防、识别及处理

第一节　肠内营养技术

一、肠内营养技术概述

（一）消化系统的结构与功能

消化系统由消化管和消化腺组成。消化管是从口腔至肛门的管道，包括口腔、咽、食管、胃、小肠和大肠。消化腺是分泌消化液的器官，根据体积大小和位置的不同，分为大消化腺和小消化腺，包括唾液腺、胃腺、胰腺和肝脏等。消化系统的功能是摄取食物，消化、吸收营养物质和水分，并转化为能量和养分，供给身体以维持生命所需，排出食物残渣。口腔通过咀嚼、混合食物和分泌唾液来促进食物的消化。食管将食物从口腔传输到胃中。胃通过分泌胃液来消化蛋白质和部分其他营养物质。小肠通过分泌肠液分解和吸收食物中的营养物质。大肠主要负责吸收水分和形成粪便。消化腺分泌消化酶和其他消化液来帮助食物的消化和吸收。

（二）营养不良及营养支持的概念

营养不良是指摄入不足或利用障碍引起的能量、营养素缺乏的状态，进而导致人体组分改变，生理功能和精神状态下降，有可能导致不良临床结局。住院患者常发生营养不良，这与患者年龄、基础疾病和手术因素等有关。营养不良是导致不良临床结局的主要因素之一，可导致住院时间延长、并发症发生率和死亡率增加等。

营养支持是指在患者饮食不能获取营养或摄入不足的情况下，通过肠内外途径提供人体必需的营养素。营养支持方式包括肠内营养（enteral nutrition，EN）、肠外营养（parenteral nutrition，PN）或两者联用。EN 是存在营养风险和（或）营养不良，且胃肠道

有功能并可安全使用时首选的营养干预方法。PN 适用于无法通过口服和(或)肠内途径满足营养需求的患者。

(三)营养支持的意义

合理的饮食和营养可以保证机体正常生长发育，维持机体各种生理功能，促进组织修复，提高机体免疫力。而不良的饮食与营养可以引起人体各种营养物质失衡，甚至导致各种疾病的发生。对于病情危重、存在消化道功能障碍、不能经口或不愿经口进食的患者，营养支持技术可以保证营养素的摄取、消化、吸收，维持细胞的代谢，保持组织器官的结构与功能，调节免疫功能、内分泌功能等并修复组织，促进康复，改善生活质量，还可以降低患者病死率和并发症的发生率，缩短住院时间，降低入院和再入院比例，减少医疗费用支出并提升成本效益。

(四)肠内营养技术的定义与目的

【定义】

肠内营养技术(EN)是经胃肠道提供代谢需要的营养物质及其他各种营养素的营养支持方式。它受到时间长短、精神状态与胃肠道功能的影响。肠内营养的途径有口服营养补充和管饲两种，其中管饲输入途径包括鼻胃管、空肠管和胃空肠造瘘管。能经口进食的患者，首选口服营养补充，无法经口进食或饮食联合口服营养补充无法达到 60% 能量目标者，可选择管饲。本节重点阐述管饲。

【目的】

肠内营养的目的是为存在营养风险和(或)营养不良、胃肠道有功能且能安全使用的患者制订合理的计划，以调理营养代谢，维护脏器功能，改善临床结局。

(五)管饲肠内营养的适应证

(1)不能经口进食、摄食不足或有摄食禁忌者，如口腔、咽峡部或食管肿瘤术后者；烧伤、化学性损伤等造成吞咽困难者；疾病导致营养素需要量增加而摄食不足者，如烧伤、创伤的患者；脑血管意外及咽反射丧失而不能吞咽者，脑外伤导致中枢神经紊乱、知觉丧失而不能吞咽者。

(2)胃肠道疾病患者，包括胃肠道手术、短肠综合征、胃肠道瘘、炎性肠道疾病、吸收不良综合征、胰腺疾病、结肠手术与诊断准备、神经性厌食或胃瘫等。

(3)胃肠外疾病患者，包括手术前后、肿瘤放化疗中及肝肾功能衰竭等。

(六)管饲肠内营养的给予途径

(1)鼻胃管适用于接受 EN 时间 $<$ 4 周的患者。

（2）空肠管适用于接受腹部手术且术后需较长时间 EN 的患者。

（3）胃空肠造瘘管适用于其他需要接受＞ 4 周的管饲患者，如重度颅脑外伤、卒中或严重吞咽困难等患者。

（七）不宜使用肠内营养的情况

（1）严重应激状态、上消化道出血、顽固性呕吐、严重腹泻或腹膜炎等。

（2）完全性肠梗阻及严重胃肠动力障碍。

（八）慎用肠内营养的情况

（1）严重吸收不良综合征及长期少食衰弱的患者。

（2）小肠缺乏足够吸收面积的空肠瘘患者。

（3）休克或昏迷者。

（4）胃大部切除后产生倾倒综合征的患者。

（九）肠内营养技术常见并发症

肠内营养治疗期间，由于护理人员操作不当、处理不及时、患者自身配合及耐受程度等因素，常会出现一些并发症，严重危害患者健康。肠内营养技术常见并发症有腹泻，反流、误吸，胃潴留，恶心、呕吐、堵管等。

二、肠内营养技术常见并发症的预防、识别及处理思维导图

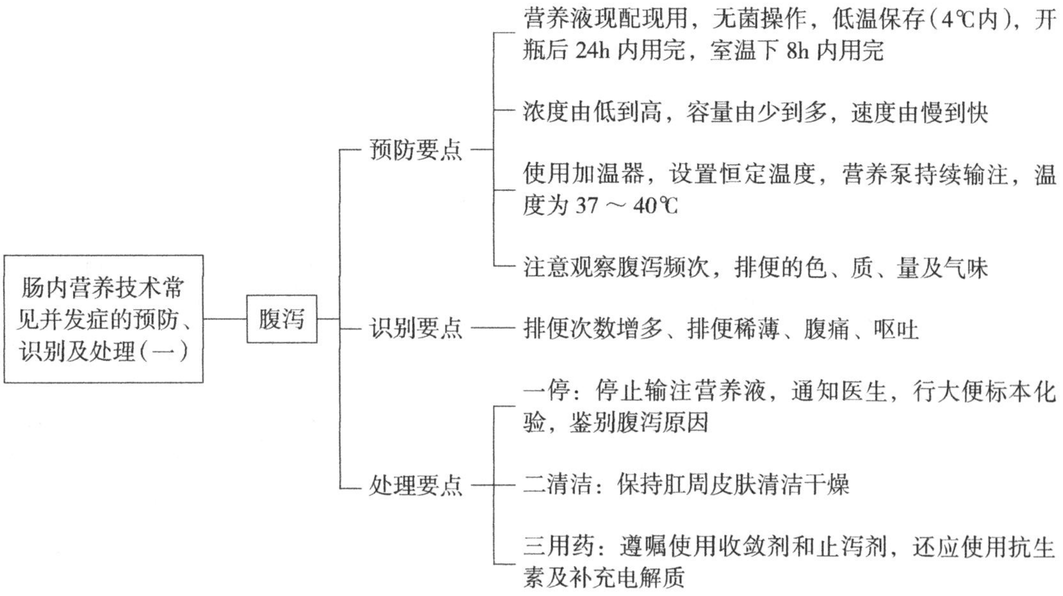

肠内营养技术常见并发症的预防、识别及处理（二）

- 反流、误吸
  - 预防要点
    - 危重患者，管饲前翻身、吸痰
    - 管饲前抬高床头 30° ～ 45°，管饲后保持半卧位 30 ～ 60min，避免翻身、叩背
    - 管饲时适时适量，使用营养泵缓慢匀速喂养
    - 适当增加鼻胃管置入深度，以达到幽门为宜
    - 检查有无腹胀、反流、误吸等危险因素，听诊胃肠蠕动，每 4h 检查 1 次
    - 每 4h 测定胃残留量，若胃残留量＞ 100 ～ 150ml，应延缓营养液输注，必要时辅以促胃肠动力药物
  - 识别要点
    - 在喂养过程中，出现呛咳、气喘、心动过速、呼吸困难、咳出或经过气管吸出鼻饲液；吸入性肺炎患者体温升高，伴咳嗽，肺部可闻及湿啰音和气泡声；胸部 X 线片有渗出性病灶或肺不张
  - 处理要点
    - 一停：立即停止管饲，通知医生
    - 二清：取头低右侧卧位，清除气道内吸入物，喂养管接负压瓶
    - 三吸氧：开放气道，给予氧气吸入，观察生命体征，必要时给予气管插管
- 胃潴留
  - 预防要点
    - 管饲前先抽吸，评估患者耐受性
    - 管饲时抬高床头 30° ～ 45°，鼓励患者多在床上活动，促进胃肠功能恢复
    - 控制管饲液的量
  - 识别要点
    - 患者腹胀，空腹时腹部有振水音，鼻饲前胃残留量＞ 150ml，鼻饲 4h 后可自胃腔抽出食物
  - 处理要点
    - 胃残留量＞ 100ml 时延长喂养间隔时间或负压引流
    - 胃残留量＞ 200ml 伴恶心、呕吐、腹胀、肠鸣音异常等不适，减慢或暂停喂养，遵医嘱调整喂养方案或给予促胃肠动力药
    - 胃残留量＞ 500ml，宜结合患者主诉和体征考虑暂停喂养

- 肠内营养技术常见并发症的预防、识别及处理（三）
  - 恶心、呕吐
    - 预防要点
      - 小量开始、微量控制、匀速输注：以 10 ～ 20ml/h 速度开始，1 ～ 2h 后患者如耐受较好可调节速度为 30 ～ 40ml/h，逐渐增加至 100 ～ 125ml/h
      - 抬高床头 30° ～ 45°
      - 管饲开始后 4h 测定胃残留量
      - 避免营养液污染变质
    - 识别要点 —— 上腹部不适、紧迫欲吐，呕吐物为胃内容物
    - 处理要点
      - 一速：降低输注速度
      - 二度：抬高床头 30° ～ 45°
      - 三用药：遵医嘱使用护胃止吐药物
      - 四清理：清除呕吐物，防止反流、误吸
  - 堵管
    - 预防要点
      - 使用营养液输注泵匀速输注
      - 管饲的药物或食物要充分研碎，切勿过浓、过稠
      - 给药前后、管饲前后、连续输注 4 ～ 6h 后用 20 ～ 30ml 温开水以抽吸和脉冲式推注的方式冲洗喂养管
      - 定期更换喂养管
    - 识别要点 —— 管饲时有阻力，回抽无胃内容物或肠液引出
    - 处理要点
      - 一闭：及时夹闭喂养管
      - 二冲：用 20ml 注射器抽温开水反复冲洗
      - 三抽吸：若冲洗无效，用 5% 碳酸氢钠溶液或胰酶溶于 5% 碳酸氢钠溶液后反复冲洗
      - 四重置：上述操作无效，告知医生，重置喂养管

三、思维导图简要说明

（一）腹泻

1. 预防要点

（1）营养液须现配现用，严格执行无菌操作，配置好的营养液需低温保存（4℃内），常温保存不宜超过 4h，超过 4h 应置于冰箱冷藏。开瓶后 24h 内用完，室温下 8h 内用完，24h 内未用完应丢弃，成品肠内营养制剂应根据产品说明书保存。

（2）营养液输注时的原则：浓度由低到高，容量由少到多，速度由慢到快（先调至 20 ～ 50ml/h）。

（3）条件允许的情况下，使用加温器，设置恒定温度，营养泵持续输注，温度为

37～40℃，避免营养液温度不适宜引起腹泻。

（4）注意观察腹泻频次，排便的色、质、量及气味。

（5）对于免疫功能受损或危重患者，宜用灭菌注射用水冲管。

（6）避免将 pH 值≤ 5 的液体药物与营养液混合。

2. 识别要点

患者排便次数增多，排便稀薄，伴腹痛、呕吐等。

3. 处理要点

（1）进行大便标本化验，鉴别腹泻原因，排除疾病或非营养药物性原因后，可对因治疗。

（2）保持肛周皮肤清洁干燥，避免引起失禁性皮炎。

（3）遵医嘱使用收敛剂和止泻剂，使用抗生素及补充电解质，避免电解质紊乱及感染。

（4）若仍需进行管饲，遵医嘱改用短肽配方，联合使用益生菌治疗。

（二）反流、误吸

1. 预防要点

（1）若鼻胃管喂养，适当延长鼻胃管置入深度，以达到幽门为宜，由胃内喂养改为幽门后喂养。

（2）管饲前先抽吸以确保管道通畅，评估患者耐受性。对于危重患者，管饲前给予翻身、吸痰。

（3）管饲前抬高床头 30°～45°，管饲后保持半卧位 30～60min，避免翻身、叩背。

（4）管饲时适时适量，营养泵缓慢匀速喂养，检查有无腹胀、反流、误吸等危险因素，每 4～6h 评估患者肠内营养耐受性情况 1 次。

（5）每 4h 听诊肠蠕动、测定胃残留量，若胃残留量＞ 100～150ml 应延缓营养液输注，必要时辅以促胃肠动力药。

（6）使用 0.12% 氯己定漱口液（每天 2 次），优化口腔健康。

2. 识别要点

出现呛咳、气喘、心动过速、呼吸困难、咳出或经过气管吸出鼻液；吸入性肺炎患者体温升高，伴咳嗽，肺部可闻及湿啰音和气泡声；胸部 X 线片有渗出性病灶或肺不张。

3. 处理要点

（1）立即停止管饲，查找造成误吸的原因。

（2）鼓励患者咳嗽，协助患者取半卧位，昏迷患者应头偏向一侧。

（3）患者出现气道梗阻或窒息症状，取头低右侧卧位，应立即胃管接负压瓶，给予负压吸引，清除气道内吸入物。

（4）开放气道，给予氧气吸入，观察生命体征，必要时给予气管插管，遵医嘱用药。

（三）胃潴留

1. 预防要点

（1）管饲前先抽吸，每 4 ～ 6h 评估患者肠内营养耐受性情况 1 次。

（2）如无特殊体位禁忌，喂养时应抬高床头 30° ～ 45°，喂养结束后宜保持半卧位 30 ～ 60min。鼓励患者多在床上活动，促进胃肠蠕动。

（3）对于一次性输注者，可用注射器缓慢注入喂养管，根据营养液总量分次喂养，每次推注量不宜超过 400ml。

（4）对于间歇重力滴注者，可将肠内营养制剂置于吊瓶或专用营养液输注袋中，通过肠内营养输液器与肠内营养喂养管，利用重力滴注方法进行分次喂养。

（5）对于持续经泵输注者，可在间歇重力滴注的基础上，用肠内营养泵持续 12 ～ 24h 输注，速度应由慢到快，先调至 20 ～ 50ml/h，根据患者耐受情况逐渐增加。

2. 识别要点

患者腹胀，可能伴恶心、呕吐，空腹时腹部有振水音，呕吐出 4 ～ 6h 前的食物；或空腹 8h 以上，胃内残留食物仍＞ 200ml。

3. 处理要点

（1）使用≥ 50ml 的营养液注射器、床旁超声仪等评估胃残留量。

（2）胃残留量＞ 100ml 时，延长管饲间隔时间或负压引流。

（3）胃残留量＞ 200ml 时，应评估患者有无恶心、呕吐、腹胀、肠鸣音异常等不适。如有不适，应减慢或暂停喂养，遵医嘱调整喂养方案或使用促胃肠动力药。

（4）胃残留量＞ 500ml 时，宜结合患者主诉和体征考虑暂停喂养。

（四）恶心、呕吐

1. 预防要点

（1）喂养时及喂养完毕后选择合适体位。

（2）营养液输注原则：浓度由低到高，容量由少到多，速度由慢到快。

（3）营养液现配现用，配置过程中应避免污染，与其他药物分开存放。

（4）避免将 pH 值≤ 5 的液体药物与营养液混合。

（5）每 4 ～ 6h 评估患者肠内营养耐受性情况 1 次。

2. 识别要点

患者上腹部不适、欲吐，呕吐物为胃内容物。

3. 处理要点

（1）降低输注速度，可协助患者取右侧卧位。

（2）查找造成恶心、呕吐的原因并对症治疗。

（3）若轻微恶心、无呕吐或恶心呕吐，但不需要胃肠减压或胃残留量＞250ml，则继续肠内营养，减慢速度，2h后重新评估。

（4）若恶心、呕吐，需要胃肠减压或胃残留量＞500ml，暂停肠内营养，重新评估或更换输入途径。

（五）堵管

1. 预防要点

（1）采用弹性胶布固定喂养管，避免胃管反折、扭曲。

（2）每天检查管道及其固定装置是否在位、管道是否通畅、喂养管固定处皮肤和黏膜受压情况。

（3）间歇重力滴注或分次推注时，应每次喂养前后用20～30ml温开水脉冲式冲管。

（4）持续经泵输注时，应每4h用20～30ml温开水脉冲式冲管1次。

（5）每次给药前后和胃残留量检测后，应用20～30ml温开水脉冲式冲管。

（6）长期置管时，应每隔4～6周更换导管至另一侧鼻腔，避免堵管。

2. 识别要点

管饲时有阻力，回抽无内容物或胃肠液。

3. 处理要点

（1）立即停止管饲喂养。

（2）用20～30ml温开水通过抽吸和脉冲式推注的方式冲洗喂养管。

（3）若无效，可用5%碳酸氢钠溶液或胰酶溶液20～30ml冲洗喂养管。

（4）以上操作均无效时，应告知医生，协助拔管或重新置管。

四、肠内营养技术常见并发症管理口诀

抬高床头半卧位，现配现用要新鲜；

专用器械保安全，六度原则要牢记；

前后冲洗防堵管，定时测定残留量；

密切观察其效果，有效防止并发症。

第二节　导尿技术

一、导尿技术概述

（一）泌尿系统的结构与功能

泌尿系统是人体的重要排泄系统之一。泌尿系统由肾脏、输尿管、膀胱及尿道组成，其功能对维持人体健康特别重要。

尿道是从膀胱通向体外的管道。男性尿道细长，长约18cm，起自膀胱的尿道内口，止于尿道外口，通过前列腺部、膜部和阴茎海绵体部，男性尿道兼有排尿和排精功能。女性尿道粗而短，长约5cm，起于尿道内口，经阴道前方，开口于阴道前庭。男性尿道在尿道膜部有一环形横纹肌构成的括约肌，称为尿道外括约肌，受到意识控制。女性尿道在会阴穿过尿生殖膈时，有尿道阴道括约肌环绕，该肌为横纹肌，也受到意志控制。

泌尿系统产生的尿液可将人体代谢的最终产物、过剩盐类、有毒物质和药物排出体外，同时调节水、电解质及酸碱平衡，维持人体内环境的相对稳定。

（二）泌尿系统的生理意义

泌尿系统是人体代谢产物的重要排泄途径，还能调节水盐代谢和酸碱平衡，并产生多种具有生物活性的物质，对维持机体内环境的稳定有重要作用。尿道狭窄、泌尿系统感染等原因会造成排尿困难，发展到一定程度后，膀胱内充满尿液，不能排出，造成尿潴留。研究表明，过多的尿液无法排出可滋生细菌，逆行引起肾盂肾炎、菌血症、败血症等并发症，损伤肾脏功能。

（三）导尿技术的定义与目的

【定义】

导尿技术是指在严格执行无菌操作情况下，将导尿管经尿道插入膀胱并保留在膀胱内引流尿液的方法，是临床上常见的操作技术。

【目的】

（1）释放潴留于膀胱内的尿液，缓解症状，减轻痛苦。

（2）保持昏迷患者或者意识障碍的患者会阴部干燥清洁。

（3）用于泌尿系统疾病术后，促使膀胱功能的恢复及切口的愈合。

（4）术前导尿以排空膀胱，避免手术中误伤及术中全身麻醉后的尿潴留。

（5）抢救危重、休克患者时正确记录每小时尿量、测量尿比重，以密切观察患者的病情变化。

（四）导尿技术的常见并发症

导尿技术是侵入性操作，在操作过程中，由于患者的特殊体质、医务人员操作不当等，可能出现一些并发症，严重危害患者健康。导尿技术常见并发症包括引流不畅、导尿管相关尿路感染、尿道黏膜损伤。

二、导尿技术常见并发症的预防、识别及处理思维导图

- 导尿技术常见并发症的预防、识别及处理（一）
  - 引流不畅
    - 预防要点
      - 选择适宜的导尿管型号，尿道松弛患者选择大一号导尿管
      - 置于正常位置，保持气囊的密闭性
      - 膀胱冲洗时保持冲洗通畅、冲洗液温度适宜
    - 识别要点
      - 尿液从尿道漏出，打湿床单位
      - 尿液无法引出
    - 处理要点
      - 一安抚：安抚患者，消除紧张情绪
      - 二检查：检查气囊充盈状态、导尿管是否在尿道内
      - 三炼：避免膀胱痉挛，加强膀胱功能锻炼，必要时应用解痉止痛药
      - 四食：便秘患者可多食用粗纤维食物，酌情予以缓泻剂
      - 五重置：对于误入阴道者，重置导尿管，做好安抚解释工作
  - 导尿管相关尿路感染
    - 预防要点
      - 选择合适的导尿管，严格遵守无菌原则，动作轻柔
      - 保持尿道口清洁，每天清洗 1 ～ 2 次
      - 每周更换集尿袋 1 ～ 2 次，若有尿液性状、颜色改变，需及时更换
      - 根据导尿管的材质定期更换导尿管
      - 病情允许时鼓励患者每日摄入 2000ml 以上水分
      - 尽早拔除导尿管
    - 识别要点
      - 尿频、尿急、尿痛
      - 尿道口可有脓性分泌物
      - 尿液检查可见红细胞、白细胞，细菌培养可见阳性结果
    - 处理要点
      - 一抗：遵医嘱使用抗菌药
      - 二饮：置管期间增加饮水量，生理性冲洗尿路
      - 三拔：定期评估拔管指征，及时拔除导尿管

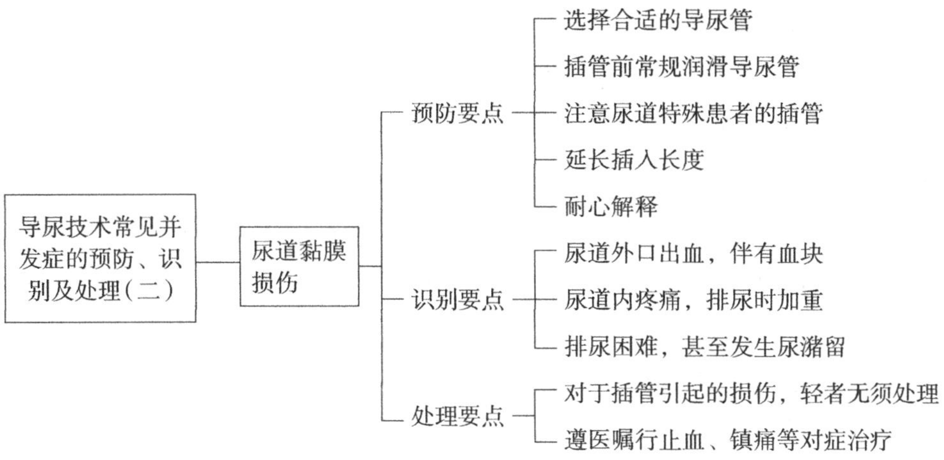

三、思维导图简要说明

（一）引流不畅

1. 预防要点

（1）操作前认真评估患者，根据患者年龄及生理情况选择适宜的导尿管型号，尿道松弛患者选择大一号导尿管。

（2）用石蜡棉球润滑导尿管前段，检查气囊的密闭性；熟练掌握男女泌尿系统解剖生理特点，导尿管置入正常位置，女性患者导尿管置入尿道 5 ～ 7cm，男性患者导尿管置入尿道 21 ～ 24cm，老年女性尿道外口回缩，插管时应仔细观察、辨认，避免误入阴道。置管过程中轻度牵拉导尿管，气囊内注入适量水以固定导尿管、防止脱管，避免气囊内水过多导致尿道痉挛。

（3）如患者需进行膀胱冲洗，应保持冲洗通畅，温度适宜。

2. 识别要点

患者尿液从尿道漏出，打湿床单位；尿液无法引出。

3. 处理要点

（1）如果患者导尿管出现漏尿、引流不出尿液等情况，立即询问患者有无不适，安抚患者，消除患者的紧张情绪。

（2）检查气囊是否充盈完好、导尿管是否在尿道内。

（3）漏尿后应避免患者出现膀胱痉挛，指导患者加强膀胱功能锻炼，若出现膀胱痉挛症状，及时处理，必要时应用解痉止痛药。

（4）指导患者保持大便通畅，便秘患者应多食用粗纤维食物，必要时予以缓泻剂。

（5）对于误入阴道者，重置导尿管，并对患者做好安抚解释工作。

（二）导尿管相关尿路感染

1. 预防要点

（1）根据患者年龄、生理情况选择粗细合适、质地柔软的导尿管，操作时严格遵守无菌原则，动作轻柔，速度要慢，多和患者沟通交流，消除患者紧张情绪，取得患者的配合。

（2）保持尿道口清洁：对留置导尿管患者要做好健康宣教，女性患者用消毒棉球擦拭尿道口及外阴，男性患者擦拭尿道口、阴茎头及包皮，每日 1 ～ 2 次。排便后及时清洗肛门及会阴部皮肤。

（3）集尿袋的更换：注意观察患者尿液颜色、性质、量，每周更换集尿袋 1 ～ 2 次，若患者尿液颜色、性质、量发生变化，应及时更换。

（4）按照选用导尿管的说明书定时更换导尿管。

（5）做好健康宣教工作，若患者病情允许，鼓励患者每日摄入 2000ml 以上水分（包括口服和静脉输液等），达到冲洗尿道的目的。

（6）定期评估患者，并根据患者病情，尽早拔除导尿管。

2. 识别要点

（1）患者出现尿频、尿急、尿痛等症状。

（2）患者尿道口出现脓性分泌物。

（3）对患者进行尿液检查，可见红细胞、白细胞，细菌培养可见阳性结果。

3. 处理要点

（1）安抚患者，根据细菌培养结果，遵医嘱及时、准确使用抗生素。

（2）鼓励患者在病情允许的情况下，置管期间增加饮水量，如有需要，生理性冲洗尿路。

（3）定期评估拔管指征，如病情允许，及时拔除导尿管。

（三）尿道黏膜损伤

1. 预防要点

（1）选择粗细合适、质地软的导尿管，如硅胶导尿管。

（2）插管前常规润滑导尿管，尤其是气囊处，以减少插管时的摩擦。操作时手法宜轻柔，插入要缓慢，切忌强行插管，不要来回抽插及反复插管。

（3）尿道特殊患者插管注意事项：①对于尿路不全梗阻的患者，导尿前可先用右手取准备好的润滑止痛胶，润滑软管尖端及尿道外口，再轻柔地将尖端插入尿道，拇指用力，一次性推压，促使软管内胶液进入尿道并达到尿道膜部，退出软管尖端后，左手拇指、食指、中指三指加压，关闭尿道外口 1 ～ 2min。亦可用去除针头的注射器将润滑剂注入尿道口，或在导尿管后端接润滑剂注射器，边插边注射润滑剂，易获成功。②前列腺增生者插管有阻力时，将预先吸入注射器的灭菌液状石蜡 5 ～ 10ml，由导尿管末端快速注入，插管者用左手将阴茎提起，与腹壁成 60°，右手稍用力将液状石蜡注入，同时借助其润滑作用将导尿管迅速插入，即可顺利通过增生部位。

（4）插管时延长插入长度，见尿液流出后继续前进 5cm 以上，充液后再轻轻拉回至有阻力感处，一般为 2 ～ 3cm，这样可避免导尿管未进入膀胱，球囊充液膨胀而压迫、损伤后尿道。

（5）耐心解释，如患者精神过度紧张，可遵医嘱在插管前肌内注射地西泮 10mg、阿托品 0.5 ～ 1mg，待患者安静后再进行插管。

2. 识别要点

（1）尿道外口出血，有时伴有血块。

（2）尿道内疼痛，排尿时加重。

（3）排尿困难，甚至发生尿潴留。

3. 处理要点

（1）对于插管引起的损伤，轻者无须处理。

（2）遵医嘱行止血、镇痛等对症治疗。

四、导尿技术常见并发症管理口诀

导尿之前要润滑，型号选择很重要；
动作轻柔防损伤，无菌技术是关键；
插入无尿需检查，病情允许多饮水；
每日清洁不可少，尿管早拔是重点。

第三节　膀胱冲洗技术

一、膀胱冲洗技术概述

（一）膀胱的结构与功能

膀胱是一个囊状的器官，位于小骨盆腔的前部，具有一定的伸缩性，是人体泌尿系统的一部分。膀胱的主要功能是贮存和排泄尿液。此外，膀胱还有预防尿液反流、调节体内液体平衡、保护泌尿系统免受细菌及病毒侵害等功能，是人体重要的器官。

（二）膀胱健康的意义

膀胱健康对人体的正常生理功能至关重要。如果膀胱出现问题，如膀胱炎、膀胱结石、膀胱癌等疾病，都可能影响尿液的排放，甚至可能引起更严重的健康问题。

（三）膀胱冲洗技术的定义与目的

【定义】

膀胱冲洗是利用三通的导尿管，将无菌溶液灌入膀胱内，再利用虹吸原理将灌入的液体引流出来的方法。

【目的】

膀胱冲洗的目的是使尿液引流通畅，治疗某些膀胱疾病，清除膀胱内的血凝块、黏液、细菌等异物，预防膀胱感染以及前列腺、膀胱手术后血凝块形成。

（四）膀胱冲洗技术常见并发症

膀胱冲洗是临床常见的无菌操作，由于患者的特殊体质、医务人员操作不当等，可能出现一些并发症，影响患者的健康。膀胱冲洗技术常见并发症有感染、血尿、膀胱刺激征、膀胱痉挛、膀胱麻痹等。

二、膀胱冲洗技术常见并发症的预防、识别及处理思维导图

- 膀胱冲洗技术常见并发症的预防、识别及处理（一）
  - 感染
    - 预防要点
      - 严格遵守无菌操作原则
      - 冲洗管位置低于膀胱位置 15 ～ 20cm
      - 检查冲洗液有无变质
    - 识别要点
      - 排尿时尿道有烧灼感、尿频、尿急、尿痛、排尿不畅、下腹部不适等症状，膀胱区压痛
    - 处理要点
      - 一停：停止膀胱冲洗
      - 二饮：嘱患者大量饮水，每日饮水量大于 3000ml
      - 三抗：留取尿标本，遵医嘱给予抗生素治疗
  - 血尿
    - 预防要点
      - 插管前充分润滑尿道，操作轻柔
      - 第一次放尿不超过 1000ml
      - 每次灌注的冲洗液 200 ～ 300ml，停留 5 ～ 10min 为宜
    - 识别要点
      - 尿液外观呈洗肉水状，甚至有血凝块
    - 处理要点
      - 一药：遵医嘱使用止血药
      - 二调：根据尿色调节冲洗速度，无肉眼血尿再冲洗 24h

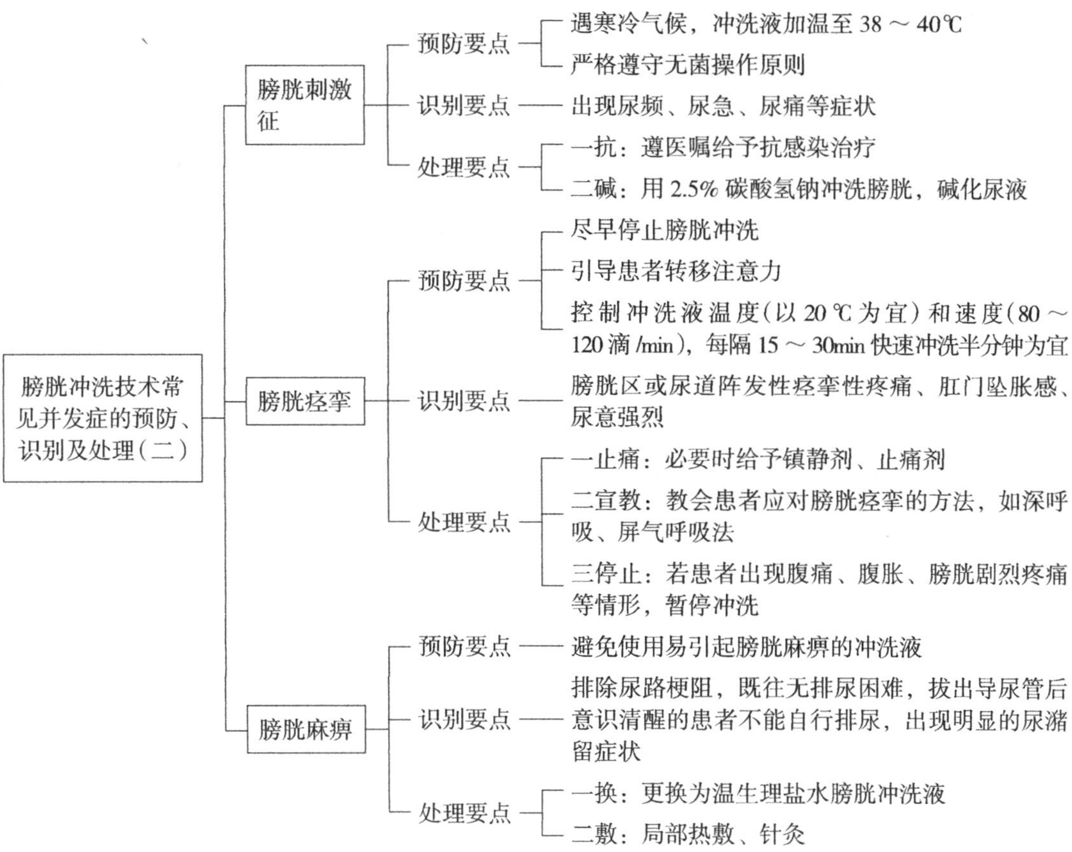

三、思维导图简要说明

（一）感染

1. 预防要点

（1）在进行膀胱冲洗操作时，应严格遵守无菌操作原则，落实无菌操作。

（2）在操作过程中，应注意保持冲洗管位置始终低于膀胱位置 15 ～ 20cm。

（3）操作前严格落实查对制度，二人核对、检查冲洗液有无变质。

2. 识别要点

患者排尿时，尿道有烧灼感，出现尿频、尿痛、尿急、排尿不畅、下腹部不适等症状，膀胱区压痛。

3. 处理要点

（1）患者出现膀胱刺激征等不适时，立即停止膀胱冲洗，安抚患者情绪。

（2）在病情允许情况下，鼓励患者多饮水，每日饮水量大于 3000ml。

（3）如有必要，留取尿标本，及时送检，根据检验结果遵医嘱使用抗生素。

（二）血尿

1. 预防要点

（1）膀胱冲洗前，如需置入导尿管，应根据患者年龄等选择合适的导尿管，置入前充分润滑，操作时动作尽量轻柔。

（2）置入导尿管后第一次放尿不超过 1000ml，避免膀胱在短时间内从高压状态变为低压状态。

（3）进行膀胱冲洗时，应注意每次灌注冲洗液的量及停留时间，一般以每次 200 ～ 300ml、停留 5 ～ 10min 为宜。

2. 识别要点

患者尿液外观呈洗肉水样，甚至有血凝块。

3. 处理要点

（1）安抚患者情绪，对患者做好解释工作，积极配合医生处理，遵医嘱按需使用止血药。

（2）如需继续进行膀胱冲洗，根据尿色调节冲洗速度，无肉眼可见血尿后再冲洗 24h。

（三）膀胱刺激征

1. 预防要点

（1）根据气候调整膀胱冲洗液的温度，遇寒冷气候，冲洗液应加温至 38 ～ 40℃。

（2）进行膀胱冲洗操作过程中，严格遵守无菌原则，落实无菌操作。

（3）安抚患者情绪，必要时遵医嘱碱化尿液，这对缓解症状有一定作用。

2. 识别要点

患者出现尿频、尿急、尿痛等症状。

3. 处理要点

（1）安抚患者情绪，对患者做好解释工作，积极配合医生处理，必要时遵医嘱进行抗感染治疗。

（2）遵医嘱用 2.5% 碳酸氢钠冲洗膀胱，碱化尿液，缓解患者不适症状。

（四）膀胱痉挛

1. 预防要点

（1）定时对膀胱冲洗患者进行评估，及早停止膀胱冲洗。

（2）操作时及操作后，加强与患者沟通交流，取得患者配合，引导患者转移注意力。

（3）注意控制冲洗液的温度，以 20℃为宜，冲洗速度不宜过快，控制在每分钟 80 ～ 120 滴，间隔 15 ～ 30min，快速冲洗半分钟。

2. 识别要点

患者膀胱区或尿道出现阵发性、痉挛性疼痛，伴有肛门坠胀感，尿意强烈。

3. 处理要点

（1）安抚患者情绪，对患者做好解释工作，积极配合医生处理，必要时遵医嘱给予镇静剂或止痛剂。

（2）操作前、操作中及操作后，对患者做好宣教，教会患者深呼吸、屏气呼吸法等方法，以应对膀胱痉挛。

（3）若患者出现腹痛、腹胀、膀胱剧烈疼痛等情形，暂停冲洗。

（五）膀胱麻痹

1. 预防要点

膀胱冲洗前对冲洗液进行评估，避免使用易引起膀胱麻痹的冲洗液。

2. 识别要点

意识清醒的患者拔出导尿管后不能自行排尿，既往无排尿困难，且排除尿路梗阻，出现明显的尿潴留症状。

3. 处理要点

（1）安抚患者情绪，对患者做好解释工作，及时更换温热的生理盐水并进行膀胱冲洗。

（2）协助患者进行局部热敷。

（3）必要时请中医科专家会诊，行针灸治疗。

四、膀胱冲洗技术常见并发症管理口诀

无菌操作是基础，防止感染要先行；
温度适宜要控制，避免刺激要轻柔；
冲洗速度要适中，避免压力过大伤；
导尿管路要通畅，定期更换防堵塞；
冲洗液量要适宜，过多过少都不宜；
观察反应要细心，患者舒适是目标。

第四节　大量不保留灌肠技术

一、大量不保留灌肠技术概述

（一）肠道的结构与功能

肠道是指从胃幽门至肛门的一段消化管，是消化管中最长的一段，也是功能最重要的一段，主要包括小肠、大肠。小肠包括十二指肠、空肠及回肠，主要功能是消化食物，吸收食物中的营养成分，为人体提供营养，并将未消化的食物残渣推向与之相连的大肠。大肠由盲肠至肛门之间的粗大肠管组成，主要功能为吸收水分和维生素，形成粪便，排出体外。

（二）肠道通畅的意义

肠道通畅可以保证食物在肠道内的顺利流动，使食物与消化液充分接触，有利于食物的消化与吸收。肠道通畅对维持身体内部环境的稳定有重要意义。肠道内的菌群平衡对身体健康至关重要，而肠道通畅可以为肠道内的益生菌提供良好的生存环境，有助于维持菌群平衡。此外，肠道通畅还有助于防止便秘等肠道问题的发生，从而避免了由此引发的各种身体不适。

（三）大量不保留灌肠技术定义与目的

【定义】

大量不保留灌肠技术是指利用肠道内的压力差，将一定量的液体由肛门经直肠灌入结肠，以帮助患者排气排便、清洁肠道、协助诊断或治疗的一种操作方法。

【目的】

大量不保留灌肠的目的是彻底清除肠道粪便，解除便秘、肠胀气；清洁肠道，为肠道手术、检查或分娩做准备；稀释并清除肠道内的有害物质，减轻中毒；灌入低温液体，为高热患者降温。

（四）大量不保留灌肠技术常见并发症

大量不保留灌肠技术常见并发症包括肠道黏膜损伤，肠道出血，肠穿孔、肠破裂，水中毒、电解质紊乱，虚脱，大便失禁，肛周皮肤擦伤。

二、大量不保留灌肠技术常见并发症的预防、识别及处理思维导图

- 大量不保留灌肠技术常见并发症的预防、识别及处理(一)
  - 肠道黏膜损伤
    - 预防要点
      - 插管前用足量液状石蜡润滑导管
      - 选用粗细合适、质地柔韧的硅胶肛管
      - 插管时动作轻柔缓慢，切忌粗暴用力
      - 遇阻力时要回抽导管或轻转导管，深呼吸，放松腹壁，使导管缓慢插入
    - 识别要点
      - 肛门外出血或粪便带血丝，排便困难
    - 处理要点
      - 一停：立即停止灌肠，通知医生
      - 二用药：遵医嘱予以止痛、止血治疗
      - 三宣教：嘱患者排便不要用力等
  - 肠道出血
    - 预防要点
      - 评估患者有无痔疮、息肉
      - 插管前用足量液状石蜡润滑导管
      - 插管时动作轻柔缓慢，切忌粗暴用力
      - 灌注筒内液面高于肛门 40 ～ 60cm，速度适中
      - 溶液温度一般为 39 ～ 41℃，成人每次灌注量为 200 ～ 1000ml，小儿为 200 ～ 500ml
    - 识别要点
      - 肛门滴血或排便带有血丝、血凝块
    - 处理要点
      - 一停：立即停止灌肠，通知医生
      - 二用药：遵医嘱予以止血治疗
      - 三宣教：嘱患者排便不要用力等
  - 肠穿孔、肠破裂
    - 预防要点
      - 插管前用足量液状石蜡润滑导管
      - 插管时动作轻柔缓慢，切忌粗暴用力
      - 遇阻力时，可稍移动导管或嘱患者变动一下体位
      - 液体灌入速度适中，灌肠袋液面高于患者肛门 45 ～ 60cm
    - 识别要点
      - 灌肠过程中患者突然觉得腹胀、腹痛，查体可见腹部有压痛或反跳痛，腹部 B 超检查可发现腹腔积液
    - 处理要点
      - 一停：立即停止灌肠，通知医生
      - 二准备：配合医生进行术前准备

- 大量不保留灌肠技术常见并发症的预防、识别及处理（二）
  - 水中毒、电解质紊乱
    - 预防要点
      - 清洁灌肠时禁用一种液体如清水或者盐水反复多次灌洗
      - 灌肠时嘱患者取膝胸体位，便于吸收，减少灌洗次数
    - 识别要点
      - 水中毒者早期表现为烦躁不安，继而嗜睡、抽搐、昏迷，查体可见球结膜水肿；脱水患者诉口渴，查体可见皮肤干燥、心动过速、血压下降、小便减少、尿色加深；低钾血症者诉软弱无力、腹胀、肠鸣音减弱、腱反射迟钝或消失、心律失常
    - 处理要点
      - 一止：腹泻者给予止泻剂，肛周皮肤护理
      - 二补液：低钾、低钠者遵医嘱口服或静脉补充
      - 三记录：严密观察病情，记录患者水电解质情况
  - 虚脱
    - 预防要点
      - 灌肠液温度应稍高于体温，39 ～ 41℃，不可过高或过低
      - 根据患者耐受情况调至合适的流速
    - 识别要点
      - 患者突感恶心、头晕、面色苍白、全身冷汗，甚至晕厥
    - 处理要点
      - 一停：立即停止灌肠，通知医生
      - 二体：平卧休息，保暖
      - 三用药：遵医嘱给予葡萄糖补液
  - 大便失禁
    - 预防要点
      - 需肛门排气时，一般不超过 20min，必要时可隔 2 ～ 3h 后重复插管排气
      - 每天提肛 500 次左右，每次坚持数秒，增强肛门括约肌功能
      - 肛管留置时间不宜过长
    - 识别要点
      - 大便不受控制地由肛门排出
    - 处理要点
      - 一清洁：保持肛周皮肤清洁干燥
      - 二用药：肛周皮肤涂氧化锌或鞣酸软膏
      - 三控制排便：帮助患者重建控制排便的能力
  - 肛周皮肤擦伤
    - 预防要点
      - 保持肛周局部清洁、干燥
      - 使用便盆时，应协助患者抬高臀部，不可硬塞、硬拉
    - 识别要点
      - 肛周皮肤有擦痕、破溃、红肿
    - 处理要点
      - 一清洁：及时洗净、擦干肛周
      - 二用药：用特定电磁波谱理疗仪照射治疗，每日 2 次，每次 15 ～ 30min，再无菌换药，处理伤口

三、思维导图简要说明

(一)肠道黏膜损伤

1. 预防要点

(1)插管前用足量液状石蜡润滑导管，润滑的长度应足够。

(2)尽可能选用粗细合适、质地柔韧的硅胶导管。

(3)插管时动作轻柔缓慢，切勿粗暴用力。

(4)遇阻力时，不要盲目抽导管或轻转导管，深呼吸，放松腹壁，使导管缓慢插入。

2. 识别要点

肛周皮肤破溃、红肿，肛门疼痛，排便时加剧，伴局部压痛。严重者肛门外出血，粪便带血丝，排便困难。

3. 处理要点

(1)立即停止灌肠，通知医生。

(2)遵医嘱予以止痛、止血治疗。

(3)做好相关健康宣教，嘱患者排便不要用力等。

(二)肠道出血

1. 预防要点

(1)插管前用足量液状石蜡润滑导管。

(2)插管时动作轻柔缓慢，切忌粗暴用力。

(3)灌注筒内液面高于肛门 40 ～ 60cm，速度适中。

(4)溶液温度一般为 39 ～ 41℃，成人每次灌注量为 200 ～ 1000ml，小儿为 200 ～ 500ml。

2. 识别要点

肛门滴血或排便中带有血丝、血凝块。

3. 处理要点

(1)立即停止灌肠，通知医生。

(2)遵医嘱予以止血治疗。

(3)做好相关健康宣教，嘱患者排便不要用力等。

(三)肠穿孔、肠破裂

1. 预防要点

(1)插管前用足量液状石蜡润滑导管。

(2)插管时动作轻柔缓慢，切勿粗暴用力。

(3)遇阻力时，可稍移动导管或嘱患者变动一下体位。

(4)液体灌入速度适中，灌肠袋液面高于患者肛门45～60cm，切勿太高而使压力过大。

2. 识别要点

灌肠过程中患者突然觉得腹胀、腹痛，查体可见腹部有压痛或反跳痛，腹部超声检查可发现腹腔积液。

3. 处理要点

（1）立即停止灌肠，通知医生。

（2）配合医生进行术前准备。

（四）水中毒、电解质紊乱

1. 预防要点

（1）清洁灌肠时禁用一种液体，如清水或者盐水反复多次灌洗。

（2）灌肠时嘱患者取膝胸卧位，便于吸收，减少灌洗次数。

2. 识别要点

早期表现为烦躁不安，继而嗜睡、抽搐、昏迷，查体可见球结膜水肿；脱水患者诉口渴，查体可见皮肤干燥、心动过速、血压下降、小便减少、尿色加深；低钾血症者诉软弱无力、腹胀、肠鸣音减弱、腱反射迟钝或消失、心律失常。

3. 处理要点

（1）腹泻者给予止泻剂，肛周皮肤护理，避免造成失禁性皮炎。

（2）补液：低钾、低钠者遵医嘱口服或静脉补充。

（3）严密观察病情，记录患者水电解质情况，谨防电解质紊乱。

（五）虚脱

1. 预防要点

（1）灌肠液温度应稍高于体温，39 ～ 41℃，不可过高或过低。

（2）根据患者耐受情况调至合适的流速，避免过快而使患者不耐受。

2. 识别要点

患者突感恶心、头晕、面色苍白、全身冷汗，甚至晕厥。

3. 处理要点

（1）立即停止灌肠，通知医生。

（2）协助患者平卧休息，注意保暖。

（3）遵医嘱给予葡萄糖补液等。

（六）大便失禁

1. 预防要点

（1）需肛门排气时，一般不超过 20min，必要时可隔 2 ～ 3h 后重复插管排气。

（2）每天提肛 500 次左右，每次坚持数秒，增强肛门括约肌功能。

（3）肛管留置时间不宜过长。

2. 识别要点

大便不受控制地由肛门排出。

3. 处理要点

（1）保持肛周皮肤清洁干燥，避免失禁性皮炎。

（2）肛周皮肤涂氧化锌或鞣酸软膏，起到保护作用。

（3）定时排便，提供适宜的排便环境，帮助患者重建控制排便的能力。

（七）肛周皮肤擦伤

1. 预防要点

（1）保持肛周局部清洁、干燥。

（2）使用便盆时，协助患者抬高臀部，不可硬塞、硬拉。

2. 识别要点

肛周皮肤有擦痕、破溃、红肿等。

3. 处理要点

（1）及时洗净、擦干肛周，保持肛周局部清洁、干燥。

（2）用特定电磁波谱理疗仪照射治疗，每日 2 次，每次 15 ～ 30min，再无菌换药，处理伤口。

四、大量不保留灌肠技术常见并发症管理口诀

柔韧硅胶管首选，前端润滑要充分；

轻柔慢入是关键，阻力出现换体位；

液面高度要适度，一人一管防传染。

第五节　保留灌肠技术

一、保留灌肠技术概述

（一）保留灌肠技术定义与目的

【定义】

保留灌肠技术是将少量的药液灌入直肠或结肠内，让其在肠腔内被充分吸收，以达

到治疗目的或者缓解某些疾病症状的一种特殊灌肠方式。

【目的】

保留灌肠技术的目的是将药液灌入直肠或结肠内，通过肠黏膜吸收，起到镇静、催眠及治疗肠道感染、慢性盆腔炎、肝性脑病等作用。

（二）保留灌肠技术常见并发症

保留灌肠法虽然灌入药量少，但可引起黏膜损伤、肠道出血、肠穿孔等并发症，其发生原因、临床表现及预防处理与大量不保留灌肠基本相同，此处不予重复叙述。另外保留灌肠还可引起腹泻，本节详细叙述肛门皮肤、肠道黏膜损伤及腹泻。

二、保留灌肠技术常见并发症的预防、识别及处理思维导图

- 保留灌肠技术常见并发症的预防、识别及处理
  - 肛门皮肤、肠道黏膜损伤
    - 预防要点
      - 选择 20 号以下（12 ～ 16 号）的肛管
      - 液状石蜡充分润滑肛管前段
      - 操作时动作轻缓，遇阻力时可退出少许，旋转后缓慢插入
    - 识别要点
      - 肛周皮肤破溃、红肿，肛门疼痛，排便时加剧，伴局部压痛。严重者肛门外出血，粪便带血丝，排便困难
    - 处理要点
      - 一停：立即停止灌肠，通知医生
      - 二用药：遵医嘱予以止痛、止血治疗
      - 三宣教：嘱患者排便不要用力
  - 腹泻
    - 预防要点
      - 评估有无禁忌，避免情绪紧张导致肠道痉挛而腹泻
      - 灌肠前排便，减轻腹压及清洁肠道
      - 灌肠时嘱患者深呼吸或降低压力，使液面距肛门 $< 30cm$
    - 识别要点
      - 腹痛、肠痉挛、疲乏、恶心、呕吐，每天排便可多达 10 次以上，且粪便稀薄或不成形，呈液体状
    - 处理要点
      - 一休：卧床休息，腹部保暖
      - 二清洁：保持肛周皮肤清洁干燥
      - 三用药：肛周皮肤涂氧化锌或鞣酸软膏，遵医嘱给予止泻剂或静脉输液
      - 四记录：严密观察病情，记录排便的性质和次数等

三、思维导图简要说明

（一）肛门皮肤、肠道黏膜损伤

1. 预防要点

（1）插管前用足量液状石蜡润滑导管。

（2）选择20号以下（12～16号）的肛管。

（3）插管时动作轻柔缓慢，切勿粗暴用力。

（4）遇阻力时，不要目抽导管或轻转导管，深呼吸，放松腹壁，使导管缓慢插入。

2. 识别要点

肛周皮肤破溃、红肿，肛门疼痛，排便时加剧，伴局部压痛。严重者肛门外出血，粪便带血丝，排便困难。

3. 处理要点

（1）立即停止灌肠，通知医生。

（2）遵医嘱予以止痛、止血治疗。

（3）做好相关健康宣教，嘱患者排便不要用力等。

（二）腹泻

1. 预防要点

（1）灌肠前嘱排便，以便于灌肠液的保留和吸收。

（2）嘱患者深呼吸或降低压力，使液面距肛门＜30cm。

2. 识别要点

患者出现腹痛、肠痉挛、疲乏、恶心、呕吐、大便次数增多，且粪便稀薄或不成形，呈液体状。

3. 处理要点

（1）嘱患者卧床休息，注意腹部保暖。

（2）保持肛周皮肤清洁干燥，避免失禁性皮炎。

（3）肛周皮肤涂氧化锌或鞣酸软膏，遵医嘱给予止泻剂或静脉输液。

（4）严密观察病情，记录排便的性质和次数等。

四、保留灌肠技术常见并发症管理口诀

身体状况要了解，心理护理抓重点；

灌肠之前嘱排便，肛管材质要适宜；

润滑充分是关键，轻柔操作记心间。

第五章

给药与循环支持护理技术操作并发症的预防、识别及处理

第一节　口服给药技术

一、口服给药技术概述

（一）口服给药技术的定义与目的

【定义】

口服给药是药物经口服后被胃肠道吸收入血液循环，从而达到局部治疗和全身治疗目的的方法。

【目的】

协助患者遵医嘱安全、正确地服用药物；治疗疾病，减轻症状，维持正常生理功能；协助诊断，预防疾病。

（二）口服给药技术的意义

口服给药是临床上最常用、最重要的给药途径和治疗方法之一。药物经胃肠道黏膜吸收的优势：给药方式简便，不直接损伤皮肤或黏膜。故能口服给药者不首选注射给药。

（三）口服给药技术常见并发症

口服给药技术常见并发症包括误吸或窒息、药物不良反应以及给药错误。给药错误包括给药对象、药物、剂量、时间、方法等方面的错误，这些错误可能会给患者带来不良影响。

二、口服给药技术常见并发症的预防、识别及处理思维导图

- 口服给药技术常见并发症的预防、识别及处理
  - 误吸或窒息
    - 预防要点
      - 喂药前评估患者意识状态、吞咽能力
      - 婴幼儿、上消化道出血患者服用固体药时需研碎
      - 生活不能自理患者取半卧位喂药，勿平躺
    - 识别要点
      - 突发呛咳、气喘、呼吸困难
    - 处理要点
      - 患者清醒时，站在患者身后，用双手紧紧抱住患者腹部，突发用力向腹后上方提起，使异物咳出
      - 患者意识不清，立即取侧卧位，使其头偏向一侧，用负压吸引吸出异物
      - 必要时行气管插管
  - 药物不良反应
    - 预防要点
      - 给药前评估，服药后观察
      - 了解药物特性，告知服药目的、注意事项及常见副作用，看服到口
    - 识别要点
      - 药物副作用表现，如恶心、呕吐、胃肠不适、头昏、乏力、失眠等
      - 变态反应表现，如皮疹、荨麻疹、皮炎、发热、血管性水肿、哮喘、过敏性休克等
      - 毒性表现，如消化系统、泌尿系统、造血系统、心血管系统、神经系统的表现及肝脏毒性反应等
    - 处理要点
      - 一停：立即停止服药，然后报告
      - 二留：保留药物
      - 三治疗：遵医嘱行相关对症治疗
      - 四观察：严密观察病情并记录
  - 给药错误
    - 预防要点
      - 核对身份："三查八对"，两种方法核对患者身份
      - 核对医嘱：遵医嘱给药，有疑问时立即询问
      - 核对药物：对看似、听似的药物重点核对
    - 识别要点
      - 护士发现或患者反馈用药错误
    - 处理要点
      - 一停：发现错误，立即停止执行
      - 二救：已经服药，通知医生，遵医嘱行急救治疗
      - 三安抚：安抚患者及家属情绪
      - 四观察：观察患者病情并做好记录

三、思维导图简要说明

（一）误吸或窒息

1. 预防要点

（1）喂药前评估患者意识状态、吞咽能力。

（2）婴幼儿、上消化道出血患者服用固体药时需研碎。

（3）生活不能自理的患者取半卧位喂药，勿平躺。

2. 识别要点

突发呛咳、气喘、呼吸困难。

3. 处理要点

（1）患者清醒时，用海姆立克急救法，站在患者身后，用双手紧紧抱住患者腰腹部，一手握空心拳并置于患者剑突下方、肚脐上方两横指处，另一手紧扣拳头快速向上挤压冲击腹部直至异物排出。

（2）患者意识不清而无法配合时，立即取侧卧位，使其头偏向一侧，使用负压吸引器快速吸出口鼻及呼吸道吸入的异物。

（3）患者出现呼吸心搏停止时，行胸外按压、气管插管等抢救。

（二）药物不良反应

1. 预防要点

（1）给药前评估，服药后观察。

（2）了解药物特性，告知服药目的、注意事项及常见副作用，看服到口。

2. 识别要点

（1）药物副作用表现，如恶心、呕吐、胃肠不适、头昏、乏力、失眠等。

（2）变态反应表现，如皮疹、荨麻疹、皮炎、发热、血管性水肿、哮喘、过敏性休克等。

（3）毒性表现，如消化系统、泌尿系统、造血系统、心血管系统、神经系统的表现及肝脏毒性反应等。

3. 处理要点

（1）立即停止服药，告知医生具体不适症状以及服用的具体药品。

（2）保留所服药物以备查验。

（3）针对具体症状，遵医嘱进行相关对症治疗。

（4）严密观察病情并做好护理记录。

（三）给药错误

1. 预防要点

（1）严格执行“三查八对”制度，用两种方法核对患者身份，如患者提出疑问，应重新核对，确认无误后方可执行。

（2）遵医嘱给药，护士对医嘱有疑问时，及时向医生提出，确认无误后方可执行。

（3）对看似、听似的药物要加强核对，确认无误后发放。

2. 识别要点

护士发现或患者反馈用药错误。

3. 处理要点

（1）发现给药错误，立即停止执行，嘱患者停止服用。

（2）已服用者，立即报告医生，遵医嘱采取相应措施如建立静脉通道、给氧、监护等，必要时洗胃或催吐治疗。

（3）安抚患者及家属。

（4）观察病情并做好记录。

四、口服给药技术常见并发症管理口诀

“三查八对”严执行，若有疑问重核对；
见人发药不能省，相似药物管理好；
药性不同细指导，不良反应早报告。

第二节　皮内注射技术

一、皮内注射技术概述

（一）皮肤的结构与功能

皮肤是人体最大的器官，由表皮层、真皮层和皮下组织及其间的附属器构成，下与结缔组织相连，其间有血管、淋巴管、神经、肌肉和皮肤附属器。皮肤具有屏障保护、吸收、感觉、分泌和排泄、调节体温、代谢以及免疫等多种生理功能。

（二）皮内注射的意义

皮内注射具有快速吸收的优势。由于药物直接进入皮肤真皮层，距离血管较近，因此药物可以快速被吸收，起效迅速。皮内注射是一种相对安全的给药方式。相比其他给药途径，如静脉注射，皮内注射避免了一些常见的并发症，如血栓形成、静脉炎等。

（三）皮内注射技术的定义与目的

【定义】

皮内注射是将少量药液或生物制品注射于表皮与真皮之间的方法。

【目的】

皮内注射的主要目的是预防过敏，例如进行药物试验，如青霉素皮试；手术局部麻醉之前的准备工作，如普鲁卡因皮试；疫苗接种，如卡介苗皮内注射。

（四）皮内注射技术常见并发症

皮内注射技术因患者精神紧张、恐惧、不合作，医护人员进针角度、操作技巧、无菌原则，药物浓度、药物本身对机体的刺激等，会引起并发症，包括疼痛、局部组织反应、注射失败、虚脱、过敏性休克、疾病传播等。

二、皮内注射技术常见并发症的预防、识别及处理思维导图

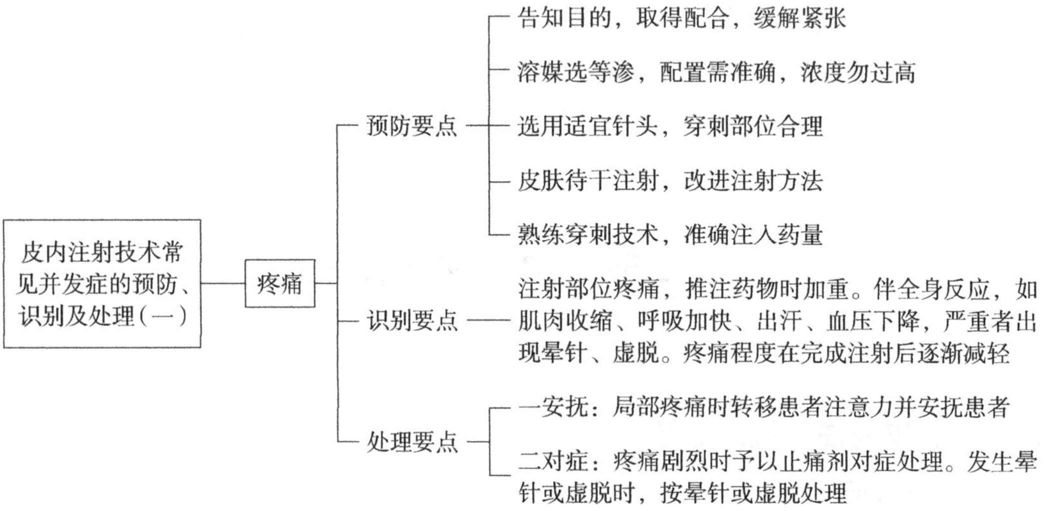

- 皮内注射技术常见并发症的预防、识别及处理(二)
  - 局部组织反应
    - 预防要点
      - 告知目的，取得患者配合，勿抓揉，如遇不适，及时询问
      - 询问药物过敏史
      - 配置推注需准确，无菌操作严遵守
    - 识别要点
      - 注射部位红肿、疼痛、瘙痒、水疱、溃烂、破损及色素沉着
    - 处理要点
      - 局部瘙痒：勿抓挠，5% 碘伏溶液外涂
      - 局部水疱：5% 碘伏消毒后抽出水疱内液体
      - 注射部位溃烂破损：外科换药处理
  - 注射失败
    - 预防要点
      - 告知目的，取得患者配合
      - 对不合作者充分约束与固定
      - 部位充分暴露，改进注射方法
    - 识别要点
      - 无皮丘或皮丘过大、过小，药液外漏，拔针后针眼有出血或皮肤上有 2 个针眼
    - 处理要点
      - 一安抚：安抚患者，取得配合
      - 二穿刺：重新选择部位进行注射
  - 虚脱
    - 预防要点
      - 告知目的，缓解紧张，勿饥饿
      - 避免硬结、瘢痕等部位注射
      - 进针拔针快，推药速度慢且匀
      - 体弱紧张者卧位注射，勤观察
    - 识别要点
      - 头晕、面色苍白、心悸、出汗、乏力、眼花、耳鸣、心率加快、脉搏细弱、血压下降，严重者意识丧失
    - 处理要点
      - 一停：停止注射
      - 二分析：区别药物过敏与虚脱
      - 三处理：平卧保暖，针刺穴位，口服糖水或注射 5% 葡萄糖，吸氧观察

- 皮内注射技术常见并发症的预防、识别及处理(三)
  - 过敏性休克
    - 预防要点
      - 详询问：询问药物过敏史，有过敏史者勿注射
      - 细观察：观察期间不离开，异常反应需发现，皮试结果判断准
      - 备急救：急救药品、氧气、吸引装置等
    - 识别要点
      - 胸闷、气促、哮喘、呼吸困难；面色苍白、出冷汗、口唇发绀、脉搏细弱、血压下降；意识丧失、抽搐、二便失禁；荨麻疹、恶心、呕吐、腹痛及腹泻等
    - 处理要点
      - 停药移位：立即停药并平卧
      - 肾上腺素：皮下注射0.1%肾上腺素1ml，小儿剂量酌减。症状如不缓解，可每隔30min皮下或静脉注射肾上腺素0.5ml，直至脱离高危险期
      - 通气给氧：氧气吸入，人工呼吸；肌内注射呼吸兴奋剂；插气管导管，呼吸机辅助呼吸；有窒息风险时尽快行气管切开
      - 药物治疗：遵医嘱配置注射用地塞米松、琥珀酸钠、氢化可的松、盐酸异丙嗪、苯海拉明等药物
      - 扩容升压：遵医嘱配置注射用葡萄糖溶液、平衡溶液、多巴胺、去甲肾上腺素等药物
      - 心肺复苏：心搏骤停后立即复苏抢救
      - 观察记录：密切观察，记录变化，不断评估
  - 疾病传播
    - 预防要点
      - 一人一针一管，严格无菌操作，谨慎消毒隔离
      - 用过的注射器、针头及用剩的疫苗及时销毁
      - 严格执行手卫生
    - 识别要点
      - 传播不同的疾病而出现相应的症状。如细菌污染，出现畏寒、发热等症状；如乙型肝炎，出现厌油、上腹饱胀不适、精神不振、乏力等症状
    - 处理要点
      - 上报：报告医生
      - 检查：抽血化验
      - 治疗：对症治疗

三、思维导图简要说明

(一)疼痛

1. 预防要点

(1)注重心理护理，告知患者目的，取得患者的配合，缓解患者的紧张情绪。

(2)原则上选择无菌生理盐水等渗溶媒，准确配置药液，避免药液浓度过高对机体的刺激。

（3）选用型号适宜的针头，选取神经末梢分布较少的部位进行注射，如选取前臂掌侧中段做皮试可减轻疼痛。

（4）待皮肤上消毒剂干燥后，方可进行注射。

（5）熟练掌握注射技术，准确注入药量（通常是 0.1ml）。

2. 识别要点

注射部位疼痛，推注药物时加重。伴全身疼痛反应，如肌肉收缩、呼吸加快、出汗、血压下降，严重者出现晕针、虚脱。疼痛程度在完成注射后逐渐减轻。

3. 处理要点

（1）局部疼痛时需转移患者注意力并安抚患者，使其放松。

（2）疼痛剧烈时，可以使用止痛剂进行对症处理。发生晕针或虚脱时，按晕针或虚脱处理。

（二）局部组织反应

1. 预防要点

（1）让患者了解皮内注射的目的，不可随意抓挠或揉按局部皮丘，如有异常或不适，可随时告知医护人员。

（2）详细询问药物过敏史，避免使用可引发机体过敏的药物。

（3）正确配制药液，推注药液剂量准确，避免因剂量过大而增加局部组织反应。

2. 识别要点

注射部位红肿、疼痛、瘙痒、水疱、溃烂、破损及色素沉着。

3. 处理要点

（1）局部瘙痒：对症处理，勿抓挠，5% 碘伏溶液外涂以预防感染。

（2）局部水疱形成，5% 碘伏消毒后抽出水疱内液体。

（3）注射部位溃烂破损：外科换药处理。

（三）注射失败

1. 预防要点

（1）告知皮内注射操作的目的，取得患者配合。

（2）对于恐惧紧张的患者，注意安抚其情绪。对于不合作者，告知家属充分约束与固定的必要性并取得家属配合。

（3）充分暴露穿刺部位，准确定位，改进注射方法，提高穿刺技术。

2. 识别要点

无皮丘或皮丘过大、过小，药液外漏，拔针后针眼有出血或皮肤上有 2 个针眼。

3. 处理要点

(1)安抚患者，取得患者谅解，告知操作目的及意义，取得配合。

(2)重新选择部位进行注射。

(四)虚脱

1. 预防要点

(1)注射前应对患者做好解释工作，使患者紧张心理消除，询问患者饮食情况，避免在饥饿状态下进行注射。

(2)选择合适的注射部位，避免在硬结、瘢痕等部位注射。

(3)根据注射药物的浓度、剂量，选择合适的注射器，做到“二快一慢”。

(4)对既往晕针、情绪紧张的患者，注射时宜采用卧位，注射过程中随时观察患者情况。如有不适，立即停止注射，正确判断是药物过敏还是虚脱。

2. 识别要点

头晕、面色苍白、心悸、出汗、乏力、眼花、耳鸣、心率加快、脉搏细弱、血压下降，严重者意识丧失。

3. 处理要点

(1)注射过程中如有不适，立即停止注射。

(2)正确区别药物过敏与虚脱，对症处理。

(3)如发生虚脱现象，将患者平卧，保暖，针刺人中、合谷等穴位，必要时静脉推注5%葡萄糖等，症状可逐渐缓解。

(五)过敏性休克

1. 预防要点

(1)皮内注射前必须仔细询问患者有无药物过敏史，如有过敏史者应停止该项试验。有其他药物过敏史或变态反应疾病史者应慎用。

(2)在皮试观察期间，嘱咐患者不可随意离开。注意观察患者有无异常不适反应，正确判断皮试结果，结果为阳性者不可使用(破伤风抗毒素除外，可采用脱敏注射)。

(3)注射盘内备有0.1%盐酸肾上腺素等急救药品，另备氧气、吸痰器等，一旦发生过敏性休克，立即组织抢救。

2. 识别要点

胸闷、气促、哮喘、呼吸困难；面色苍白、出冷汗、口唇发绀、脉搏细弱、血压下降；意识丧失、抽搐、二便失禁；荨麻疹、恶心、呕吐、腹痛及腹泻等。

3. 处理要点

（1）停止药物注射，更换体位，立即平卧。

（2）肾上腺素：皮下注射0.1%肾上腺素1ml，小儿剂量酌减。症状如不缓解，可每隔30min皮下或静脉注射肾上腺素0.5ml，直至脱离危险。

（3）通气给氧：氧气吸入，人工呼吸；肌内注射呼吸兴奋剂；气管插管，呼吸机辅助呼吸；有窒息风险时尽快行气管切开。

（4）药物治疗：遵医嘱使用地塞米松、琥珀酸钠、氢化可的松、盐酸异丙嗪、苯海拉明等药物。

（5）扩容升压：遵医嘱使用葡萄糖溶液、平衡溶液、多巴胺、去甲肾上腺素等药物。

（6）心肺复苏：心搏骤停后立即复苏抢救。

（7）观察记录：密切观察，记录变化。

（六）疾病传播

1. 预防要点

（1）严格执行无菌技术操作及消毒隔离原则，一人一针一管。

（2）使用活疫苗时，防止污染环境。用过的注射器、针头及用剩的疫苗要及时焚烧。

（3）注射后，需消毒双手后方可为下一个患者注射。对于已出现疾病传播者，对症治疗。如有感染，及时隔离治疗。

2. 识别要点

传播不同的疾病而出现相应的症状。如细菌污染，出现畏寒、发热等症状；如乙型肝炎，出现厌油、上腹饱胀不适、精神不振、乏力等症状。

3. 处理要点

（1）上报：报告医生，遵医嘱对症处理。

（2）检查：抽血化验，查找感染原因。

（3）治疗：对症治疗，如有感染，及时隔离。

四、皮内注射技术常见并发症管理口诀

告知目的缓紧张，适宜技术缓疼痛；

药物过敏需问清，局部反应勿抓揉；

充分暴露操作熟，注射失败需安抚；

饥饿体弱应先问，“两快一慢”防虚脱；
过敏虚脱要区分，平卧保暖勤观察；
过敏休克症状重，预防急救流程熟；
安全注射严遵守，弃物销毁防传播。

第三节　皮下注射技术

一、皮下注射技术概述

（一）皮下注射的意义

皮下注射可使药物迅速起效，在不能或不宜口服给药时可采用。如胰岛素口服，易在胃肠道内被消化酶破坏，失去作用，而皮下注射后被迅速吸收。对于易溶解、刺激性小或者没有刺激性的药物和疫苗，都可以皮下注射。还可用于疫苗接种、局部麻醉等情况。皮下注射应在专业人员无菌操作下进行，需要严格把握药物的应用途径。

（二）皮下注射技术的定义与目的

【定义】

皮下注射技术是将少量药液或生物制剂通过皮肤注入皮下组织的给药方法，进针角度不超过45°。皮下注射常见的部位有上臂三角肌下缘、大腿外侧等。

【目的】

（1）注入小剂量药物，用于不宜口服给药且需要在一定时间内产生药效时，如胰岛素注射。

（2）预防接种疫苗，如麻疹疫苗、麻风疫苗等。

（3）局部麻醉用药。

（三）皮下注射技术常见并发症

皮下注射技术常见并发症包括出血、硬结形成、低血糖反应等。由于疼痛、局部组织反应、注射失败、过敏性休克等并发症的预防处理与皮内注射技术基本相同，此处不予重复叙述。

二、皮下注射技术常见并发症的预防、识别及处理思维导图

- 皮下注射技术常见并发症的预防、识别及处理
  - 出血
    - 预防要点
      - 选择正确注射部位，避开血管丰富部位
      - 按压部位准确，时间充分
      - 若抽到回血，拔针后按压，并重新注射
    - 识别要点 —— 拔针后少量血液自针眼流出，迟发性出血者可形成皮下血肿，注射部位肿胀、疼痛，局部皮肤淤血
    - 处理要点
      - 少量出血：重新按压
      - 皮下小血肿：早期冷敷，48h 后热敷
      - 皮下大血肿：早期抽液，加压包扎，血凝后手术切取
  - 硬结形成
    - 预防要点
      - 掌握注射深度，轮换注射部位
      - 推药速度宜缓，酌情热敷按摩
      - 严格无菌技术，做好皮肤消毒
    - 识别要点 —— 局部肿块、瘙痒，可触及硬结
    - 处理要点 —— 使用各类方法软化硬结（伤湿止痛膏贴敷法、湿热敷、多磺酸粘多糖乳膏局部外涂加热敷、冰片涂擦、艾条熏灸、理疗等）
  - 低血糖反应
    - 预防要点
      - 严格遵守给药剂量、时间、方法，准确抽吸药液剂量，经常更换注射部位
      - 对使用胰岛素的患者反复宣教，注射胰岛素后，密切观察患者情况
      - 根据患者的营养状况，把握进针深度，避免误入肌肉组织
      - 避免注入皮下小静脉中，无回血方可注射。注射后勿剧烈运动、按摩、热敷、日光浴、洗热水澡等
    - 识别要点 —— 突然出现饥饿感、头晕、心悸、出冷汗、软弱无力、焦虑、紧张、手抖、心率加快，重者虚脱、抽搐、昏迷，甚至死亡
    - 处理要点
      - 一测：立即监测血糖
      - 二服：口服糖水、馒头等易吸收的碳水化合物
      - 三推：严重者可静脉注射 50% 葡萄糖 40 ～ 60ml

三、思维导图简要说明

（一）出血

1. 预防要点

（1）注射前，评估患者凝血状况，做好注射后按压准备；正确选择注射部位，避免刺伤血管。

（2）注射完毕后，局部按压。按压部位要准确、时间要充分，尤其对于凝血机制障碍者，适当延长按压时间。

（3）注射时，如针头刺破血管，立即拔针，按压注射部位。更换针头和注射部位，重新注射。

2. 识别要点

拔针后有少量血液自针眼流出。迟发性出血者可形成皮下血肿，注射部位肿胀、疼痛，局部皮肤淤血。

3. 处理要点

（1）拔针后，注射部位少量出血者，再次延长按压时间。

（2）皮下血肿者，可根据血肿的大小采取相应的处理措施。

（3）皮下小血肿：早期冷敷 48h 后热敷，促进瘀血的吸收和消散。

（4）血肿较大者，早期可用消毒后无菌注射器穿刺并抽出血液，加压包扎，血凝后手术切除。

（二）硬结形成

1. 预防要点

（1）熟练掌握注射技术。注射时，针头斜面向上，与皮肤呈 30° ～ 40°，快速刺入皮下，深度为针梗的 1/2 ～ 2/3；选择的注射点要分散，轮流使用，避免在同一处多次反复注射。

（2）注射药量以少于 2ml 为宜。推药时，速度缓慢，用力均匀，以减少对局部的刺激。

（3）严格执行无菌技术原则，做好皮肤消毒，严格执行一人一针一管，不可共用注射器、注射液和针头，防止注射部位感染。

2. 识别要点

局部肿块、瘙痒，可触及硬结。

3. 处理要点

（1）对有硬结形成倾向者，注射后可给予局部热敷或按摩，以促进局部血液循环，加速药物吸收，防止硬结形成（胰岛素注射除外）。

（2）对已形成硬结者，可给予局部热敷，如用 50% 硫酸镁溶液湿热敷。

（三）低血糖反应

1. 预防要点

（1）严格遵守给药时间、剂量、方法，准确抽吸药液剂量，经常更换注射部位。

（2）注射前，做好患者进餐及餐饮准备的评估，避免因进食不及时导致低血糖反应。尤其对于糖尿病患者，做好胰岛素注射有关知识指导，注射胰岛素后立即进食。

（3）根据患者营养状况、注射部位的局部组织状况，正确把握进针深度，避免误入肌肉组织。对于体质消瘦、局部皮下脂肪少的患者，应捏起注射部位皮肤并减小进针角度。

（4）避免注入皮下血管。推药前要回抽，无回血方可推注，注射后勿剧烈运动、按摩、热敷、日光浴、洗热水澡等。

2. 识别要点

突然出现饥饿感、头晕、心悸、出冷汗、软弱无力、焦虑、紧张、手抖、心率加快，重者虚脱、抽搐、昏迷，甚至死亡。

3. 处理要点

（1）如患者发生低血糖，应立即监测血糖及生命体征。

（2）口服糖水、馒头等易吸收的碳水化合物。

（3）严重者需告知医生，遵医嘱静脉注射 50% 葡萄糖 40 ～ 60ml。

四、皮下注射技术常见并发症管理口诀

注射部位选择对，按压准确防出血；
少量出血再按压，皮下血肿冷热敷；
注射深度掌握佳，部位轮换硬结少；
配液给药应谨慎，测糖服糖或推糖；
穿刺准备需做足，针头折断镇定取。

第四节 肌内注射技术

一、肌内注射技术概述

（一）肌内注射的意义

肌内注射技术是临床治疗中的主要给药方式，具有药物吸收快、药效持久、适用于多种药物、操作简便等优势，是护士必须掌握的常规操作技术之一。稳、准、快、好地进行肌内注射可减轻患者的痛苦，提高患者的满意度。

（二）肌内注射技术的定义与目的

【定义】

肌内注射技术是将一定量药液注入肌肉组织，达到治疗目的的注射方法。

【目的】

肌内注射技术是一种常用的药物注射治疗方法，适用于因药物或病情因素不宜口服者、要求药物在短时间内起效而又不适合静脉注射者、注射刺激性较强或药量较大的药物者，还适用于预防接种疫苗者，如百白破疫苗、乙肝疫苗等。

（三）肌内注射技术常见并发症

肌内注射技术亦可引起一些并发症，如疼痛、神经性损伤、局部或全身感染、针眼渗液、臀筋膜间室综合征、针头堵塞及针头折断等，其中，出血、虚脱、过敏性休克、硬结形成、疾病传播等并发症的发生原因、临床表现及预防处理与皮内注射技术基本相同，此处不予重复叙述。

二、肌内注射技术常见并发症的预防、识别及处理思维导图

- 肌内注射技术常见并发症的预防、识别及处理（一）
  - 疼痛
    - 预防要点
      - 告知目的，取得患者配合，缓解紧张
      - 协助舒适体位，选择合理部位
      - 选用适宜针头，改进注射方法
      - 药物浓度适宜，婴幼儿选择合适部位
      - 熟练穿刺技术，按计划更替部位
    - 识别要点
      - 注射局部疼痛、酸胀，肢体无力，麻木，可出现下肢及坐骨神经疼痛，足下垂或跛行，下肢瘫痪
    - 处理要点
      - 注射时疼痛：缓慢推注，转移注意力，安抚患者
      - 注射后疼痛：疼痛剧烈时予以止痛剂对症处理
  - 神经性损伤
    - 预防要点
      - 选用刺激性小的注射药物
      - 明确注射解剖位置，避开神经及血管
      - 为婴幼儿注射时注意进针深度、方向及部位
    - 识别要点
      - 注射时即出现神经支配区麻木、放射痛、肢体无力和活动范围减少。约1周后疼痛减轻，但留有固定麻木区伴肢体功能部分或完全丧失。发生于下肢者行走无力，易跌倒。局部红肿、疼痛
    - 处理要点
      - 注射药物过程中：发现神经支配区麻木或放射痛，考虑可能注入神经内，立即改变进针方向或停止注射
      - 中度以下不完全神经损伤：非手术治疗法，理疗、热敷、神经营养药物治疗
      - 中度以上完全性神经损伤：尽早手术探查，行神经松解术

- 肌内注射技术常见并发症的预防、识别及处理(二)
  - 局部或全身感染
    - 预防要点
      - 严格遵守无菌操作
      - 注射完勿马上擦洗
    - 识别要点——注射后数小时局部出现红、肿、热和疼痛。局部压痛明显。若感染扩散，可导致全身菌血症、脓毒败血症，出现高热、畏寒、谵妄等
    - 处理要点——根据血培养及药物敏感试验选用抗生素
  - 针眼渗液
    - 预防要点
      - 选择合适注射部位，掌握合适注射剂量
      - 选择型号合适针头，把握适当进针深度
      - 每次轮换注射部位，酌情给予热敷按摩
      - 注射刺激性药物时，采用Z路径注射法
      - 避免按摩注射部位，勿运动及穿紧身衣物
    - 识别要点——推注药液阻力较大，注射时有少量液体自针眼流出，拔针后液体流出更明显。注射部位组织变形，如萎缩或水肿
    - 处理要点——减缓推药速度，延长按压时间
  - 臀筋膜间室综合征
    - 预防要点
      - 准确定位
      - 根据患者的体型确定进针角度、深度
    - 识别要点——臀部注射部位疼痛剧烈，臀部肿胀明显，同侧大腿、小腿肿胀，同侧小腿及足部麻木，髋关节活动受限，跛行
    - 处理要点
      - 制动，冷敷，加压包扎
      - 观察，遵医嘱使用止血药
      - 必要时手术切开减压
  - 针头堵塞
    - 预防要点
      - 选用粗细合适针头，选择肌肉丰富部位
      - 充分混合药液，检查针头通畅
      - 注射可能会堵塞的药物时避免停顿
    - 识别要点——推药阻力大，无法将注射器内的药液推入体内
    - 处理要点
      - 一拔：立即拔出针头，并安抚患者
      - 二注射：更换针头，另选部位进行注射
  - 针头折断
    - 预防要点
      - 注射前检查注射器质量，针头与针栓连接是否牢固
      - 低龄或不合作患者，家属协助固定
      - 进针时避开瘢痕、硬结
    - 识别要点——发现针头部分或完全断裂
    - 处理要点
      - 稳定患者情绪，嘱保持原位，勿移动
      - 固定局部组织，防止断针移位
      - 用无菌止血钳夹住断端并取出，必要时由外科医生协助处理

三、思维导图简要说明

（一）疼痛

1. 预防要点

（1）注重患者心理护理，告知注射目的，取得患者的配合，缓解患者的紧张情绪。

（2）合理选择注射部位并协助患者取舒适体位。

（3）选用型号适宜的针头，选取神经末梢分布较少的部位进行注射。

（4）对于2岁以下婴幼儿，不宜选用臀大肌注射。因臀大肌尚未发育好，注射时有损伤坐骨神经的危险，最好选择股外侧肌、臀中肌和臀小肌注射。

（5）对于需长期注射者，应交替更换注射部位，并选用细长针头，以避免或减少硬结的发生。

2. 识别要点

注射部位疼痛，推注药物时加重。伴全身疼痛反应，如肌肉收缩、呼吸加快、出汗、血压下降，严重者出现晕针、虚脱。疼痛程度在完成注射后逐渐减轻。

3. 处理要点

（1）注射时疼痛：注射过程中，缓慢推注，评估患者疼痛，嘱患者全身放松、深呼吸，帮助患者转移注意力，安抚患者，减轻疼痛。

（2）注射后疼痛：疼痛剧烈时予以止痛剂对症处理。

（二）神经损伤

1. 预防要点

（1）避免注射刺激性强的药物，尽量选用刺激性小、等渗、pH值接近中性的药物。

（2）熟练掌握注射技术，注射前，评估和选择好注射部位，避开神经、血管丰富之处。

（3）为婴幼儿注射时应注意进针部位、深度、方向等。

2. 识别要点

注射过程中出现神经支配区麻木、放射痛。注射后，除局部麻木外，可出现肢体无力和活动范围减小。发生于下肢者，下肢活动受限或易跌倒。发生于上肢者，可出现局部红肿、疼痛，肘关节活动受限，手部有运动和感觉障碍。

3. 处理要点

（1）注射过程中，及时评估患者反应，如发现神经支配区麻木或放射痛，考虑注入神经内的可能性，立即停止注射。

（2）中度以下不完全神经损伤：对于可能有神经损伤者，早期行非手术治疗，理疗、热敷、神经营养药物治疗。

（3）中度以上完全性神经损伤：尽早手术探查，行神经松解术。

（三）局部或全身感染

1. 预防要点

（1）严格遵守无菌操作规程。

（2）注射完毕，局部勿马上擦洗，避免感染。

2. 识别要点

注射后数小时局部出现红、肿、热和疼痛。局部压痛明显。若感染扩散，可导致全身菌血症、脓毒败血症，出现高热、畏寒、谵妄等。

3. 处理要点

如有全身感染的可能，进行血培养及药物敏感试验，根据结果选用抗生素。

（四）针眼渗液

1. 预防要点

（1）注射前选择合适注射部位，避开硬结、瘢痕、皮损等部位，掌握合适注射剂量。

（2）选择型号合适的针头，把握适当进针深度。

（3）每次轮换注射部位，避免同一部位反复注射，对有硬结的部位酌情给予热敷，加速血液循环，促进药物吸收。

（4）注射刺激性药物时，采用“Z”字形路径注射法，预防药物渗漏至皮下组织或表皮。

（5）避免按摩注射部位，勿穿紧身衣物。

2. 识别要点

推注药液阻力较大，注射时有少量液体自针眼流出，拔针后液体流出更明显。注射部位组织变形，如萎缩或水肿。

3. 处理要点

减缓推药速度，注射后立即用无菌棉签轻压注射部位，延长按压时间直至无渗液。

（五）臀筋膜间室综合征

1. 预防要点

（1）注射时进行准确定位，避开神经和血管丰富的部位。

（2）针头与注射部位呈 90°，迅速刺入肌肉内，深度约为针梗的 2/3。特殊情况下根据患者的体型决定进针角度、深度。

2. 识别要点

臀部注射部位疼痛剧烈，臀部肿胀明显，同侧大腿、小腿肿胀，同侧小腿及足部麻木，髋关节活动受限，跛行。

3. 处理要点

（1）立即制动，冷敷并加压包扎注射部位。

（2）观察患者注射部位情况，遵医嘱使用止血药。

（3）必要时手术切开，减压治疗。

（六）针头堵塞

1. 预防要点

（1）选用粗细合适的针头，选择肌肉丰富的部位进行注射。

（2）对于需要混合的药液，注射前充分混合药液，检查针头通畅。

（3）注射可能堵塞药物时保持一定的速度，避免停顿导致药液堵塞针头。

2. 识别要点

推药阻力大，无法将注射器内的药液推入体内。

3. 处理要点

（1）注射过程中，发现推药阻力大或无法将药液注入体内，应拔针。

（2）更换针头，另选部位进行注射。

（七）针头折断

1. 预防要点

（1）注射前检查注射器质量，针头与针栓连接处是否牢固。

（2）年龄小或不合作患者，请家属协助固定。

（3）进针时避开瘢痕、硬结。

2. 识别要点

发现针头部分或完全断裂。

3. 处理要点

（1）稳定患者情绪，嘱保持原位不动。

（2）固定局部组织以防断针移位。

（3）使用无菌血管钳夹住断端取出，如断端全部埋入肌肉，迅速请外科医生处理。

四、肌内注射技术常见并发症管理口诀

注射体位应舒适，技术熟练痛感低；
药物选择刺激小，避开神经及血管；
麻木疼痛为损伤，理疗手术据等级；
注射完毕勿擦洗，无菌原则防感染；
避免摩擦防渗液，定位深度应准确。

第五节　静脉注射技术

一、静脉注射技术概述

（一）静脉的结构与功能

静脉是血液循环系统中的一个重要组成部分，起于毛细血管，止于心房，管壁薄，平滑肌和弹性纤维均较少，缺乏收缩性和弹性，管腔断面较扁。体静脉中的血液含有较多的二氧化碳，血色暗红。肺静脉中的血液含有较多的氧，血色鲜红。小静脉起于毛细血管，在回心过程中逐渐汇合成中静脉、大静脉，最后注入心房。静脉壁上有静脉瓣，尤其下肢静脉中较多而发达，它能防止血液倒流，使血液向心脏流动。但腹腔内的大静脉，如门静脉、上下腔静脉等无静脉瓣，可因腹内压影响静脉回血。静脉具有血液回流、储存血液、运输物质、调节体温、维持组织压力等诸多功能，其结构和功能特点确保了血液能够顺畅地回流到心脏，并维持机体的正常生理功能。

（二）静脉注射技术的定义与目的

【定义】

静脉注射技术是用无菌容器将一定的药液注入静脉的方法，主要适用于不宜口服及肌内注射的药物，通过静脉注射迅速发挥药效。静脉注射可分为短暂性与连续性，短暂性的静脉注射多以针筒直接注入静脉，即一般常见的注射方法；连续性的静脉注射则以静脉滴注实施，俗称“点滴”。

【目的】

静脉注射法是作用最快的给药方法。目前，静脉注射作为患者诊疗的重要途径，在

临床上发挥着至关重要的作用。静脉注射的目的主要包括如下几点。

（1）输入液体和药物：如患炎症性疾病（如肺炎、肠炎），需输入抗生素和液体，以达到解毒治疗的目的。

（2）补充营养和水分：在患者出现脱水、腹泻或上消化道出血等情况时，需通过静脉注射补充水分、营养以及电解质，调节酸碱平衡。

（3）改善微循环和提升血压：对于血压下降的患者，静脉注射有助于改善微循环，提升血压。

（4）降低颅内压：对于脑出血等导致颅内压升高的患者，静脉注射脱水剂可以降低颅内压，达到治疗目的。

（二）静脉注射技术常见并发症

静脉注射技术是临床常见的护理操作之一，在操作过程中，由于患者的特殊体质、医务人员操作不当等，可能出现一些并发症，影响患者的健康，常见并发症包括静脉注射失败、误入动脉、药液外渗等。

二、静脉注射技术常见并发症的预防、识别及处理思维导图

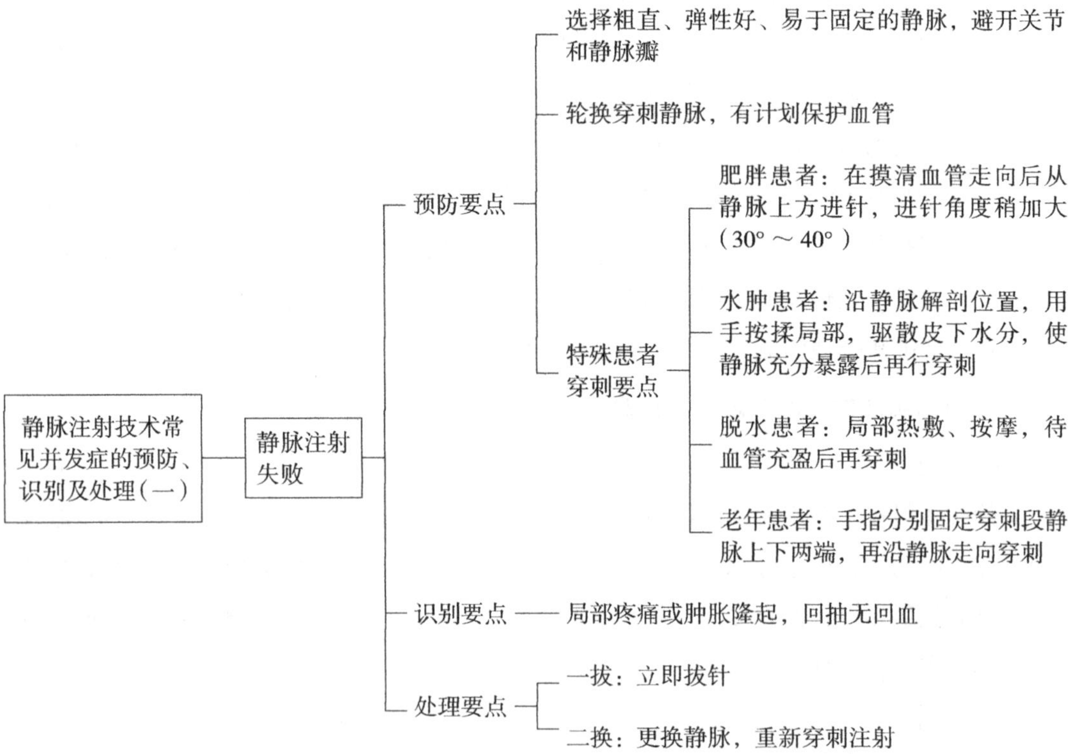

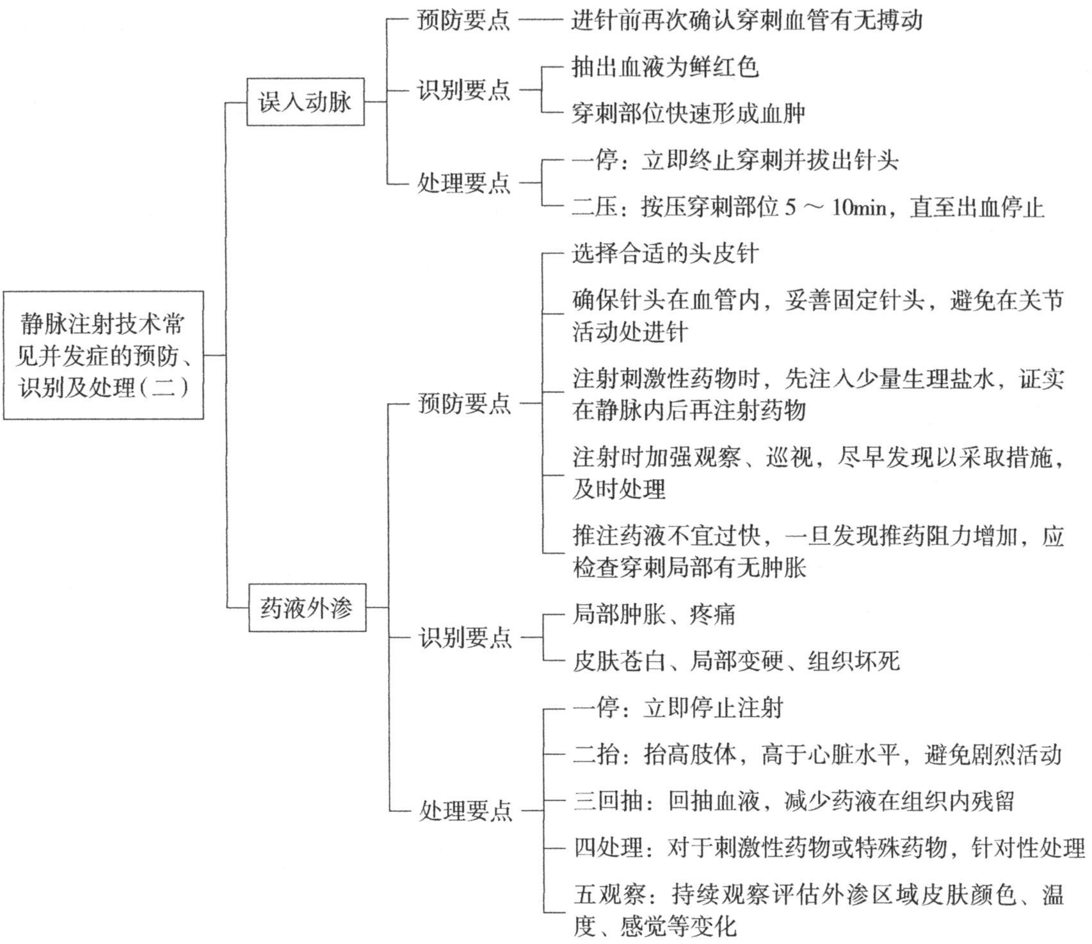

三、思维导图简要说明

（一）静脉注射失败

1. 预防要点

（1）严格遵守静脉注射操作流程，操作前、操作中对患者进行评估，穿刺时选择粗直、弹性好、易于固定的静脉，注意避开关节部位和静脉瓣。

（2）对于需多次进行静脉注射的患者，应轮换穿刺静脉，有计划保护血管，避免因反复穿刺导致操作失败。

（3）注意特殊患者的穿刺要点。

肥胖患者：由于肥胖者皮下脂肪较厚，静脉位置较深且不明显，但相对固定。因此在注射时，应首先摸清血管走向，然后从静脉上方进针，进针角度应稍加大，通常为 30° ～ 40° 。

水肿患者：对于水肿患者，可以沿静脉解剖位置，用手按揉局部，以暂时驱散皮下水分，使静脉充分显露后再进行穿刺。

脱水患者：由于脱水患者的血管充盈不良，穿刺可能会比较困难。在这种情况下，可以采取局部热敷和按摩的方法，待血管充盈后再进行穿刺。

老年患者：老年人的皮下脂肪较少，静脉易滑动且脆性较大，因此针头难以刺入或容易穿破血管对侧。在注射时，应用手指分别固定穿刺段静脉的上下两端，再沿静脉走向进行穿刺。

2. 识别要点

穿刺部位局部疼痛或肿胀隆起，回抽无回血。

3. 处理要点

（1）静脉穿刺失败，立即拔针。

（2）安抚患者，对患者做好解释工作，取得患者配合，更换静脉，重新穿刺注射。

（二）误入动脉

1. 预防要点

选择合适的静脉进行操作，进针前再次确认穿刺血管有无搏动。

2. 识别要点

（1）穿刺后看到回血，为鲜红色，且由于动脉血流压力较大，药物不滴或滴速缓慢。

（2）严重的情况下，针头可能会出现堵塞，穿刺部位的皮肤会有疼痛感，并快速形成血肿。

3. 处理要点

（1）立即停止输液：一旦发现输液针误入动脉，应迅速停止输液，避免进一步对动脉造成伤害。

（2）拔出针头并压迫止血：轻柔地拔出针头，并立即用无菌纱布或棉球压迫穿刺部位，以减少血液流出并防止局部血肿形成。压迫时应保持适当的力度，并持续一段时间，以确保止血效果。

（3）观察患者情况：密切观察患者的生命体征和症状变化，特别是血压、心率等。如果患者出现不适或异常反应，应立即通知医生并采取相应的处理措施。

（4）局部处理：对于穿刺部位的红肿、疼痛等症状，可以给予适当的冷敷或热敷，以减轻局部不适。同时，注意保持穿刺部位的清洁和干燥，避免感染。

（5）记录并报告：详细记录误入动脉的情况、处理过程和患者反应，及时向医生汇报。这有助于医生了解病情并制订相应的治疗方案。

（三）药液外渗

1. 预防要点

（1）选择合适的针头和注射器：根据患者的年龄、病情和药物性质，选用合适的针头和注射器。避免使用过小或过大的针头和注射器，以减少输液外渗的风险。

（2）选择合适的注射部位：应避开容易发生外渗的部位，如肘窝、手腕、手背等，选择相对安全的前臂、大腿等部位进行注射。操作后确保针头在血管内，并妥善固定针头。

（3）掌握正确的注射方法：医护人员应熟练掌握注射技术，避免针头在组织内停留时间过长，同时避免过度拍打或按摩注射部位，以防止药液外渗。

（4）合理安排输液顺序：对于需要同时输注多瓶药物的患者，应根据药物的刺激性强弱合理安排输液顺序。先输刺激性小的药物，再输刺激性大的药物，以降低输液外渗的风险。

（5）静脉推注药液时速度不宜过快，一旦发现推药阻力增加，应暂停推药，检查穿刺部位有无肿胀。

（6）加强观察、巡视，同时向患者普及输液外渗的危害和预防措施，增强患者的自我保护意识，发现问题，及时处理。

2. 识别要点

（1）穿刺部位局部肿胀、疼痛。

（2）患者穿刺部位皮肤苍白、局部变硬，严重时组织坏死。

3. 处理要点

（1）立即停止输液并拔出针头：一旦发现药液外渗，应迅速停止输液，并尽快将针头拔出，避免更多药液继续外渗。

（2）抬高外渗部位：在药液外渗的 48h 内，应将外渗部位抬高，以促进局部外渗药物的吸收和减轻水肿。

（3）在药液外渗时，可以用注射器连接头皮针进行药物回抽，减少药液在局部组织的渗出量，降低对组织的损害。

（4）根据药物性质和外渗程度进行针对性处理，如冷敷、热敷等。

（5）密切观察外渗部位的情况，注意患者是否有疼痛、红肿、坏死等不良反应。同时，加强护理，避免局部受压和摩擦，促进组织修复。

四、静脉注射技术常见并发症管理口诀

选好血管是前提，使用血管有计划；

穿刺前有无搏动，管路要妥当固定；

加强观察多巡视，药液外渗早发现。

第六节　密闭式静脉输液技术

一、密闭式静脉输液技术概述

（一）静脉输液的意义

静脉输液始于17世纪，是利用大气压和液体静压形成的输液系统内压高于人体静脉压的原理将大量无菌溶液或药物、电解质输入静脉内的方法。静脉输液治疗易将药物达到疗效浓度，可持续维持疗效所需的恒定浓度，迅速补充身体所需液体或营养，相对于皮下注射、肌内注射，它减轻了药物刺激，是一种高度专业的技术。

（二）密闭式静脉输液技术的定义与目的

【定义】

密闭式静脉输液技术是给原装密封瓶插输液器，将无菌溶液或药物输入静脉的治疗方法。

【目的】

（1）补充水分及电解质，预防和纠正水、电解质及酸碱平衡紊乱，常用于各种原因引起的脱水、酸碱平衡失调患者，如腹泻、剧烈呕吐、大手术后的患者。

（2）增加循环血量，改善微循环，维持血压及微循环灌注量，常用于严重烧伤、大出血、休克等患者。

（3）供给营养物质，促进组织修复，增加体重，维持正氮平衡，常用于慢性消耗性疾病、胃肠道吸收障碍及不能经口进食（如昏迷、口腔疾病）的患者。

（4）输入药物，治疗疾病。如输入抗生素以控制感染，输入解毒药物以起解毒作用，输入脱水剂以降低颅内压等。

（三）常用输液部位

输液时应根据患者的年龄、意识、体位、病情状况、病程长短、溶液种类、输液时间、静脉情况或即将进行手术的部位等选择穿刺的部位。常用的输液部位包括：周围浅静脉(如上肢选择正中静脉、头静脉、贵要静脉、手背静脉网；下肢选择大隐静脉、小隐静脉和足背静脉网)、头皮静脉、锁骨下静脉和颈外静脉。

(四)密闭式静脉输液技术常见并发症

密闭式静脉输液技术常见并发症包括静脉充盈不良、输液速度减慢或不滴、静脉炎、发热、急性肺水肿、空气栓塞等并发症。

二、密闭式静脉输液技术常见并发症的预防、识别及处理思维导图

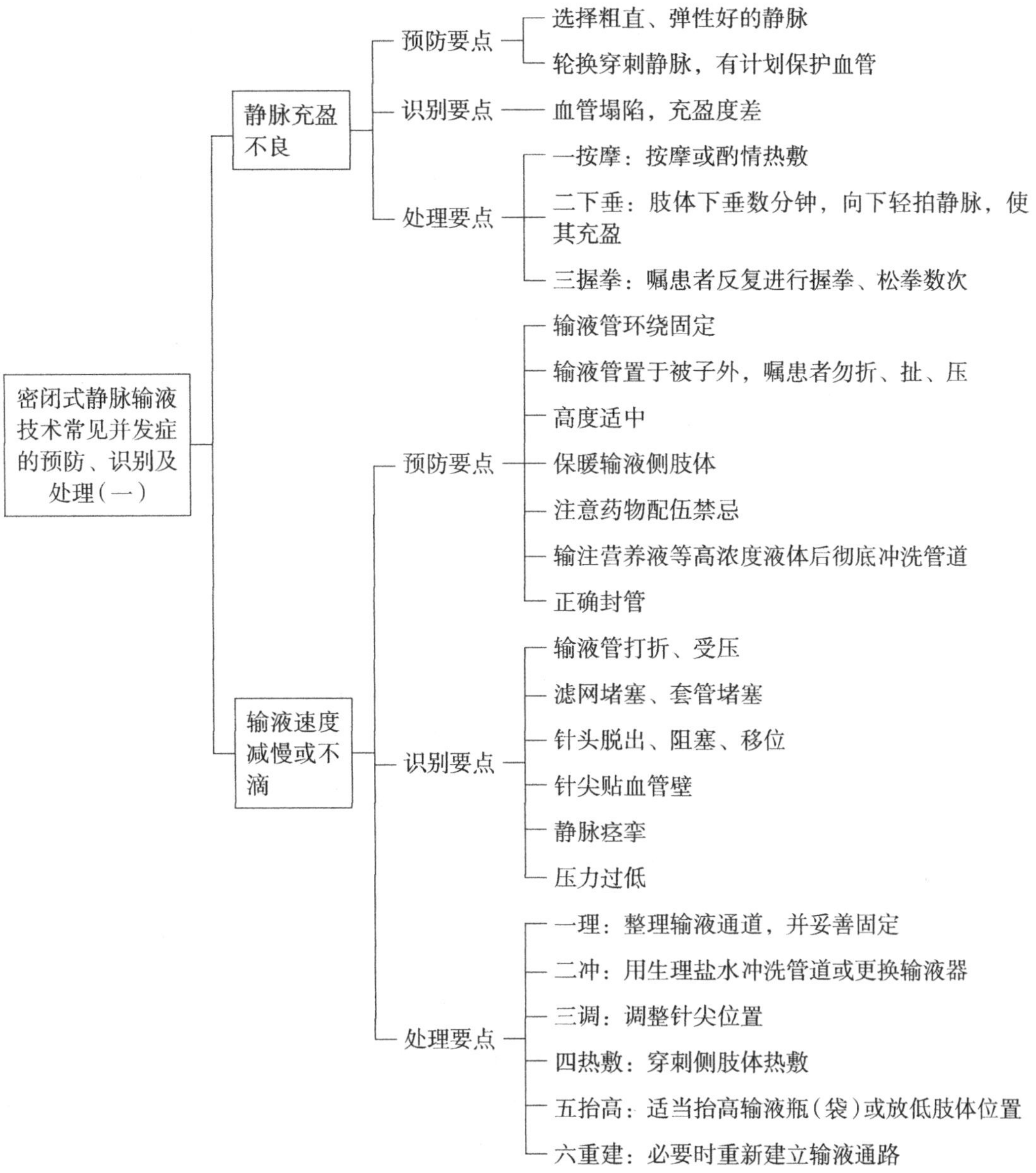

- 密闭式静脉输液技术常见并发症的预防、识别及处理（二）
  - 静脉炎
    - 预防要点
      - 严格无菌技术操作
      - 输注刺激性药物时，减慢点滴速度或选择中心静脉导管输注
      - 有计划地更换输液部位，以保护静脉
    - 识别要点
      - 沿静脉走向出现条索状红线，局部组织红、肿、热、痛
    - 处理要点
      - 一停：停止输液、拔针
      - 二抬：患肢抬高、制动
      - 三对症：根据静脉炎类型、分级，给予相应处理
      - 四培养：感染性静脉炎局部分泌物培养后予以抗感染治疗
  - 输液外渗
    - 预防要点
      - 选择粗直、血流丰富、无静脉瓣的血管进行穿刺
      - 确保针头在血管内，妥善固定针头，避免在关节活动处进针
      - 合理选择输液工具
    - 识别要点
      - 输液滴速减慢、穿刺局部肿胀、疼痛、无回血
    - 处理要点
      - 一停：立即停止输液，抬高患肢
      - 二测：测量肿胀面积或肢体周径
      - 三拔针：保留针头，回抽药液后拔针
      - 四封闭：根据药物性质遵医嘱行局部封闭
      - 五外敷：根据药物性质进行冷热敷
      - 六观察：持续观察，评估局部皮肤血运
      - 七止痛：必要时使用止痛剂
  - 发热
    - 预防要点
      - 严格执行无菌操作规范
      - 输液前检查输液器有无被污染、是否在效期内
      - 输注前检查药物质量
    - 识别要点
      - 患者发冷、寒战、发热
    - 处理要点
      - 一减：轻者减慢滴速
      - 二降：物理降温，遵医嘱给予抗过敏或激素治疗
      - 三停：重者停止输液，保留剩余溶液和输液器并送检，查找原因

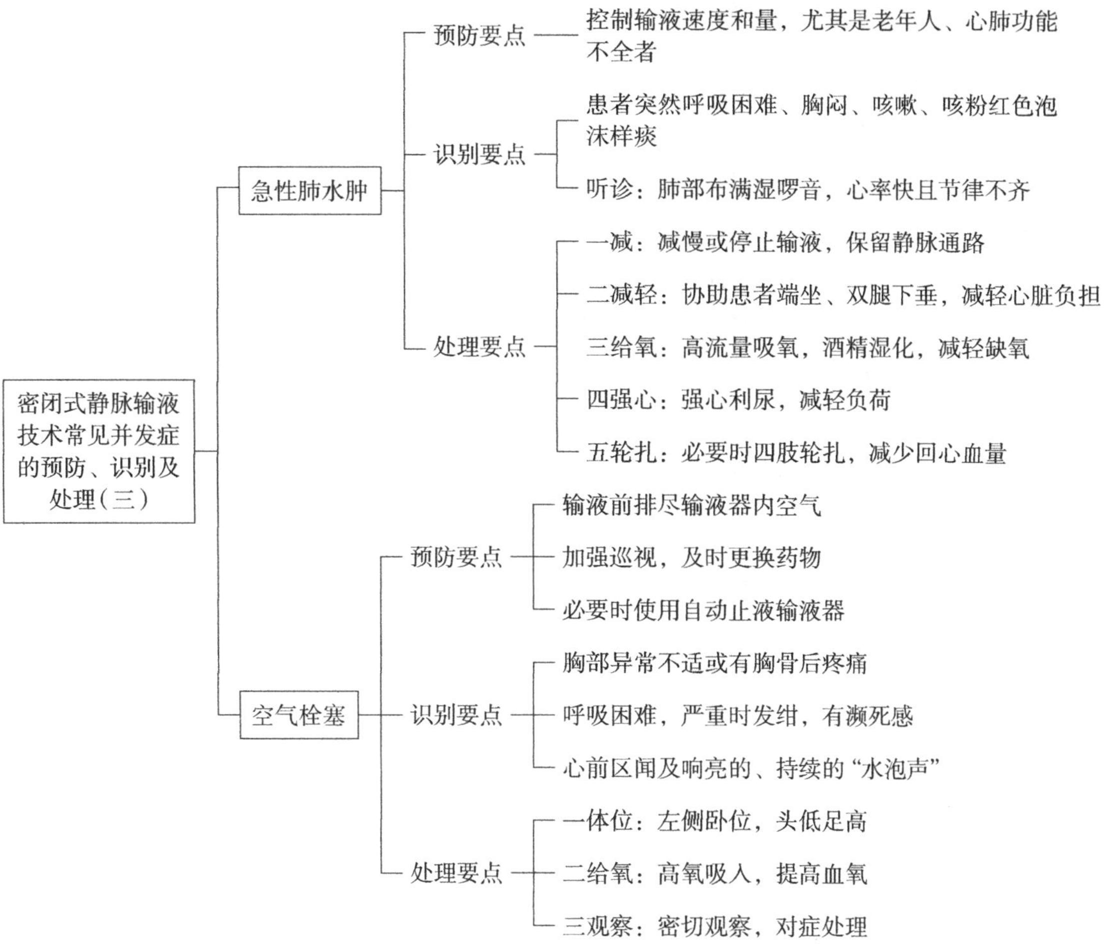

三、思维导图简要说明

（一）静脉充盈不良

1. 预防要点

（1）穿刺时选择粗直、弹性好的静脉。

（2）对于需要多次静脉输液的患者，应有计划保护患者血管，轮换穿刺静脉。

2. 识别要点

患者血管塌陷，充盈度差。

3. 处理要点

（1）操作前对穿刺肢体进行按摩或根据需要酌情热敷。

（2）指导患者将肢体下垂数分钟或向下轻拍静脉使其充盈。

（3）操作前嘱患者反复握拳、松拳数次，使静脉逐渐充盈。

（二）输液速度减慢或不滴

1. 预防要点

（1）操作后对输液管进行缠绕固定。

（2）操作完毕后，将输液管置于患者被子外，向患者做好宣教，勿折、扯、压输液管。

（3）保持输液袋与穿刺肢体之间合适的高度差。

（4）注意输液侧肢体的保暖，防止因液体输注导致静脉痉挛。

（5）注意药物配伍禁忌，避免因配伍禁忌导致液体结晶而影响正常输注。

（6）输注营养液等高浓度液体后彻底冲洗管路。

（7）对于使用留置针的患者，液体输注完成后正确封管。

2. 识别要点

（1）针头滑出血管外：液体注入皮下组织，局部肿胀、疼痛。

（2）针头斜面紧贴血管壁：液体输入不畅，调整针头位置或适当变换肢体位置可缓解。

（3）压力过低：滴液缓慢，为输液瓶位置过低所致，适当抬高输液瓶位置可缓解。

（4）静脉痉挛：滴液不畅，但有回血抽出，可局部热敷缓解。

（5）针头阻塞：滴液不畅，又无回血抽出。

3. 处理要点

（1）及时发现输液速度减慢或不滴，如管路打折、受压，整理管路，并妥善固定。

（2）如发现滤网堵塞或套管堵塞，用生理盐水冲管或更换输液器。

（3）调整针尖位置，避免因针尖紧贴血管壁而引起输注不畅。

（4）适当抬高输液瓶或放低输液肢体位置，保证压力合适。

（5）必要时重新穿刺。

（三）静脉炎

1. 预防要点

（1）必须严格执行无菌操作，规范穿刺置管。

（2）对于血管刺激性较强的药物，应充分稀释后再使用，合理控制输液速度及输液量，并防止药液漏出血管外。

（3）有计划地更换输液部位，避免在下肢和关节部位穿刺。

2. 识别要点

沿静脉走向出现条索状红线，局部组织发红、肿胀、灼热、疼痛。

3. 处理要点

（1）应停止原部位静脉输液，拔除穿刺针。

（2）调整体位，将患肢抬高、制动。

（3）根据静脉炎类型、分级，给予相应的处理。

（4）如果发生感染性静脉炎，应进行局部分泌物培养，并遵医嘱在局部使用治疗性敷料，必要时使用抗生素进行治疗。

（四）输液外渗

1. 预防要点

（1）操作前认真评估，选择粗直、血流丰富、无静脉瓣的血管进行穿刺。

（2）避免在关节活动处进行穿刺，穿刺完成后，确保针尖在血管内，并妥善固定针头。

（3）根据患者特殊情况，合理选择输液工具。

2. 识别要点

患者穿刺部位局部出现肿胀、疼痛，伴有皮肤苍白、局部变硬，严重时可发生组织坏死。

3. 处理要点

（1）立即停止输液：一旦发现药液外渗，立即停止输液，并拔除穿刺针，防止药液继续外渗造成更大范围的损伤。

（2）用无菌纱布或棉球对穿刺点局部压迫，或用注射器对渗出液进行回抽。

（3）抬高患肢，使患肢高于心脏水平，向患者做好宣教，避免患肢剧烈运动。

（4）根据药液外渗的严重程度和药物性质，采取相应的局部处理措施。对于轻度的药液外渗，可以用冷敷或热敷来减轻局部肿胀和疼痛；对于重度的药液外渗，尤其是具有刺激性和腐蚀性的药物，应用相应的解毒剂或中和剂湿敷，以减少药物对组织的损害。

（5）密切观察患者的病情变化，包括外渗部位的皮肤颜色、温度、疼痛性质、感觉变化等，以便及时处理可能出现的并发症。

（五）发热反应

1. 预防要点

（1）操作时，严格执行无菌操作规范。

（2）输液前注意检查用物是否被污染、是否在有效期内。

（3）输液前检查药物质量。

2. 识别要点

患者在输液过程中出现发冷、寒战、发热。

3. 处理要点

（1）对于症状较轻的患者，减慢输注速度或停止输液，密切观察，及时通知医生。

（2）对于发热的患者，可以采用物理降温方法，如冰敷、酒精擦拭等，以降低体温并缓解不适，必要时遵医嘱给予抗过敏或激素治疗。

（3）对于症状较严重的患者，停止输液，保留剩余溶液和输液器并送检，查找原因，给予对症处理。

（六）急性肺水肿

1. 预防要点

（1）输液过程中应密切观察患者情况，注意控制输液速度及输液量。

（2）需关注老年人、儿童及心肺功能不全者等特殊人群。

2. 识别要点

突然出现呼吸困难、胸闷、咳嗽、咳粉红色泡沫样痰、心率快、节律不齐。

3. 处理要点

（1）应立即停止输液，保留静脉通道，迅速通知医生，监测生命体征，备好抢救车，并进行紧急处理。

（2）如病情允许，协助患者端坐、双腿下垂，以减少下肢静脉回流，减轻心脏负担，同时安慰患者以缓解紧张。

（3）给予高流量氧气吸入，必要时酒精湿化，改善缺氧症状。

（4）遵医嘱予以镇静、平喘、强心、利尿和血管扩张的药物，扩张周围血管，加速液体排出，减少回心血量，减轻心脏负荷。

（5）必要时进行四肢轮扎。用橡胶止血带或血压计袖带适当进行四肢加压以阻断静脉血流，可有效地减少回心血量。

（七）空气栓塞

1. 预防要点

（1）输液前认真检查输液器质量，排尽输液导管内空气。

（2）输液过程中加强巡视，及时添加药液或更换输液瓶。

（3）可使用自动止液输液器，输液完毕后及时拔针，加压输液时安排专人在旁守护。

2. 识别要点

胸部异常不适、胸骨后疼痛、呼吸困难、听诊有“水泡声”。

3. 处理要点

(1)应立即将患者置于左侧卧位，并保持头低足高位。

(2)给予患者高流量氧气吸入，以提高血氧浓度，纠正缺氧状态。

(3)密切观察患者病情变化，如有异常，及时对症处理。

四、密闭式静脉输液技术常见并发症管理口诀

选好血管是前提，使用血管有计划；
无菌操作要规范，输液排气别忘记；
速度和量要适当，管路勿折防受压；
特殊药液要冲洗，配伍禁忌要注意；
加强观察多巡视，药液外渗早发现。

第七节　静脉留置针技术

一、静脉留置针技术概述

(一)静脉留置针的结构与功能

静脉留置针是一种输液工具，由钢针、留置导管、延长管、封管夹、肝素帽、白色端帽组成，核心的组成部件包括不锈钢制穿刺引导针芯(以下简称“金属针芯”)以及可以留置在血管内的柔软导管(peripheral venous catheter，PVC)。现在临床上可以常使用密闭式防针刺伤的留置针，有效保护了医患双方。延长管上的封管夹起到一个开放或封闭输液通路的作用。治疗需要的情况下，白色端帽处也可拆卸，实现了多条治疗通路。

(二)静脉留置针技术的意义

静脉留置针技术广泛用于输液、输血、化疗及紧急药物治疗等多种治疗，具有血管刺激性小、患者痛苦少、柔软、不易脱出血管、不受体位影响的优点，因此用静脉留置

针建立静脉通路十分重要。

（三）静脉留置针技术的定义与目的

【定义】

静脉留置针技术是指使用留置针这种输液工具，操作时将导管和金属针芯一起穿刺入血管内，当导管全部进入血管后，回撤出金属针芯，仅将柔软的导管留置在患者血管内，达到静脉给药目的的静脉穿刺技术。

【目的】

静脉留置针技术的目的是为患者建立静脉用药通道，为需要多次、大量输液的患者减少反复穿刺次数，方便临床及时用药，减少药物外漏，方便急危重症患者的抢救。

（四）静脉留置针技术常见并发症

静脉留置针在临床上可留置数天，留置期间患者保护不当或护士操作不当可引起一系列并发症，给患者带来影响，包括静脉炎、外渗和渗出、导管堵塞等。

二、静脉留置针技术常见并发症的预防、识别及处理思维导图

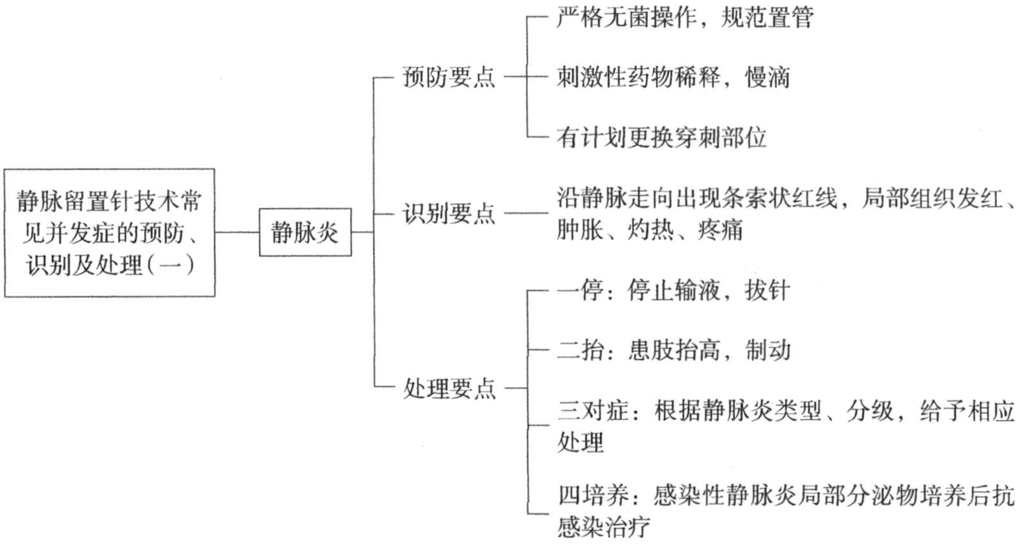

- 静脉留置针技术常见并发症的预防、识别及处理（二）
  - 外渗和渗出
    - 预防要点
      - 选择粗直、弹性好的血管穿刺
      - 避免关节及不完整皮肤处穿刺
      - 规范操作，有效固定
      - 合理选择输液工具
    - 识别要点
      - 输液滴速减慢、穿刺局部肿胀、疼痛、无回血
    - 处理要点
      - 一停：停止输液，抬高患肢
      - 二测：测量肿胀面积或肢体周径
      - 三拔针：保留针头，回抽药液后拔针
      - 四封闭：根据药物性质遵医嘱行局部封闭
      - 五外敷：根据药物性质进行冷热敷
      - 六观察：持续观察，评估局部皮肤血运
      - 七止痛：必要时使用止痛剂
  - 导管堵塞
    - 预防要点
      - 高营养治疗后充分冲管，正确封管
      - 注意输注药液配伍禁忌，以免引发药物沉淀
    - 识别要点
      - 药液滴注不畅或不滴
    - 处理要点
      - 一分析：分析堵塞原因，不可强行冲管
      - 二拔除：确认导管堵塞，立即拔除
  - 穿刺点感染
    - 预防要点
      - 严格无菌操作
      - 固定适当，如敷贴卷边、松动，及时更换
      - 检查留置针穿刺部位，评估并发症，尽早拔管
    - 识别要点
      - 穿刺点红、肿、痒、痛或伴有脓性分泌物
    - 处理要点
      - 一停：停止输液，拔除留置针
      - 二消毒：碘伏局部消毒，必要时使用治疗性敷料
  - 导管相关性静脉血栓形成
    - 预防要点
      - 穿刺时首选上肢粗直静脉，避免同一部位反复穿刺
      - 对于长期卧床患者，尽量避免在下肢远端使用留置针，减少留置时间
    - 识别要点
      - 留置管侧肢体肿胀、疼痛、皮肤颜色改变、皮温升高
    - 处理要点
      - 一制动：抬高患肢，制动，不热敷、按摩，对症处理
      - 二观察：观察留置管侧肢体肿、痛、皮温、颜色、出血倾向及功能活动情况

- 静脉留置针技术常见并发症的预防、识别及处理（三）
  - 急性肺水肿
    - 预防要点
      - 注意控制输液速度及输液量
      - 原发病及特殊人群需关注
    - 识别要点
      - 突然出现呼吸困难、胸闷、咳嗽、咳粉红色泡沫样痰、心率快、节律不齐
    - 处理要点
      - 一停：停止输液，保留通道，通知医生
      - 二减轻：协助端坐、双腿下垂，减轻心脏负担
      - 三给氧：高流量吸氧，酒精湿化，减轻缺氧
      - 四强心：强心利尿，减轻负荷
      - 五轮扎：必要时四肢轮扎，减少回心血量
  - 空气栓塞
    - 预防要点
      - 检查输液器，排尽空气
      - 加强巡视，及时换药
      - 必要时使用自动止液输液器
    - 识别要点
      - 胸部异常不适、胸骨后疼痛、呼吸困难、听诊有“水泡声”
    - 处理要点
      - 一体位：左侧卧位，头低足高
      - 二给氧：高氧吸入，提高血氧
      - 三观察：密切观察，对症处理
  - 神经损伤
    - 预防要点
      - 熟悉穿刺部位血管神经结构走向，进针深度根据患者体型及血管显露状况而定
      - 固定时松紧适宜、避免浅表神经受压
    - 识别要点
      - 肢体出现麻木、刺痛感；或穿刺时患者诉剧痛，随后出现穿刺部位麻木、无力、功能障碍等外周神经损伤的症状
    - 处理要点
      - 发生神经损伤后立即通知医生
      - 神经损伤侧肢体制动，可用理疗或红外线、短波照射，也可给予营养神经药物

三、思维导图简要说明

（一）静脉炎

1. 预防要点

（1）使用静脉留置针时，必须严格执行无菌操作，规范穿刺置管。

（2）血管刺激性较强的药物应充分稀释后再使用，合理控制输液速度及输液量，并防止药液漏出血管外。

（3）有计划地更换输液部位，避免在下肢和关节部位穿刺。

2. 识别要点

沿静脉走向出现条索状红线，局部组织发红、肿胀、灼热、疼痛。

3. 处理要点

（1）应停止原部位静脉输液，拔除留置针。

（2）调整体位，将患肢抬高、制动。

（3）根据静脉炎类型、分级，给予相应的处理。

（4）如果发生感染性静脉炎，应进行局部分泌物培养，并遵医嘱局部使用治疗性敷料，必要时使用抗生素进行治疗。

（二）外渗和渗出

1. 预防要点

（1）选择粗直、弹性好、血流丰富的血管进行留置针穿刺。

（2）穿刺时应避开静脉瓣、关节部位及瘢痕、炎症、硬结等部位。

（3）规范操作，合理有效固定导管。

（4）根据患者治疗方案及用药情况，合理选择输液工具。

2. 识别要点

输液滴速减慢、穿刺局部肿胀，伴疼痛，无回血或回血较慢。

3. 处理要点

（1）停止原部位输液，抬高患肢，及时通知医生。

（2）测量肢体肿胀面积、肢体周径并做好标记。

（3）保留针头，回抽药液后拔针（尽量减少药液在组织内残留）。

（4）针对外渗药物的性质行冷敷或热敷。

（5）严格掌握局部封闭指征，根据外渗药物性质和外渗面积，遵医嘱进行局部封闭。

（6）观察渗出或外渗区域皮肤颜色、温度、感觉等变化以及关节活动、患肢远端血运情况并记录。

（7）局部疼痛者遵医嘱使用止痛剂。

（三）导管堵塞

1. 预防要点

（1）在静脉高营养治疗后应彻底冲洗管道，每次输液完毕后应正确封管，根据患者的具体情况，选择合适的封管液及用量。

（2）注意输注药液配伍禁忌，以免药物相互反应而产生沉淀。

2. 识别要点

药液滴注不畅或不滴。

3. 紧急处理要点

（1）静脉导管堵塞时，应分析导管堵塞原因，不可强行推注生理盐水。

（2）确认导管堵塞时，应立即拔除。

（四）穿刺点感染

1. 预防要点

（1）严格执行手卫生及无菌操作。

（2）固定适当，如敷贴卷边、松动、潮湿等，及时更换。

（3）检查留置针穿刺部位，每日评估穿刺点及局部皮肤情况。

2. 识别要点

穿刺点出现红、肿、痒、疼痛或伴有脓性分泌物，体温上升等。

3. 处理要点

（1）应立即停止输液，拔除留置针。

（2）碘伏消毒穿刺点皮肤，必要时使用水胶体或银离子敷料等治疗性敷料。

（五）导管相关性静脉血栓形成

1. 预防要点

（1）穿刺时尽可能首选上肢粗直静脉，注意保护血管，避免同一部位反复穿刺。

（2）对于长期卧床患者，应尽量避免在下肢远端使用留置针，如果无法避免，应尽量减少留置时间。

2. 识别要点

穿刺侧肢体肿胀、疼痛、皮肤颜色改变、皮温升高。

3. 处理要点

（1）导管相关性静脉血栓形成时，应指导患者抬高肢体并制动，不能热敷、按摩、受压，立即通知医生给予对症处理。

（2）应观察置管侧肢体肿胀、疼痛、皮肤温度、颜色、出血倾向及功能活动情况。

（六）急性肺水肿

1. 预防要点

（1）输液过程中应密切观察患者情况，注意控制输液速度及输液量。

（2）需关注老年人、儿童及心肺功能不全者等特殊人群。

2. 识别要点

突然出现呼吸困难、胸闷、咳嗽、咳粉红色泡沫样痰、心率快、节律不齐。

3. 处理要点

(1)应立即停止输液，保留静脉通道，迅速通知医生，监测生命体征，备好抢救车，并进行紧急处理。

(2)如病情允许，协助患者端坐、双腿下垂，以减少下肢静脉回流，减轻心脏负担，同时安慰患者以消除紧张。

(3)给予高流量氧气吸入，必要时酒精湿化，改善缺氧症状。

(4)遵医嘱予以镇静、平喘、强心、利尿和血管扩张的药物，扩张周围血管，加速液体排出，减少回心血量，减轻心脏负荷。

(5)必要时进行四肢轮扎。用橡胶止血带或血压计袖带适当加压四肢以阻断静脉血流，可有效地减少回心血量。

(七)空气栓塞

1. 预防要点

(1)输液前认真检查输液器质量，排尽输液导管内空气。

(2)输液过程中加强巡视，及时添加药液或更换输液瓶。

(3)可使用自动止液输液器，输液完毕后及时封管，加压输液时安排专人在旁守护。

2. 识别要点

胸部异常不适、胸骨后疼痛、呼吸困难、听诊有“水泡声”。

3. 处理要点

(1)应立即将患者置于左侧卧位，并保持头低足高位。

(2)给予患者高流量氧气吸入，以提高血氧浓度，纠正缺氧状态。

(3)密切观察患者病情变化，如有异常，及时对症处理。

(八)神经损伤

1. 预防要点

(1)熟悉穿刺部位血管神经结构走向，进针深度根据患者体型及血管显露状况而定。

(2)固定时松紧适宜，避免浅表神经受压。

2. 识别要点

肢体出现麻木、刺痛感；或穿刺时患者诉剧痛，随后出现穿刺部位麻木、无力、功能障碍等外周神经损伤的症状。

3. 处理要点

(1)发生神经损伤后立即通知医生。

(2)神经损伤侧肢体制动，可用理疗或红外线、短波照射，也可给予营养神经药物。

四、静脉留置针技术常见并发症管理口诀

刺激药物择途径，血管红肿需警惕；
导管堵塞需拔除，血栓制动忌按摩；
输注控制时间量，端坐高氧减负荷；
空气栓塞水泡音，头低足高左侧卧；
停止输注细观察，无菌操作记心头。

第八节　密闭式静脉输血技术

一、密闭式静脉输血技术概述

(一)静脉输血的意义

静脉输血能补充血容量，增加心排血量，提高血压，改善循环；能增强携氧功能，增加血浆蛋白；能供给血小板和各种凝血因子，有助于止血；能增加免疫球蛋白，增强免疫力，直接抢救患者生命。输血作为一种治疗手段已被广泛用于临床实践中。

(二)密闭式静脉输血技术的定义与目的

【定义】

密闭式静脉输血是将全血或成分血如血浆、红细胞、白细胞、血小板等通过静脉输入体内的方法。

【目的】

密闭式静脉输血技术的目的是补充血容量、血浆蛋白、抗体、补体等血液成分，排出有害物质如一氧化碳等，纠正患者贫血，增加有效循环血量，改善心肌功能和全身血

液灌流，提升血压，增加心排血量，促进循环，用于因失血、失液引起的血容量减少或休克的患者以及血液系统疾病患者。

（三）密闭式静脉输血技术常见并发症

密闭式静脉输血技术包括输注血小板、血浆、红细胞等，由于患者的特殊体质、医护人员操作不当等，可能出现一些并发症，危害患者身体健康。密闭式静脉输血技术常见并发症包括发热反应、过敏反应、急性溶血反应、输血速度减慢等。

二、密闭式静脉输血技术常见并发症的预防、识别及处理思维导图

- 密闭式静脉输血技术常见并发症的预防、识别及处理（一）
  - 发热反应
    - 预防要点——严格管理血库保养液和输血用具，有效预防致热源，严格无菌操作
    - 识别要点——输血时或输血后 1 ～ 2h 发冷、寒战继而高热，持续时间不等
    - 处理要点
      - 一减慢：轻者减慢输血速度即可缓解
      - 二停止：重者停止输血，发冷时保暖，发热时降温
      - 三对症：遵医嘱对症解热镇痛
      - 四送检：将输血器、贮血袋送检
  - 过敏反应
    - 预防要点
      - 正确管理血液、血制品
      - 选择无过敏史供血者
      - 供血者采血前 4h 内不宜吃高脂肪、高蛋白食物，饮食清淡或饮糖水
      - 对有过敏史患者输血前予过敏治疗
    - 识别要点
      - 轻度：瘙痒，局部或全身荨麻疹
      - 中度：血管神经性水肿、喉头水肿、呼吸困难
      - 重度：过敏性休克
    - 处理要点
      - 一减慢：轻者减慢输血速度，给予抗过敏药
      - 二停止：中、重度者立即停止输血，通知医生行对症治疗
      - 三给氧：呼吸困难、氧气吸入，严重喉头水肿者行气管切开
      - 四监测：循环衰竭时抗休克，监测生命体征

- 密闭式静脉输血技术常见并发症的预防、识别及处理（二）
  - 急性溶血反应
    - 预防要点
      - 认真核对血型及交叉配血试验
      - 输血前认真查对，杜绝差错事故
      - 严格遵守血液保存规则，不可用变质血液
    - 识别要点
      - 轻者与发热反应相似，重者在输入 10 ～ 15ml 血液时即可出现症状，如头痛、寒战、呼吸困难、血压下降等
    - 处理要点
      - 一停：立即停止输血，通知医生，保持静脉通路通畅
      - 二给氧：氧气吸入，建立通道，遵医嘱给予升压对症治疗
      - 三封闭：双侧腰部封闭，并用热水袋热敷双肾区，保护肾脏
      - 四监测：碱化尿液，插入导尿管，监测每小时尿量，出现休克时需治疗，观察生命体征，做好记录
      - 五送检：将剩余血、患者血、尿标本送检
      - 六安抚：安抚患者，消除紧张情绪
  - 输血速度减慢
    - 预防要点
      - 输血前确认静脉导管通畅
      - 输血侧肢体穿刺点、皮肤有无异常
      - 检查输血装置是否完好
    - 识别要点
      - 输血滴注不畅或不滴
    - 处理要点
      - 一整理：整理输血通道，妥善固定
      - 二冲管：用生理盐水冲洗管道或更换输血器
      - 三加压：适当抬高输液架高度或者使用加压输血装置
      - 四建立：重新建立输血通路
  - 循环负荷过重
    - 预防要点
      - 严格控制输血速度及输血量
      - 原发病及特殊人群需关注
    - 识别要点
      - 突然出现呼吸困难、胸闷、咳嗽、咳粉红色泡沫样痰、心率快、节律不齐
    - 处理要点
      - 一减慢：减慢或停止输血，保留静脉通路
      - 二减轻：取端坐位，双腿下垂，减轻心脏负荷
      - 三用药：遵医嘱对症药物治疗
      - 四减少：必要时四肢轮扎，减少回心血量

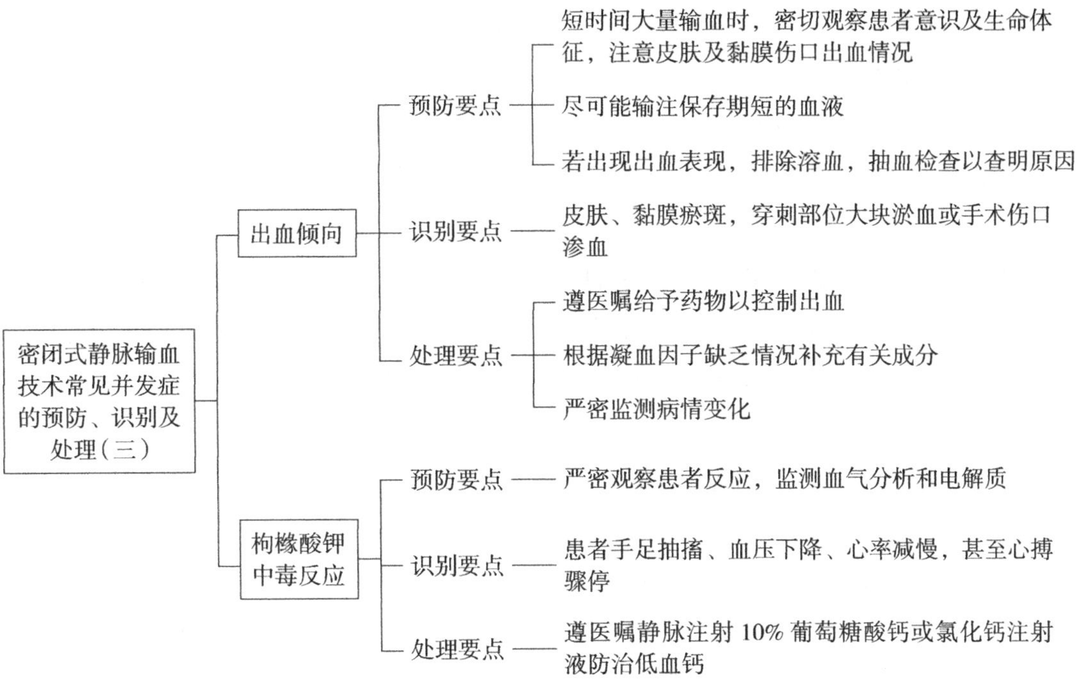

三、思维导图简要说明

（一）发热反应

1. 预防要点

严格管理血库保养液和输血用具，有效预防致热源，严格无菌操作，使用一次性输血器。

2. 识别要点

输血时或输血后 1 ～ 2h 发冷、寒战继而高热，持续时间不等，多在数小时内缓解，少有超过 24h 者。少数反应严重者可出现抽搐、呼吸困难、血压下降，甚至昏迷。

3. 处理要点

（1）反应轻者，减慢输血速度，症状可自行缓解。

（2）反应重者应立即停止输血，密切观察生命体征，给予对症处理（发冷者注意保暖，高热者给予物理降温），并及时通知医生。

（3）必要时遵医嘱给予解热镇痛药和抗过敏药，如异丙嗪或肾上腺皮质激素等。

（4）将输血器、剩余血连同贮血袋一并送检。

（二）过敏反应

1. 预防要点

（1）正确管理血液及血制品，取血时必须使用取血专用保存箱。

（2）输血前详细询问患者的过敏史，了解患者的过敏原，寻找对该过敏原无接触史的供血者。

（3）献血者在采血前4h内不吃高蛋白、高脂肪饮食，宜进少量清淡饮食或糖水。

（4）既往有输血过敏史者尽量避免输血。若确实因疾病治疗需要输血时，可输注洗涤红细胞或冰冻红细胞，输血前半小时口服抗组胺药或使用类固醇类药物。

2. 识别要点

大多数发生在输血后期或输血即将结束时。

轻度：皮肤局限性或全身性红斑、荨麻疹和瘙痒。

中度：血管神经性水肿、喉头水肿、呼吸困难。

重度：出现咳嗽、呼吸困难、喘鸣、面色潮红、腹痛、腹泻、意识不清、休克等症状，可危及生命。

3. 处理要点

（1）轻度过敏反应，减慢输血速度，给予抗过敏药物，继续观察。

（2）中、重度过敏反应，应立即停止输血，保持静脉通路，输入0.9%氯化钠溶液，通知医生，根据医嘱皮下注射肾上腺素0.5～1ml或静脉滴注氢化可的松、地塞米松等抗过敏药物。

（3）对呼吸困难者给予吸氧，对严重喉头水肿者协助医生行气管切开，如出现休克，进行抗休克治疗，必要时进行心肺复苏。

（4）对循环衰竭者给予抗休克治疗，监测生命体征。

（三）急性溶血反应

1. 预防要点

（1）为预防溶血反应，护士从血液标本采集开始到血液成分的输入，都应仔细确认患者的身份，认真做好血型鉴定和交叉配血试验，杜绝差错事故。

（2）严格遵守血液保存规则，不可用变质血液。

2. 识别要点

溶血反应是输血中最严重的并发症，典型的症状是在输血10～20ml后，患者出现头部胀痛、面色潮红、恶心、呕吐、心前区压迫感、四肢麻木、腰背剧痛，严重者出现肾功能衰竭而死亡。迟发性溶血反应可发生在输血后7～14d，表现为不明原因的发热、贫血、黄疸和血红蛋白尿。

3. 处理要点

（1）立即停止输血，并通知医生。

（2）给予氧气吸入，建立静脉通道，遵医嘱给予升压药或其他药物治疗。

（3）双侧腰部封闭，并用热水袋热敷双侧肾区，解除肾小管痉挛，保护肾脏。碱化尿液，静脉注射碳酸氢钠，增加血红蛋白在尿液中的溶解度，减少沉淀，避免阻塞肾小管。

（4）严密观察生命体征和尿量，插入导尿管，监测每小时尿量，并做好记录。若发生肾衰竭，行腹膜透析或血液透析治疗。

（5）将剩余血、患者血标本和尿标本送化验室进行检验。

（6）心理护理，安慰患者，消除其紧张、恐惧心理。

（四）输血速度减慢

1. 预防要点

（1）输血前确认静脉导管通畅。

（2）输血侧肢体穿刺点、皮肤有无异常。

（3）检查输血装置是否完好。

2. 识别要点

输血滴注不畅或不滴。

3. 处理要点

（1）检查整理输血通道，查看管道是否反折、开关是否关闭。

（2）用生理盐水冲洗管道，遇阻力时不可强行冲管；或更换输血器。

（3）适当抬高输液架高度或者使用加压输血装置。

（4）当怀疑是针头因素时，可调整患者手臂体位，如果针头堵塞，拔除后重新建立输血通路。

（五）循环负荷过重

1. 预防要点

（1）应根据患者病情、年龄、自身状况调整输血的量和滴速。

（2）有原发病及特殊人群需重点关注。

2. 识别要点

输血过程中或输血后突发头部剧烈胀痛、胸闷、呼吸困难、发绀、咳嗽、咳大量血性泡沫样痰，严重时可致死亡。患者呈端坐呼吸，颈静脉怒张，听诊时肺部有大量“水泡音”，中心静脉压升高。

3. 处理要点

（1）出现肺水肿症状时，立即停止输血，保留静脉通路，及时通知医生，配合抢救。

（2）协助患者取端坐位，两腿下垂，以减少回心血量，减轻心脏负荷。

（3）遵医嘱给予镇静、利尿、强心、扩血管的药物，减轻心脏负荷，同时应严密观察并记录。

（4）必要时用止血带进行四肢轮流捆扎，每隔 5 ～ 10min 轮流放松一侧肢体的止血带，有效减少回心血量。症状缓解后逐步解除止血带。

（六）出血倾向

1. 预防要点

（1）短时间输入大量库存血时，应密切观察患者的意识、血压、脉搏等变化，注意皮肤、黏膜或手术伤口有无出血。

（2）严格掌握输血量，每输入 3 ～ 5U 库存血时，应间隔输入 1U 的新鲜血液。

2. 识别要点

皮肤、黏膜瘀斑，穿刺部位大块瘀血或手术伤口渗血。非手术部位皮肤、黏膜出现紫癜、瘀斑、鼻出血、牙龈出血、血尿、消化道出血、静脉穿刺处出血等。

3. 处理要点

（1）遵医嘱给予药物以控制出血。

（2）根据凝血因子缺乏情况补充有关成分。

（3）严密监测病情变化。

（七）枸橼酸钾中毒反应

1. 预防要点

（1）严密观察患者反应，慎用碱性药物，注意监测血气分析和电解质结果，维持体内水、电解质和酸碱的平衡。

（2）每输注库存血 1000ml，须遵医嘱静脉注射 10% 葡萄糖酸钙或氯化钙注射液 10ml，预防低血钙发生。

2. 识别要点

手足搐搦、出血倾向、血压下降、心率减慢，甚至心搏骤停。心电图示 Q–T 时间延长，ST 段延长，T 波低平倒置。血液化验提示血清钙 $<$ 2.2mmol/L。

3. 处理要点

（1）每输注库存血 1000ml，须遵医嘱静脉注射 10% 葡萄糖酸钙或氯化钙注射液 10ml，以补充钙离子。

（2）严密观察患者反应，体温正常、无休克者可耐受短时间内快速输血。监测血钙浓度，必要时补钙。病情严重者立即停止输血并吸氧。

四、密闭式静脉输血技术常见并发症管理口诀

“三查十对”严执行，发热降温找原因；

过敏水肿需警惕，溶血吸氧要封闭；

滴注不畅妥固定，大量输血控滴速；

出血中毒观症状，合理用药控反应。

第六章

标本采集护理技术操作并发症的预防、识别及处理

第一节 手指血糖测量技术

一、手指血糖测量技术概述

（一）血糖的定义

血糖即为血液中的糖分，绝大多数情况下都是葡萄糖，体内各组织细胞活动所需的能量大部分来自葡萄糖，所以血糖必须保持一定的水平才能维持体内各器官和组织的需要。空腹血糖可诊断糖尿病、反映胰岛素分泌能力、评估血糖控制情况。餐后血糖可诊断糖尿病、反映胰岛B细胞的储备功能、评估糖尿病并发症风险、调整降糖治疗方案。

（二）血糖监测的意义

血糖监测是糖尿病管理中的重要组成部分，其结果有助于评估患者糖代谢紊乱程度，同时反映降糖治疗的效果并指导降糖方案的调整。

（三）手指血糖测量技术的定义及目的

【定义】

手指血糖测量技术是指通过血糖仪对指尖血液中葡萄糖浓度进行测定，以监测患者血糖水平。

【目的】

手指血糖测量技术的目的是通过患者手指血糖监测结果了解血糖波动情况，为治疗、用药提供依据。测量血糖使用的便携式血糖仪是可随身携带、操作便捷、在患者近旁使用、快速测定患者末梢血中葡萄糖浓度的设备。因操作简单、需血量低、测量时间短等优势，它被广泛用于临床和糖尿病患者的居家检测中。

（四）手指血糖测量技术常见并发症

手指血糖测量技术常见并发症包括疼痛、皮下血肿、感染等。

二、手指血糖测量技术常见并发症的预防、识别及处理思维导图

- 手指血糖测量技术常见并发症的预防、识别及处理
  - 疼痛
    - 预防要点
      - 尽量在中指和无名指指腹的两侧采血，避开指尖中部
      - 调节好采血针头刺人的深度，8 岁及以下儿童≤ 2.0mm，8 岁以上儿童及成人≤ 2.4mm
      - 穿刺前紧绷穿刺部位皮肤，穿刺动作轻柔
    - 识别要点 —— 采血部位疼痛，呈刺痛
    - 处理要点 —— 指导患者通过转移注意力等方式缓解疼痛
  - 皮下血肿
    - 预防要点
      - 不在同一部位反复多次采血
      - 采血完毕后，局部按压 30 ～ 60s。对于凝血机制障碍者，适当延长按压时间，按压时勿用力挤压和揉搓
      - 尽可能做到一次穿刺采集到足够血液，避免二次穿刺
    - 识别要点 —— 穿刺点周围皮肤青紫，局部皮肤隆起，边界不清，局部疼痛、灼热
    - 处理要点 —— 局部冷敷，48h 后改热敷
  - 感染
    - 预防要点
      - 采血人员接受专业培训，采血前有效洗手
      - 用 75% 酒精消毒皮肤，自然待干，不应提前拭去消毒剂
      - 勿在肿胀的部位采血，勿在近期穿刺过的部位采血
      - 采血部位勿太靠近指甲
      - 尽量不在拇指和小指采血，因这两个手指的滑膜囊可直接通向掌心深部，如发生感染可直接通向掌心深部
      - 感染严重时遵医嘱使用抗生素
    - 识别要点
      - 局部红、肿、热、痛
      - 局部压痛明显
    - 处理要点
      - 用 0.5% 碘伏外涂
      - 必要时使用物理疗法

三、思维导图简要说明

（一）疼痛

1. 预防要点

（1）尽量在中指和无名指指腹的两侧采血，避开指尖中部。

（2）调节好采血针头刺入的深度，8 岁及以下儿童针头刺入深度≤ 2.0mm，8 岁以上儿童及成人针头刺入深度≤ 2.4mm。

（3）穿刺前捏紧穿刺部位皮肤，穿刺动作轻柔。

2. 识别要点

采血部位疼痛，呈刺痛。

3. 处理要点

指导患者通过转移注意力等方式缓解疼痛。

（二）皮下血肿

1. 预防要点

（1）不在同一部位反复多次采血。

（2）采血完毕后，局部按压 30 ～ 60s。对于凝血机制障碍者，适当延长按压时间至不出血，按压时勿用力挤压和揉搓。

（3）尽可能做到一次穿刺，采集到足够血液，避免二次穿刺。

2. 识别要点

穿刺点周围皮肤青紫，局部皮肤隆起，边界不清，局部疼痛、灼热。

3. 处理要点

（1）48h 内冷敷，降低肢体神经末梢的敏感性从而减轻疼痛，还可使毛细血管收缩，血流量减少，从而减轻局部充血和出血。

（2）48h 后热敷，使血管扩张，血流速度加快，可减轻相应深部组织的充血及加速皮下出血的吸收。

（三）感染

1. 预防要点

（1）采血人员接受专业培训，采血前运用七步洗手法有效洗手。

（2）用 75% 酒精消毒皮肤，自然待干，不应提前拭去消毒剂。

（3）勿在肿胀的部位采血，勿在近期穿刺过的部位采血。

（4）采血部位勿太靠近指甲。

（5）尽量不在拇指和小指采血，因这两个手指的滑膜囊可直接通向掌心深部，如发生感染可直接通向掌心深部。

2. 识别要点

（1）局部红、肿、热、痛。

（2）局部压痛明显。

3. 处理要点

（1）用 0.5% 碘伏外涂消毒。

（2）炎症早期可用热毛巾、热水袋等局部热敷，必要时使用物理疗法，每日用红外线或短波等治疗，以改善局部血液循环，促进炎症吸收、消退或局限。

（3）感染严重时，遵医嘱使用抗生素。

四、手指血糖测量技术常见并发症管理口诀

酒精待干方采血，首选中指无名指；

捏紧皮肤调深度，指腹两侧少疼痛；

勿近指甲防感染，按压到位勤轮换。

第二节　静脉采血技术

一、静脉采血技术概述

（一）静脉血标本的意义

静脉血标本是临床医学检验的重要标本，也是最常用的标本类型之一，检测结果为临床疾病诊疗提供重要参考信息。

（二）静脉采血技术的定义与目的

【定义】

静脉采血是将穿刺针刺入患者静脉血管，抽取适量静脉血液用于检测的常用侵入性医疗操作。

【目的】

静脉采血技术的目的是通过静脉穿刺抽取血液进行血液检查，为诊断疾病、判断患

者病情进展程度以及治疗疾病提供参考。

（三）静脉采血技术常见并发症

静脉采血技术常见并发症有皮下血肿或瘀青、晕厥、误抽动脉血、神经损伤等。

二、静脉采血技术常见并发症的预防、识别及处理思维导图

- 静脉采血技术常见并发症的预防、识别及处理（一）
  - 皮下血肿或瘀青
    - 预防要点
      - 采血前不可反复拍打采血部位
      - 止血带使用时间不宜超过 1min
      - 采血结束后在静脉穿刺点正上方按压 5min（止血功能异常的患者宜适当延长时间），不宜屈肘按压
      - 上肢静脉抽血时如衣袖较紧，脱去较紧的衣袖后抽血
      - 避免在静脉分叉处进针，因可诱发血液外渗
      - 有计划地安排采血部位，避免同一部位反复穿刺
    - 识别要点
      - 穿刺部位疼痛、肿胀、压痛，肉眼可见皮下瘀青
    - 处理要点
      - 48h 内冷敷以减轻充血和出血，48h 后热敷以加速皮下出血的吸收
  - 晕厥
    - 预防要点
      - 采血前评估患者身体状况、情绪、是否进食、有无晕针或晕血史等，并做好解释工作，给患者心理安慰
      - 采血时与患者适当交谈，转移患者的注意力
      - 协助患者取适当体位、姿势，以利于机体放松，尤其是易发生晕针或晕血患者可取平卧位
      - 熟练掌握操作技术，做到一针见血，减少刺激
    - 识别要点
      - 先兆期：自诉头晕、眼花、心悸、心慌、恶心、四肢无力
      - 发作期：瞬间昏倒，不省人事，面色苍白，四肢冰凉，血压下降，心率减慢，脉搏细弱
      - 恢复期：意识清楚，自诉全身无力，四肢酸软，面色由白转红，四肢转温，心率恢复正常，脉搏有力
    - 处理要点
      - 立即停止采血，将患者抬到空气流通处或给予吸氧
      - 患者由坐位立即改为平卧位
      - 指压或针灸人中穴、合谷穴
      - 口服热开水或热糖水，适当保暖
      - 对于老年人或心脏病患者，防止发生心绞痛、心肌梗死或脑部疾病等意外
      - 观察患者意识恢复情况及生命体征，如生命体征不稳定，宜立即呼救

- 静脉采血技术常见并发症的预防、识别及处理（二）
  - 误抽动脉血
    - 预防要点
      - 贵要静脉下方有动脉，尽量避免此血管穿刺
      - 掌握正确的股静脉穿刺方法：股动脉内侧 0.5cm 处刺入，见抽出暗红色血，表示已达股静脉
    - 识别要点
      - 穿刺部位快速形成血肿或采血管快速充盈
      - 不用回抽，血液自动进入注射器里
      - 血液较静脉血更鲜红
    - 处理要点
      - 立即拔出针头，紧压穿刺处 5 ～ 10min，直至无出血为止
      - 重新选择其他静脉穿刺抽血
  - 神经损伤
    - 预防要点
      - 选择合适的静脉采血，尽量避免手腕内侧的静脉和贵要静脉等
    - 识别要点
      - 穿刺部位出现放射性的电击样疼痛、麻刺感或麻木感
    - 处理要点
      - 立即中止采血，拔出采血针，更换部位重新采血
      - 必要时可请医生对患者神经损伤程度进行评估及处理

三、思维导图简要说明

（一）皮下血肿或瘀青

1. 预防要点

（1）采血前不可反复拍打采血部位，可让患者握拳使静脉更加充盈，以利于成功穿刺。

（2）穿刺成功后及时松开止血带，宜在开始采集第一管血时松开止血带，使用时间不宜超过 1min。如某些情况下止血带需要在一个部位使用超过 1min，宜松开止血带，等待 2min 后重新绑扎。

（3）采血结束后指导患者正确按压止血：按压穿刺点 5min（止血功能异常的患者宜适当延长时间），直至出血停止；不宜屈肘按压，会增加额外的压力或按压部位不在准确的穿刺点；在正确按压止血的前提下出现血肿或出血持续时间超过 5min，可请医生对患者凝血功能进行评估及处理。

（4）上肢静脉抽血时如衣袖较紧，脱去较紧的衣袖后抽血。

（5）避免在静脉分叉处进针，因为这可能会诱发血液外渗。

（6）有计划地安排采血部位，避免同一部位反复穿刺。

2. 识别要点

穿刺部位疼痛、肿胀、压痛，肉眼可见皮下瘀青。

3. 处理要点

（1）48h 内冷敷，降低肢体神经末梢的敏感性从而减轻疼痛，还可使毛细血管收缩，

血流量减少，从而减轻局部充血和出血。

（2）48h 后热敷，使血管扩张，血流速度加快，加速皮下出血的吸收。

（二）晕厥

1. 预防要点

（1）采血前评估患者身体状况、情绪、是否进食、有无晕针或晕血史等，并做好解释工作，给患者心理安慰。

（2）采血时与患者适当交谈，转移患者的注意力。

（3）协助患者取舒适体位、姿势，以利于机体放松，尤其是易发生晕针或晕血的患者可取平卧位。

（4）熟练掌握操作技术，做到一针见血，减少刺激。

2. 识别要点

（1）先兆期：自诉头晕、眼花、心悸、心慌、恶心、四肢无力。

（2）发作期：瞬间昏倒，不省人事，面色苍白，四肢冰凉，血压下降，心率减慢，脉搏细弱。

（3）恢复期：意识清楚，自诉全身无力，四肢酸软，面色由白转红，四肢转温，心率恢复正常，脉搏有力。

3. 处理要点

（1）立即停止采血，将患者抬到空气流通处或给予吸氧，如患者有呕吐，将患者头偏向一侧，以免呕吐物吸入气管。

（2）患者由坐位立即改为平卧位，头部稍低，脚抬高，能够增加患者脑部的血流供应，从而缓解晕厥症状，同时松解衣扣。

（3）指压或针灸人中穴、合谷穴，刺激患者意识。

（4）口服热开水，适当保暖，疑似患者因空腹采血而发生低血糖时可口服糖水。

（5）对于老年人或心脏病患者，防止发生心绞痛、心肌梗死或脑部疾病等意外。

（6）观察患者意识恢复情况及脉搏、呼吸、血压等生命体征，如生命体征不稳定，立即告知医生。

（三）误抽动脉血

1. 预防要点

（1）贵要静脉下方有动脉，应尽量避免此血管穿刺。

（2）掌握正确的股静脉穿刺方法：股动脉内侧 0.5cm 处刺入，见抽出暗红色血，表示已达股静脉。

2. 识别要点

(1)穿刺部位快速形成血肿或采血管快速充盈。

(2)不用回抽，血液自动进入注射器里。

(3)血液较静脉血更鲜红。

3. 处理要点

(1)立即拔出针头，紧压穿刺处 5 ～ 10min，直至无出血为止。

(2)重新选择其他静脉穿刺抽血。

(四)神经损伤

1. 预防要点

选择合适的静脉采血，如贵要静脉下方较易穿刺到神经，尽量避免选择此血管。

2. 识别要点

穿刺部位出现放射性的电击样疼痛、麻刺感或麻木感。

3. 处理要点

(1)立即拔出针头，紧压穿刺处 5 ～ 10min，直至无出血为止。

(2)重新选择其他静脉穿刺抽血。

(3)必要时可请医生对患者神经损伤程度进行评估及处理。

四、静脉采血技术常见并发症管理口诀

晕血晕针取平卧，交谈安抚把血采；
上肢采血袖勿紧，尽量避免交叉处；
贵要静脉邻居多，最好不要把血采；
股静脉常伴动脉，角度深度要谨慎；
股动脉内侧 0.5，帮助找准股静脉；
一针见血常轮换，减少刺激保血管；
把握时长正上方，按压到位无血肿。

第三节　动脉采血技术

一、动脉采血技术概述

(一)动脉采血的意义

动脉采血是一种重要的临床检测手段，通过对动脉血管的血液采集，可以获得血气

分析数据，精确评估氧合状态，检测血液酸碱平衡以及监测呼吸功能等，对临床诊断和治疗具有重要意义。

（二）动脉采血技术的定义与目的

【定义】

动脉采血技术是指从动脉抽取血标本的方法。

【目的】

动脉采血技术主要目的是通过采集的动脉血对人体血液中的 pH 值、氧分压和二氧化碳分压等指标进行测量，对人体的呼吸功能和血液酸碱平衡状态做出评估，即动脉血气分析。动脉采血可选择的穿刺部位依次为桡动脉、肱动脉、足背动脉、股动脉。

（三）动脉采血技术常见并发症

动脉采血技术常见并发症有皮下血肿、误采静脉血、动脉痉挛、假性动脉瘤形成、血管迷走神经反应、血栓形成、穿刺点大出血等。

二、动脉采血技术常见并发症的预防、识别及处理思维导图

- 动脉采血技术常见并发症的预防、识别及处理（一）
  - 皮下血肿
    - 预防要点
      - 合理安排穿刺点，避免在同一部位反复穿刺
      - 掌握穿刺技术，防止穿破动脉后壁，推荐“握笔式”进针，各动脉穿刺角度推荐如下：桡动脉 30° ～ 45°，肱动脉 45°，足背动脉 15°，股动脉 90°
      - 穿刺完毕，用无菌纱布或棉签按压穿刺部位 5 ～ 10min，避免移动按揉，凝血功能不好者按压时间延长，患者平卧 20min
    - 识别要点
      - 穿刺点周围皮肤苍白、皮下肿大、边界清楚，次日穿刺皮肤青紫、边界不清、水肿加剧，局部疼痛、灼热、活动受限
      - 如股动脉反复穿刺出血引起腹腔血肿，患者有休克的表现，包括皮肤湿冷、血压下降、脉搏细速等，患者自觉难以忍受的腰背痛；腹腔穿刺抽出鲜血
    - 处理要点
      - 血肿发生 48h 内冷敷有利于止血
      - 48h 后热敷有利于血肿吸收。血肿轻微时，可暂不处理
      - 若肿胀加剧，应立即按压穿刺点并用 50% 硫酸镁湿敷

- 动脉采血技术常见并发症的预防、识别及处理（二）
  - 误采静脉血
    - 预防要点——选择准确的穿刺部位。桡动脉：距腕横纹1～2cm，距手臂外侧0.5～1cm处。肱动脉：肱二头肌内侧沟动脉搏动最明显处。足背动脉：足背动脉内外踝连线中点至第一跖骨间隙的中点。股动脉：腹股沟股动脉搏动最明显处
    - 识别要点——血液暗红，不能自动充盈采血针
    - 处理要点——重新采集动脉血
  - 动脉痉挛
    - 预防要点——避免碰到神经，尤其是从脂肪组织较少的足背动脉采血
    - 识别要点——远侧动脉搏动减弱或消失，肢体可出现麻木、发冷、苍白等缺血症状，而局部无大出血或张力性血肿现象
    - 处理要点
      - 如果穿刺针头确定在内管内，可暂停抽血，不要操之过急，待血流量逐渐增加后再抽血，避免反复穿刺
      - 穿刺未成功则拔针，热敷局部血管，待痉挛解除后再穿刺
  - 假性动脉瘤形成
    - 预防要点
      - 避免在同一部位重复穿刺，以免局部瘀斑形成后皮肤弹性降低而出血
      - 对出血部位的护理：穿刺后动脉有少量出血时，可用无菌敷料按压出血部位，并用胶布加压、固定，并随时观察血流量及是否出血
    - 识别要点
      - 假性动脉瘤易活动，血管表浅、管壁薄、突出皮肤表面
      - 局部肿块，伴“膨胀性”搏动，肿块可触及收缩期细震颤，可闻及收缩期杂音；指压肿块近侧动脉，可见肿块缩小，且紧张度降低并停止搏动
    - 处理要点
      - 若有小的足背动脉瘤，应嘱患者穿宽松、软质的鞋，以防瘤体受到摩擦，引起破裂出血
      - 假性动脉瘤较大而影响功能者，可用手术直接修补
  - 血管迷走神经反应
    - 预防要点
      - 提高穿刺技术，增加一次成功率
      - 安抚患者，消除紧张情绪
    - 识别要点——心动过缓、皮肤苍白、呕吐、出汗，严重者晕厥
    - 处理要点
      - 停止穿刺，安抚患者情绪，告知医生
      - 协助患者平卧休息，松开衣服，监测生命体征

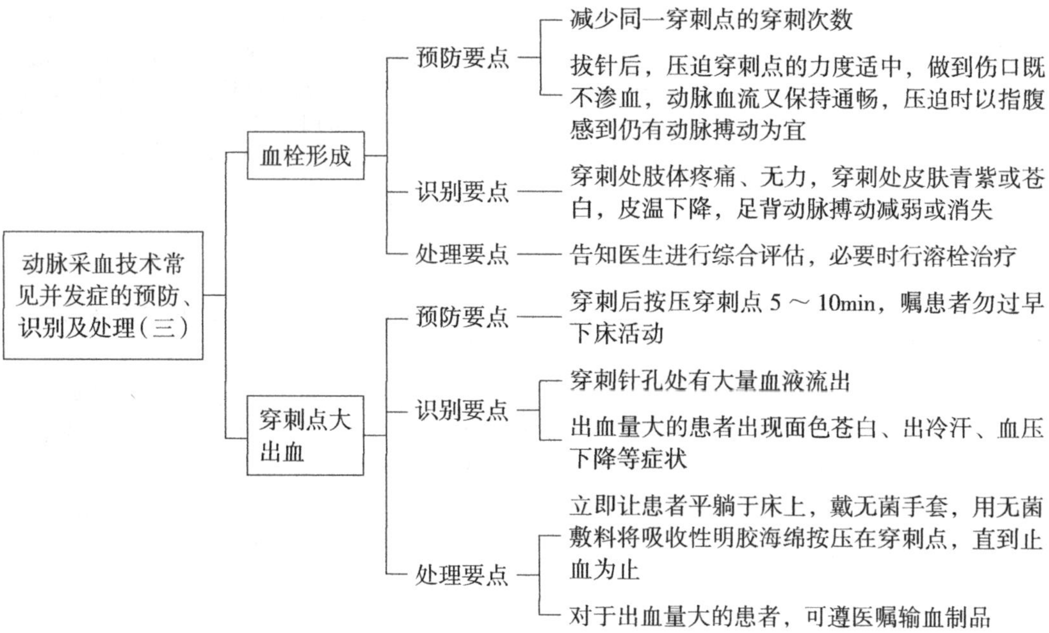

三、思维导图简要说明

（一）皮下血肿

1. 预防要点

（1）合理安排穿刺点，避免在同一部位反复穿刺。

（2）掌握穿刺技术，防止穿破动脉后壁，推荐“握笔式”进针，各动脉穿刺角度推荐如下：①桡动脉 30° ～ 45°；②肱动脉 45°；③足背动脉 15°；④股动脉 90°。

（3）穿刺完毕，用无菌纱布或棉签按压穿刺部位 5 ～ 10min，避免移动按揉，凝血功能不好者按压时间延长，患者平卧 20min。

2. 识别要点

（1）穿刺点周围皮肤苍白、皮下肿大、边界清楚，次日穿刺皮肤青紫、边界不清、水肿加剧，局部疼痛、灼热、活动受限。

（2）如股动脉反复穿刺出血引起腹腔血肿，患者有休克的表现，包括皮肤湿冷、血压下降、脉搏细速等，患者自觉难以忍受的腰背痛。

（3）腹腔穿刺抽出鲜血。

3. 处理要点

（1）血肿发生 48h 内冷敷可降低肢体神经末梢的敏感性而减轻疼痛，还可使毛细血管收缩，血流量减少，从而减轻局部充血和出血。

（2）48h 后热敷使血管扩张，血流速度加快，可减轻相应深部组织的充血及加速皮下出血的吸收。血肿轻微时，可暂不处理。

（3）若肿胀加剧，应立即按压穿刺点并用 50% 硫酸镁湿敷，使肿胀部位水肿液在短时间内吸出、消肿。

（二）误采静脉血

1. 预防要点

选择准确的穿刺部位。①桡动脉：距腕横纹 1 ～ 2cm，距手臂外侧 0.5 ～ 1cm 处。②肱动脉：肱二头肌内侧沟动脉搏动最明显处。③足背动脉：内外踝连线中点至第一跖骨间隙的中点。④股动脉：腹股沟股动脉搏动最明显处。

2. 识别要点

血液暗红，不能自动充盈采血针。

3. 处理要点

重新采集动脉血。

（三）动脉痉挛

1. 预防要点

避免碰到神经，尤其是从脂肪组织较少的足背动脉采血。

2. 识别要点

远侧动脉搏动减弱或消失，肢体可出现麻木、发冷、苍白等缺血症状，而局部无大出血或张力性血肿现象。

3. 处理要点

（1）如果穿刺针头确定在内管内，可暂停抽血，不要操之过急，待血流量渐渐增加后，再抽血，避免反复穿刺。

（2）穿刺未成功则拔针，热敷局部血管，待痉挛解除后再穿刺。

（四）假性动脉瘤形成

1. 预防要点

（1）避免在同一部位重复穿刺，以免局部瘀斑形成后皮肤弹性降低而出血。

（2）对出血部位的护理：穿刺后动脉有少量出血时，可用无菌敷料按压出血部位，并用胶布加压、固定，并随时观察血流量及是否出血。

2. 识别要点

（1）假性动脉瘤易活动，血管表浅、管壁薄、突出皮肤表面。

（2）局部肿块，伴“膨胀性”搏动，肿块可触及收缩期细震颤，可闻及收缩期杂音。

（3）指压肿块近侧动脉，可见肿块缩小，且紧张度降低并停止搏动。

3. 处理要点

（1）若有小的足背动脉瘤形成，嘱患者穿宽松、软质的鞋，以防瘤体受到摩擦，引起破裂出血。

（2）假性动脉瘤较大而影响功能者，可由医生手术修补。

（五）血管迷走神经反应

1. 预防要点

（1）提高穿刺技术，增加一次成功率。

（2）安抚患者，消除紧张情绪。

2. 识别要点

心动过缓、皮肤苍白、呕吐、出汗，严重者晕厥。

3. 处理要点

（1）停止穿刺，安抚患者情绪，告知医生。

（2）协助患者平卧休息，松开衣服，监测生命体征。

（六）血栓形成

1. 预防要点

（1）减少同一穿刺点的穿刺次数。

（2）拔针后，压迫穿刺点的力度适中，做到伤口既不渗血，动脉血流又保持通畅，压迫时以指腹感到仍有动脉搏动为宜。

2. 识别要点

穿刺处肢体疼痛、无力，穿刺处皮肤青紫或苍白，皮温下降，足背动脉搏动减弱或消失。

3. 处理要点

告知医生进行综合评估，必要时行溶栓治疗。

（七）穿刺点大出血

1. 预防要点

穿刺后按压穿刺点 5 ～ 10min，嘱患者勿过早下床活动。

2. 识别要点

（1）穿刺针孔处有大量血液流出。

（2）出血量大的患者出现面色苍白、出冷汗、血压下降等症状。

3. 处理要点

（1）立即让患者平躺于床上，戴无菌手套，用无菌敷料将吸收性明胶海绵按压在穿刺点，直到止血为止。

（2）对于出血量大的患者，可遵医嘱输血制品，必要时遵医嘱在介入下止血。

四、动脉采血技术常见并发症管理口诀

穿刺部位要牢记，首选采血桡动脉；

进针角度需适宜，减少刺激勿重复；

颜色鲜红自充盈，方能确认动脉血；

采血完毕要按压，力度适中时间够。

第四节　血培养标本采集技术

一、血培养标本采集技术概述

（一）血培养标本采集的意义

血培养是用于检测血流感染的一种有效方法，是评估血流感染的"金标准"，对菌血症、败血症和细菌性心内膜炎等血液循环系统感染的病因诊断有十分重要的作用，同时是了解医院交叉感染的可靠依据。

（二）血培养标本采集技术的定义与目的

【定义】

血培养标本采集技术是在患者寒战或发热初期，于同一穿刺点采集血液标本，分别注入需氧瓶和厌氧瓶，使细菌繁殖生长并进行鉴别，从而确定病原菌的操作技术。血培养目前使用基于仪器的持续血培养检测系统，在 48h 内可检测出大多数有临床意义的菌血症。成人每次采集 2 ～ 3 套培养瓶，儿童通常仅采集需氧瓶。

【目的】

血培养标本采集的目的是寻找和鉴别病原体，如细菌、病毒、寄生虫等，以便对感染进行正确的诊断和治疗。

（三）血培养采集技术常见并发症

血培养采集技术常见并发症有标本污染、皮下血肿或瘀青、晕厥、误抽动脉血、神经损伤等。除标本污染外，其他并发症的发生原因、临床表现及预防处理前文已描述，此外不予重复叙述。

二、血培养标本采集技术常见并发症的预防、识别及处理思维导图

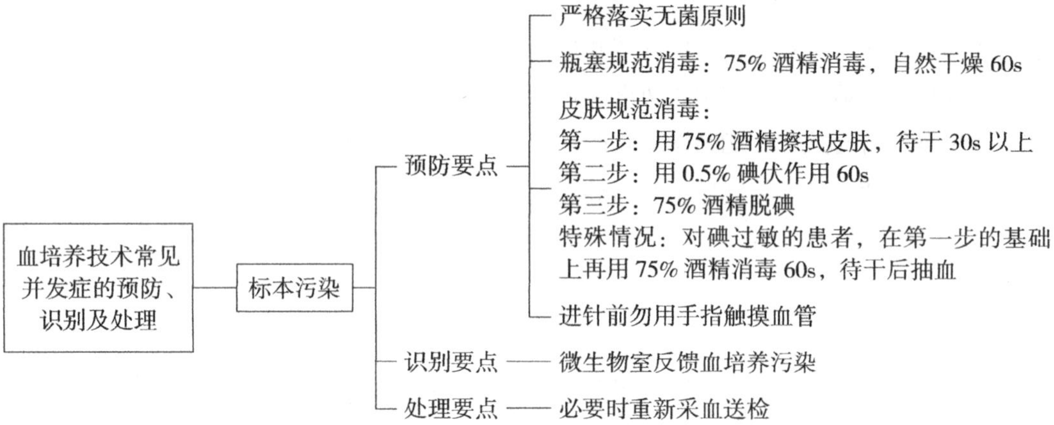

三、思维导图简要说明

标本污染

1. 预防要点

（1）严格落实无菌原则。

（2）瓶塞规范消毒：75% 酒精消毒，自然干燥 60s。

（3）皮肤规范消毒：

第一步：用 75% 酒精擦拭皮肤，待干 30s 以上。

第二步：用 0.5% 碘伏作用 60s。

第三步：75% 酒精脱碘。

特殊情况：对碘过敏的患者，消毒可分两步进行，第一步同常规消毒，第二步在第一步的基础上再用 75% 酒精消毒 60s，待干后抽血。

（4）进针前勿用手指触摸血管。

2. 识别要点

微生物室反馈血培养污染。

3. 处理要点

必要时重新采血送检。

四、血培养标本采集技术常见并发症管理口诀

瓶塞消毒用酒精，待干六十方可用；
皮肤消毒分三步，三十六十要牢记；
消毒结束不触摸，其他预防同静采。

第五节　痰标本采集技术

一、痰标本采集技术概述

（一）呼吸道的结构与功能

呼吸道是肺呼吸时气流经过的通道。呼吸道分为上、下两部分：鼻、咽、喉合称上呼吸道；气管、支气管和肺部器官合称下呼吸道。通常情况下上呼吸道存在大量正常菌群，对健康人体来说，下呼吸道处于无菌状态。一旦机体受到细菌感染或发生呼吸系统疾病，会减弱呼吸系统防御力，导致下呼吸道感染发生。当气管、支气管和肺受到有害因素的刺激或致病菌感染而发生炎症时，呼吸道的黏膜充血、水肿，大量炎性细胞浸润，血管扩张，渗出增加，黏膜层的杯状细胞和黏膜下层的腺体增生肥大，黏液分泌增多，有利于清除异物，但黏液分泌过多就加重了纤毛柱状上皮的负担，不利于黏液的排出，在细菌及其毒素的作用下，产生一些变性坏死组织细胞，潴留在支气管内，黏液和这些变性坏死的组织细胞就构成了痰。

（二）痰标本采集的意义

正确采集痰标本并及时送检，保证痰标本质量，是确保检查结果准确性的关键，对呼吸系统疾病的诊断和指导用药具有重要意义。临床上痰标木包括常规痰标本、痰培养标本和 24h 痰标本。

（三）痰标本采集技术的定义与目的

【定义】

痰标本采集技术是指通过采集患者呼吸道深部痰液进行检验，辅助诊断下呼吸道感染的一种技术。

【目的】

采集痰标本，进行临床检验，为诊断和治疗提供依据。

（四）痰标本采集技术常见并发症

痰标本采集技术常见并发症主要有痰标本质量不合格。

二、痰标本采集技术常见并发症的预防、识别及处理思维导图

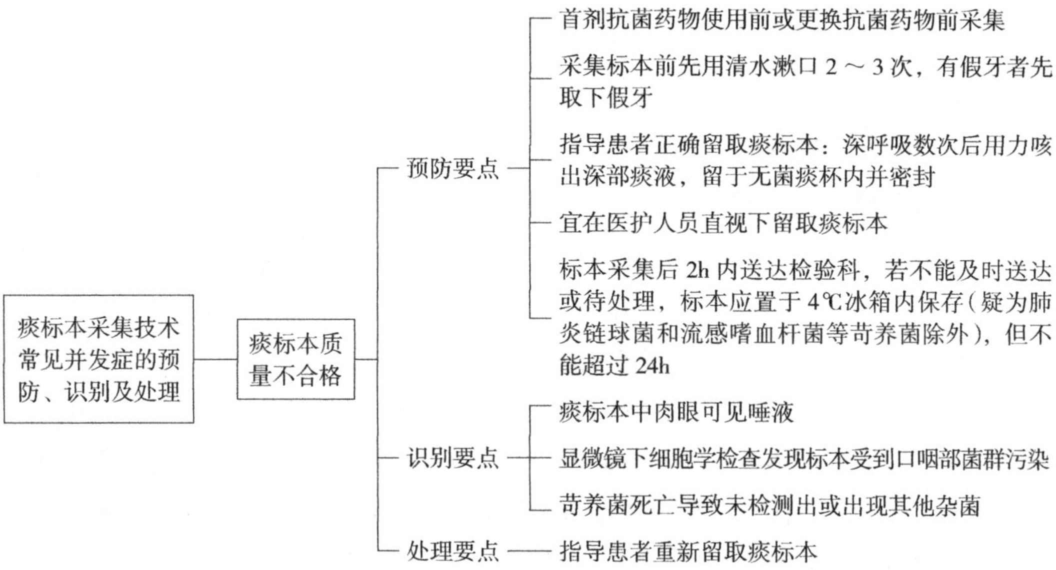

三、思维导图简要说明

痰标本质量不合格

1. 预防要点

（1）采集痰标本前先用清水漱口 2 ～ 3 次，有假牙者先取下假牙。

（2）指导患者正确留取痰标本：深呼吸数次后用力咳出深部痰液，留于无菌痰杯内并拧紧杯盖。

（3）宜在医护人员直视下留取痰标本。

（4）标本采集后 2h 内送达检验科，不及时送检，可导致肺炎链球菌、流感嗜血杆

菌等苛养菌因不适应外界环境和自然现象而死亡。

（5）若不能及时送达或待处理，标本应置于4℃冰箱内保存（疑为肺炎链球菌和流感嗜血杆菌等苛养菌除外），但不能超过24h。

2. 识别要点

（1）痰标本中肉眼可见唾液。

（2）显微镜下细胞学检查发现标本受到口咽部菌群污染。

（3）苛养菌死亡导致未检测出或出现其他杂菌。

3. 处理要点

指导患者重新留取痰标本。

四、痰标本采集技术常见并发症管理口诀

标本采在用药前，清水漱口两三次；
遇有假牙先取出，医护人员多帮助；
用力咳出深部痰，无菌杯封盖拧紧；
两小时内速送检，四度冰箱存一天。

第六节　咽拭子标本采集技术

一、咽拭子标本采集技术概述

（一）咽部的解剖

咽是指口腔、鼻腔之后，食管以上的空腔处，是消化与呼吸的共同通道，上宽下窄，前后略扁，位于鼻腔、口腔、喉的后方以及颈部脊柱的前方，长12～14cm。其上端附着于蝶骨体后部及枕骨基底，呈拱顶状，称为咽穹，下端在第6颈椎平面与食管相续。咽的后壁完整，有疏松结缔组织与椎前筋膜相隔；前壁不完整，向鼻腔、口腔和喉开口，借此将咽分为鼻、口和喉三部分。

（二）咽拭子标本采集的意义

人的咽峡部并不是无菌环境，正常人咽峡部的口腔正常菌群是不致病的，但在机体抵抗力下降和其他外界因素共同作用下感染可以导致疾病的发生。因此咽拭子细菌培养

能分离出致病菌，有助于白喉、化脓性扁桃体炎、急性咽喉炎等疾病的诊断。因此咽拭子标本的检测主要用于辅助诊断呼吸道疾病和咽喉部疾病。

（三）咽拭子标本采集技术的定义与目的

【定义】

咽拭子包括口咽拭子和鼻咽拭子。经口取样是口咽拭子，经鼻取样是鼻咽拭子。咽拭子采集是指用消毒的医用长棉签从待检测者的咽部蘸取少量分泌物，然后进行呼吸道的病毒检测，从而协助临床诊断。

【目的】

从咽部及扁桃体采集分泌物做细菌培养或病毒分离，以协助诊断。

（四）咽拭子标本采集技术常见并发症

在咽拭子采集的过程中，由于患者的特殊体质、医务人员操作不当等，可能出现一些并发症，危害患者健康。咽拭子采集技术常见并发症包括恶心呕吐、标本不合格、黏膜损伤、呼吸道传染性疾病等。

二、咽拭子标本采集技术常见并发症的预防、识别及处理思维导图

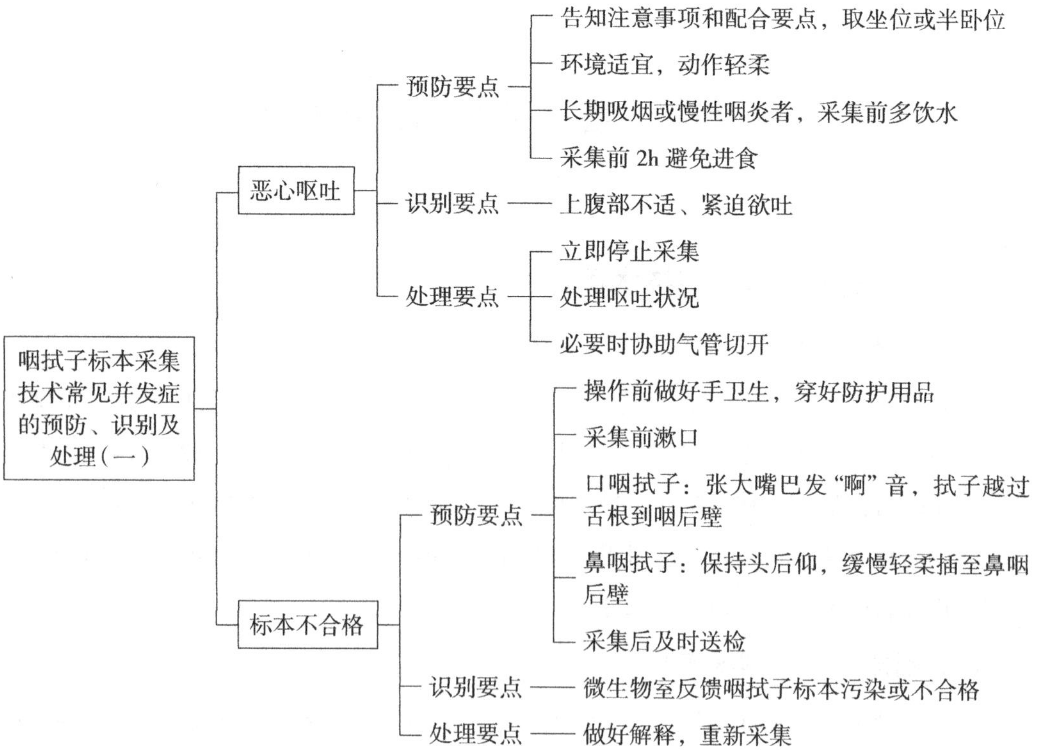

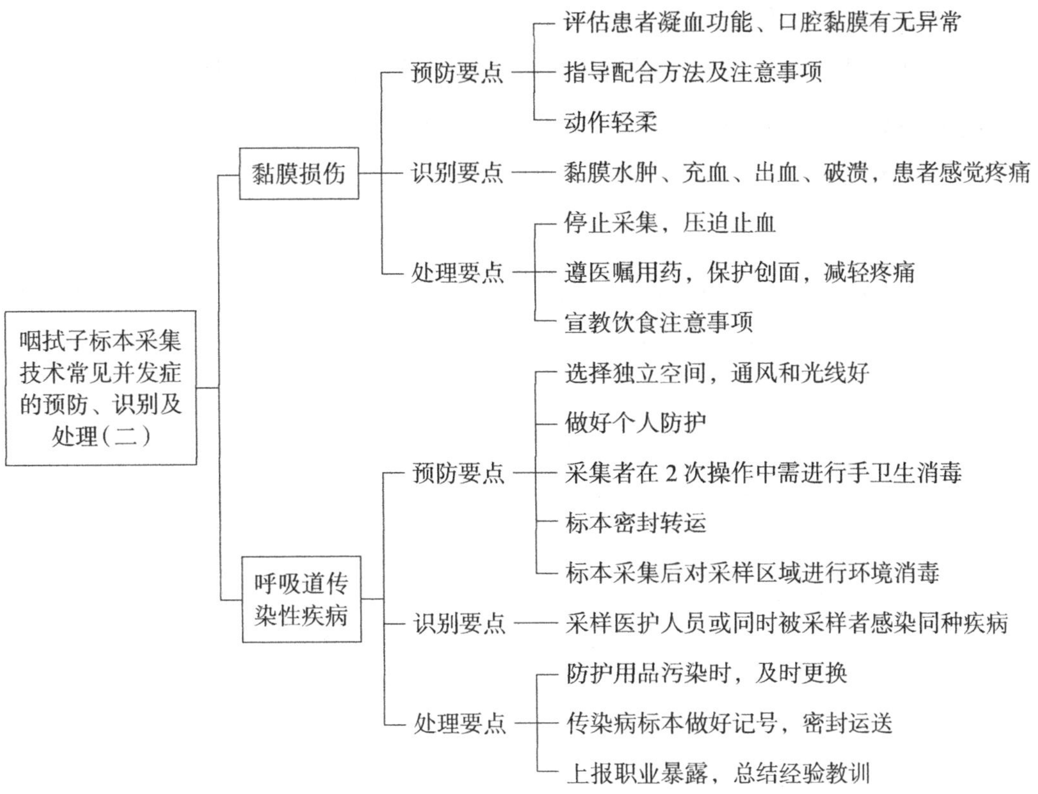

三、思维导图简要说明

（一）恶心呕吐

1. 预防要点

（1）向患者及家属解释咽拭子标本采集的目的、方法、注意事项及配合要点，协助患者取舒适体位，保证咽拭子标本顺利采集。

（2）环境准备：室温适宜、光线充足、环境安静。采集鼻咽拭子时，将拭子通过鼻腔轻缓地插至鼻咽部。采集口咽拭子时，拭子在咽后壁、悬雍垂及两侧扁桃体处轻轻刮取标本，避免拭子触及正常组织、其他物品或其他部位。

（3）对于部分长期吸烟或存在慢性咽炎的患者，采集前告知多饮水，确保咽喉湿润。

（4）采集前2h避免进食，采集时从口腔的侧面缓缓进入。

2. 识别要点

患者上腹不适、紧迫欲吐、皮肤苍白、流涎出汗。

3. 处理要点

（1）立即停止标本采集，取出拭子。

（2）协助患者将头偏向一侧，迅速有效清除吸入的异物，避免引起误吸。

（3）如果异物已进入气管，患者出现呛咳或呼吸受阻，先用粗针头在环状软骨下1～2cm处刺入气管，争取时间气管插管，必要时协助气管切开。

（二）标本不合格

1. 预防要点

（1）操作前医务人员需要做好手卫生，修剪指甲，并根据标准预防措施，穿好防护用品，同时保证采样环境光线充足。

（2）采集标本前，适时让患者漱口。

（3）采集口咽拭子时，嘱患者张口发“啊”音，拭子越过舌根到咽后壁，拭子在咽后壁、悬雍垂及两侧扁桃体处轻轻刮取标本，每个部位至少3～5次。

（4）采集鼻咽拭子时，嘱患者尽量保持头后倾、头部不动，先去除鼻前孔中表面的分泌物，将拭子缓缓越过鼻腔到鼻咽部。

（5）标本采集后，应及时转移至适宜转运设备并及时送检。

2. 识别要点

检测时提示标本被污染或不合格。

3. 处理要点

再次向患者解释，征得患者及家属的同意与配合，重新采集标本。

（三）黏膜损伤

1. 预防要点

（1）医护人员操作前评估患者凝血功能、口腔黏膜有无异常。

（2）指导患者配合采集咽拭子标本的方法及注意事项，使患者充分配合。

（3）操作时动作轻柔，避免拭子误触引起损伤。

2. 识别要点

口咽部黏膜水肿、充血、出血、破溃，患者感觉疼痛。

3. 处理要点

（1）如有出血，立即停止拭子采集，及时压迫止血。

（2）遵医嘱使用适宜的漱口液或滴鼻剂等药物，以减轻疼痛及不适。

（3）指导患者避免进食尖锐、粗糙、辛辣、过咸、过酸、过热等易损伤或刺激黏膜的食物。

（四）呼吸道传染性疾病

1. 预防要点

（1）采集呼吸道传染病咽拭子时，应选择独立空间、通风良好且光线充足的区域。

（2）医务人员根据疾病传染特点，做好职业防护。

（3）采集者在 2 次操作中，需进行手卫生消毒。

（4）若为传染性疾病标本，拭子应插回采样装置中或将拭子头浸入病毒转运液，拧紧瓶盖后再次与患者核对，装入密封运输袋，装入专用密闭容器内由专人送至检验科。

（5）标本采集后，对采样区域进行环境消毒。

2. 识别要点

采样医护人员或同时被采样者感染同种疾病。

3. 处理要点

（1）根据疾病传染特点，做好标准预防措施，在防护用品被污染时，及时更换。

（2）上报职业暴露情况，总结经验教训。

四、咽拭子标本采集技术常见并发症管理口诀

采集要点心中记，解释目的获同意；
洗手规范用物齐，进餐采集不可取；
张大嘴巴发“啊”音，越过舌根到口咽；
头部后仰不要动，缓慢轻柔到鼻咽；
个人防护别大意，交叉感染要避免。

第七节　尿常规标本采集技术

一、尿常规标本采集技术概述

（一）泌尿系统的结构与功能

泌尿系统由肾脏、输尿管、膀胱和尿道等器官组成。其中，肾脏是维持机体内环境相对稳定的重要器官。其主要功能是排泄新陈代谢产物；调节维持水、电解质和酸碱代谢的平衡；产生内分泌物质，如肾素、1α－羟化酶、促红细胞生成素等，参与调节容

量、骨矿物质代谢、红细胞生成等。泌尿系统的其余器官均为排尿管道。泌尿系统感染可分为单纯性尿路感染、复杂性尿路感染及尿脓毒血症，诊断主要通过采集尿液标本进行微生物学检测。

（二）尿液标本采集技术的意义

尿液是血液经过肾小球滤过、肾小管和集合管吸收和排泌所产生的终末代谢产物，是人体体液的重要组成成分，也是机体具有重要意义的排泄物，尿液中的成分变化可以反映出泌尿系统及其他组织器官的病变。尿液检查是一项重要的诊断工具，对泌尿生殖系疾病以及自身免疫性疾病的诊断有重要的意义。尿液检查的过程主要包括尿液的基本性状检查，如尿量、颜色和比重的观察；尿沉渣的显微镜检查，包括白细胞、红细胞、管型和尿中结晶的观察；以及尿液学检测，如尿蛋白的检测等。

（三）尿常规标本采集技术的定义与目的

【定义】

尿常规标本采集技术是指医务人员用白色或无色透明专用容器收集患者适量新鲜尿液标本并及时送检，完成尿常规检查的操作过程。尿液标本的采集以晨尿为佳，急诊患者可用随机尿液。

【目的】

检查有无细胞和管型，特别是各种有形成分的检查和尿蛋白、尿糖等项目的测定。主要用于泌尿生殖系统疾病、肝胆疾病、代谢性疾病（如糖尿病）及其他系统疾病的诊断和鉴别诊断、治疗监测及健康普查。

（四）尿常规标本采集技术常见并发症

尿常规标本采集常见并发症包括标本时间错误、标本量过少、标本污染等。

二、尿常规标本采集技术常见并发症的预防、识别及处理思维导图

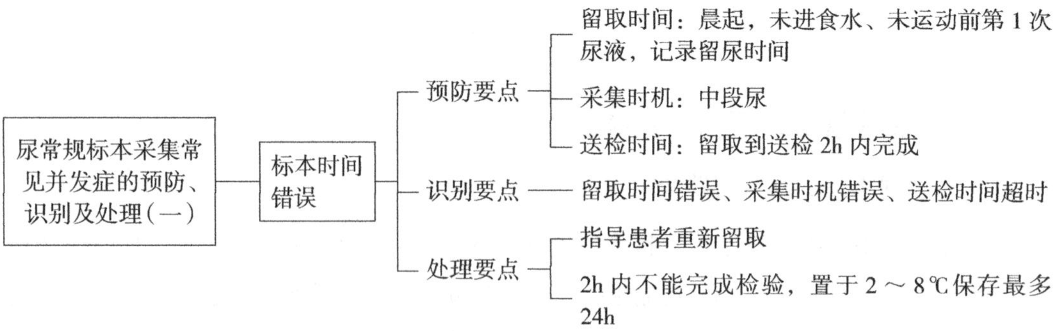

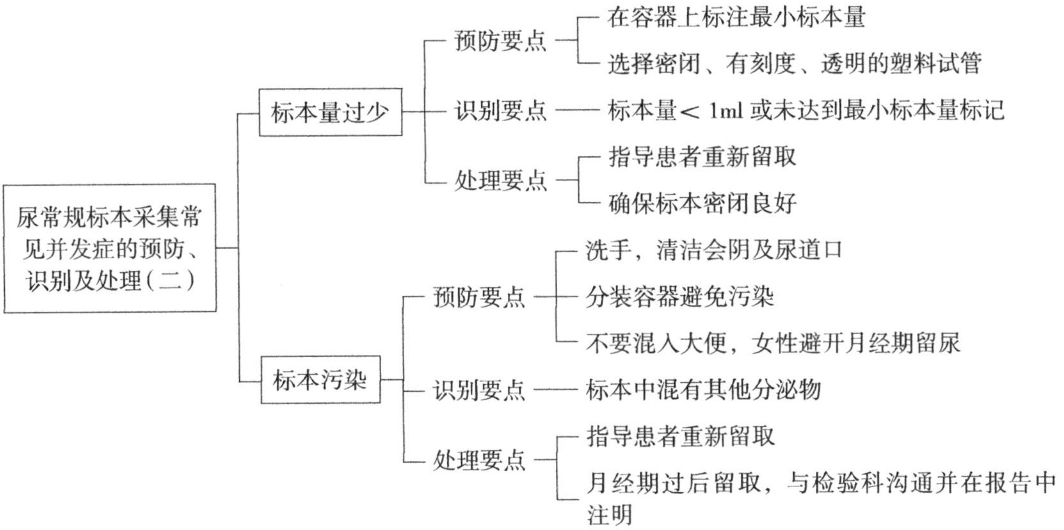

三、思维导图简要说明

（一）标本时间错误

1. 预防要点

（1）尿常规标本留取时间为清晨起床，未进食水和做运动之前收集的第 1 次排出的尿液，留取中段尿液送检，指导患者在尿液分装容器标签处记录标本留取时间。

（2）尿常规采集时机为中段尿。

（3）尿常规标本从留取到送检在 2h 内完成。

2. 识别要点

（1）留取时间错误。

（2）采集时机错误。

（3）送检时间超时。

3. 处理要点

（1）留取时间和采集时机错误则重新规划时间。

（2）若 2h 内不能完成检验，宜置于 2 ～ 8℃条件下保存。

（二）标本量过少

1. 预防要点

（1）尿液分装容器上标注最小标本量，并告知患者留取量为 2 ～ 10ml。

（2）分装容器有易开启且密闭性良好的盖子，且为不易破损的一次性带刻度的底部呈锥形或缩窄形透明塑料管。

2. 识别要点

标本量小于1ml或未达到最小标本量标记。

3. 处理要点

（1）重新指导患者正确留取标本。

（2）确保标本密闭良好。

（三）标本污染

1. 预防要点

（1）洗手，清洁会阴及尿道口。

（2）尿液分装容器应清洁干燥，避免污染。

（3）不要混入大便，告知女性患者避开月经期。

2. 识别要点

标本中混有其他分泌物。

3. 处理要点

（1）指导患者按要求重新留取标本。

（2）月经期过后留取，与检验科沟通并在报告中注明。

四、尿常规标本采集技术常见并发症管理口诀

晨起排尿取中段，空腹状态待检测；
洗手清洁尿道口，避免混入血与便；
尿液装满半管量，留尿时间要记录；
盖紧封口防泄漏，送检迅速莫延迟。

第八节　尿培养标本采集技术

一、尿培养标本采集技术概述

（一）尿液的成分

尿液是我们身体内液体代谢的产物，组成多种多样，包括水分、无机盐、代谢废物

等，有时会有微生物存在。

（二）尿培养检查的意义

尿培养是对人体尿液进行培养，鉴定出其中的病原体，并进行药物敏感试验以指导临床用药的一种病原学检查。尿培养在泌尿系统感染时常用，并且在指导抗生素应用方面十分重要。临床上单纯根据患者症状、体征和尿常规检查有时难以明确诊断，因此需行尿培养检查，作为诊断和治疗的依据。

（三）尿培养标本采集技术的定义与目的

【定义】

尿培养标本采集技术是指医务人员用无菌容器采集清洁尿标本（如中段尿、导管尿、膀胱穿刺尿等）送检，进行细菌培养从而确定病原体的一种方法。临床上常用的采集方法包括中段尿留取法、导尿术留取法和留置导尿患者留取法等。

【目的】

尿培养主要是用于病原微生物学培养、鉴定和药物敏感试验，协助临床诊断和治疗。

（四）尿培养标本采集技术常见并发症

尿培养标本采集技术常见并发症包括标本时间错误、标本污染和刺破导尿管气囊腔等。

二、尿培养标本采集技术常见并发症的预防、识别及处理思维导图

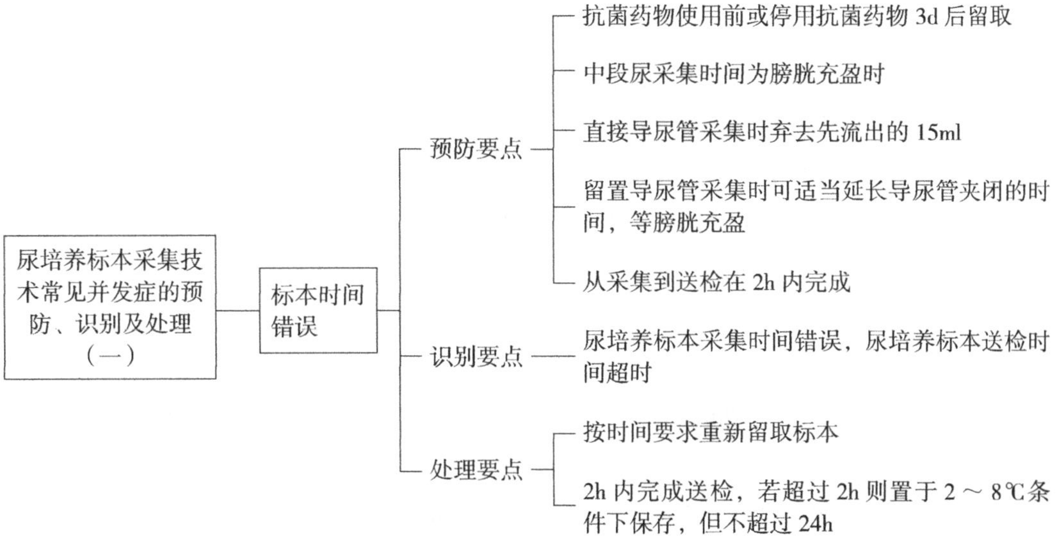

- 尿培养标本采集技术常见并发症的预防、识别及处理（二）
  - 标本污染
    - 预防要点
      - 中段尿留取前要清洗、冲洗、消毒会阴及尿道口
      - 导尿管采集时要遵守无菌操作，将导尿管插入膀胱，弃去先流出的尿，再用无菌尿培养杯收集，并注明采集方式
      - 留置导尿管
        - 不能直接从集尿袋中采集
        - 长期留置导尿管者要在更换新导尿管后留取
        - 导尿管的采集部位用75%酒精消毒
        - 无菌注射器采集后直接注入无菌尿培养杯中，并注明采集方式
    - 识别要点
      - 采集过程污染，采集物品污染
    - 处理要点
      - 指导患者按要求重新留取标本
      - 污染的物品及时更换
  - 刺破导尿管气囊腔
    - 预防要点
      - 取样针头不要太粗
      - 采样前区分气囊腔
    - 识别要点
      - 导尿管滑脱、漏尿
    - 处理要点
      - 拔除导尿管
      - 根据患者情况确定是否重新置管
      - 重新留取标本

三、思维导图简要说明

（一）标本时间错误

1. 预防要点

（1）在未使用抗菌药物前或停用抗菌药物3d后留取尿标本。

（2）中段尿采集时机为膀胱充盈时。

（3）直接导尿管采集时弃去先流出的15ml尿液。

（4）留置导尿管采集尿液时可适当延长夹住导尿管的时间，膀胱充盈后留取。

（5）尿培养标本从采集到送检在2h内完成。

2. 识别要点

（1）尿培养标本采集时间错误。

（2）尿培养标本送检时间超时。

3. 处理要点

（1）留取时间和采集时机错误，则重新规划时间再留取。

（2）若 2h 内不能完成检验，宜置于 2 ～ 8℃条件下保存，但不超过 24h。

（二）标本污染

1. 预防要点

（1）中段尿留取前用肥皂水清洗，清水冲洗，消毒溶液消毒会阴及尿道口。

（2）采集导尿管尿液时必须严格无菌操作，将导尿管通过尿道插入膀胱，弃去先流出的 15ml 尿液后再直接装入无菌尿培养杯，并在标签上注明标本采集自直接导尿管。

（3）采集留置导尿管时不可从集尿袋中直接采集，长期留置导尿管者应更换新导尿管后再留尿。用 75% 酒精消毒导尿管采集部位。用无菌注射器采集 5 ～ 10ml，注入无菌尿培养杯内，并在标签上注明标本采集自留置导尿管。

2. 识别要点

（1）采集过程污染。

（2）采集物品污染。

3. 处理要点

（1）指导患者按要求重新留取标本。

（2）污染的物品及时更换。

（三）刺破导尿管气囊腔

1. 预防要点

（1）取样针头不要过粗。

（2）采样前区分气囊腔。

2. 识别要点

导尿管滑脱、漏尿。

3. 处理要点

（1）拔除导尿管。

（2）立即通知医生，按需决定是否重新置管：若重新置管，妥善二次固定管道；若无须置管，继续观察患者病情变化。

（3）重新留取标本。

（4）污染的物品及时更换。

四、尿培养标本采集技术常见并发症管理口诀

抗菌药前三天后，才能把尿来收集；

膀胱充盈采中段，还要注意消毒洗；

导管集尿入膀胱，前面十五先丢弃；

留置导尿先夹闭，不要误入气囊里；
标注时间和来历，无菌观念勿忘记。

第九节　24h 尿标本采集技术

一、24h 尿标本采集技术概述

（一）24h 尿标本采集技术的定义与目的

【定义】

24h 尿标本采集技术是收集和储存患者 24h 内的所有尿液，用于体内代谢产物尿液成分定量检查分析的操作，如蛋白、糖、肌酐等。

【目的】

24h 尿标本用于各种定量检查，如钠、钾、氯、肌酐、肌酸、17- 羟类固醇、17- 酮类固醇、尿糖、尿蛋白及尿浓缩检查结核分枝杆菌等。

（二）24h 尿标本采集技术常见并发症

24h 尿标本采集技术常见并发症包括标本采集不合格和防腐剂损伤患者等。

二、24h 尿标本采集技术常见并发症的预防、识别及处理思维导图

- 24h 尿标本采集技术常见并发症的预防、识别及处理（一）
  - 标本采集不合格
    - 预防要点
      - 放置在阴凉处且容器加盖
      - 容器 3L 左右，注明留取尿液的起止时间
      - 7:00 排空膀胱后开始收集所有尿液至次日 7:00 留取最后一次
      - 第一次尿液倒入尿桶后加入防腐剂
      - 充分混匀后取 20 ～ 50ml 送检，并注明 24h 尿液总量
    - 识别要点
      - 留取时长小于或大于 24h
      - 尿液中没有加入防腐剂
      - 尿液中混入大便、血液及杂物
      - 没有标注 24h 尿液总量
    - 处理要点
      - 择期重新留取标本
      - 再次告知患者及家属留取方法

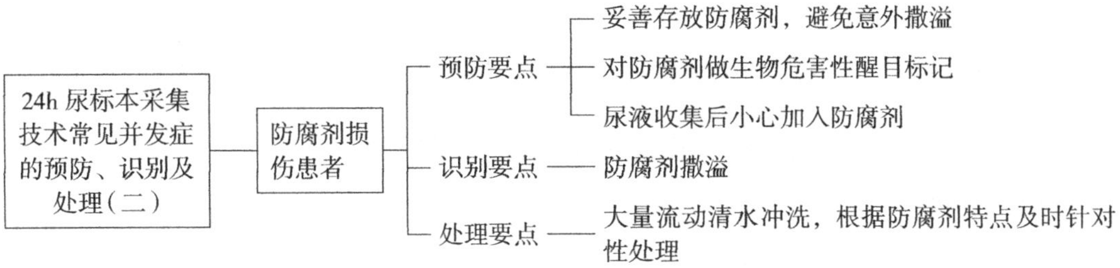

三、思维导图简要说明

（一）标本采集不合格

1. 预防要点

（1）尿液放在阴凉处，采集过程中使用加盖的容器。

（2）收集尿液的容器 3L 左右，注明留取尿液的起止时间。

（3）嘱患者 7:00 排空膀胱后，开始留取尿液，于第一次尿液倒入尿桶后根据检验要求添加防腐剂，至次日 7:00 留取最后一次，收集 24h 的所有尿液。

（4）充分混匀后取 20 ～ 50ml 于清洁干燥有盖容器内立即送检，并注明 24h 尿液总量。

2. 识别要点

（1）留取时长小于或大于 24h。

（2）尿液中没有加入防腐剂。

（3）尿液中混入大便、血液及杂物。

（4）没有标注 24h 尿液总量。

3. 处理要点

（1）择期重新留取标本。

（2）再次告知患者及家属留取 24h 尿的方法。

（二）防腐剂损伤患者

1. 预防要点

（1）妥善存放防腐剂，同时避免意外撒溢。

（2）对防腐剂做生物危害性醒目标记。

（3）患者收集尿液时，先将尿液收集于未加防腐剂的干净容器内，然后小心地将实验室提供的防腐剂倒入。

2. 识别要点

防腐剂撒溢。

3. 处理要点

如果发生损伤，应大量流动清水冲洗，并根据防腐剂的特点进行针对性处理。

四、24h 尿标本采集技术常见并发症管理口诀

清晨七点起，初尿全弃置；
尿桶大且盖，防污保清洁；
全程尿入桶，防腐要适量；
外溢速冲洗，保持桶干净；
次日七点停，末次尿莫忘；
摇匀记总尿，三十毫升送。

第十节　粪便标本采集技术

一、粪便标本采集技术概念

（一）粪便标本采集技术的定义与目的

【定义】

粪便标本采集技术是一种将新鲜的粪便标本转移到清洁、干燥的容器内，进行一般性状检查、镜下检查、化学检查、培养检查等，为诊断、治疗消化系统疾病提供可靠依据的一种操作技术。

【目的】

临床上粪便标本采集分为常规标本、隐血标本、培养标本、寄生虫及虫卵标本等，用于检查粪便的颜色、性状、混合物、细胞等，了解患者消化系统功能，有无炎症、出血、寄生虫感染等，协助疾病的诊断与治疗。

（二）粪便标本采集技术常见并发症

粪便标本采集技术常见并发症有标本质量不合格、标本变质等。

二、粪便标本采集技术常见并发症的预防、识别及处理思维导图

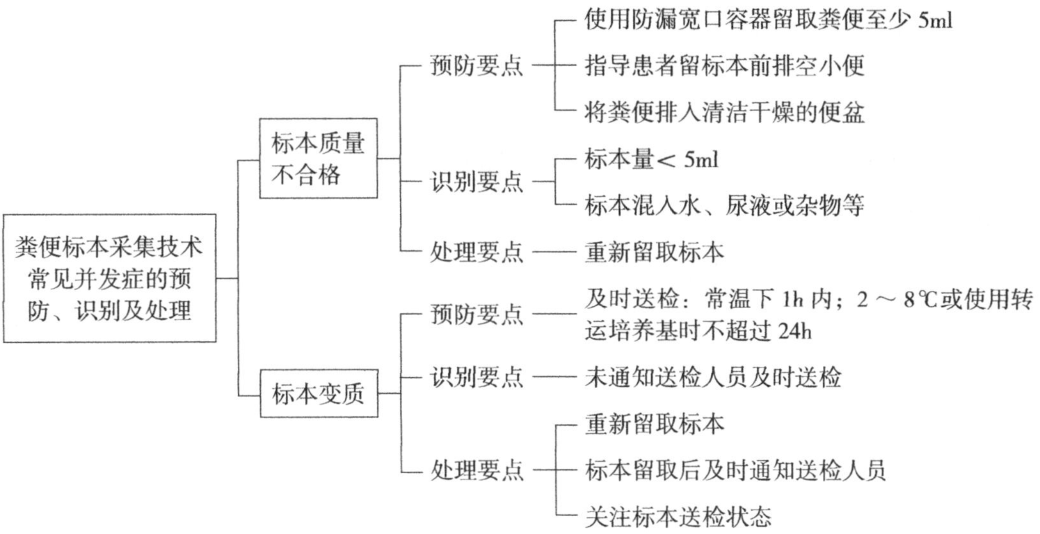

三、思维导图简要说明

（一）标本质量不合格

1. 预防要点

（1）指导患者使用防漏宽口容器留取粪便至少 5ml。

（2）指导患者留取标本前排空小便。

（3）将粪便排入清洁干燥的便盆。

2. 识别要点

（1）样本量< 5ml。

（2）标本混入水、尿液或杂物。

3. 处理要点

重新留取标本。

（二）标本变质

1. 预防要点

及时送检：常温下 1h 内送检；2 ～ 8℃冷藏情况下或使用转运培养基时，不超过 24h 送检。

2. 识别要点

未通知送检人员及时送检。

3. 处理要点

（1）重新留取标本。

（2）标本留取后及时通知送检人员。

（3）关注标本送检状态。

四、粪便标本采集技术常见并发症管理口诀

排空晨尿首步走，便盆洁净又干爽；

标本送检要迅速，时刻关注防变样。

第七章

管道护理技术操作并发症的预防、识别及处理

第一节　经外周静脉置入中心静脉导管（PICC）护理技术

一、经外周静脉置入中心静脉导管（PICC）护理技术概述

（一）经外周静脉置入中心静脉导管（PICC）结构与功能

经外周静脉置入中心静脉导管（peripherally inserted central catheter，PICC）是经外周静脉置入，经上肢贵要静脉、肘正中静脉、头静脉、肱静脉、颈外静脉（新生儿还可通过下肢大隐静脉、头部颞静脉和耳后静脉等）穿刺置管，尖端位于上腔静脉或下腔静脉的导管。安全性最佳的导管尖端置于上腔静脉下 1/3 与右心房交界连接点。临床上部分药物、血制品及高浓度营养物质通过 PICC 直接输入至血流速度快、血流量大的上腔静脉，可避免药物对外周静脉的损害，防止静脉炎的发生。

（二）经外周静脉置入中心静脉导管（PICC）的意义

经外周静脉置入中心静脉导管（PICC）可视化，操作简单，穿刺成功率高，快速便捷，可减少频繁静脉穿刺带来的疼痛，实现了“无痛输液”；创伤小，可保护外周静脉，避免各类刺激性药物外渗而损伤血管，且深静脉血流量大、血液流速快，可以迅速稀释化疗药物，防止药物对患者其他静脉造成刺激损伤；保留时间长，液体流速不受患者体位影响，活动方便，可保证患者日常生活，有利于提高生活质量。

（三）经外周静脉置入中心静脉导管（PICC）护理技术的定义与目的

【定义】

PICC 护理技术是指对 PICC 导管进行定期检查、清洁、消毒等，以保持其通畅、无菌状态的一项操作技术。PICC 是一种方便、有效的长期输液工具，广泛用于临床。为了确保 PICC 的正常使用，避免并发症的发生，对其进行定期的维护和保养是十分必要的。

【目的】

定期进行 PICC 维护可保持导管通畅性，预防穿刺点及导管相关感染，确保患者舒适，同时可观察穿刺局部皮肤情况以及有无并发症的发生。

（四）经外周静脉置入中心静脉导管（PICC）护理技术常见并发症

PICC 置管及维护过程中可产生一系列并发症，影响导管留置时间和导管性能，包括静脉炎、神经损伤、导管破裂 / 断裂、静脉导管相关性血栓、导管移位、导管相关性皮肤损伤、渗出和外渗、静脉导管相关性血流感染、导管堵塞、局部过敏反应和淋巴液渗漏等。

二、经外周静脉置入中心静脉导管（PICC）护理技术常见并发症的预防、识别及处理思维导图

- PICC 护理技术常见并发症的预防、识别及处理（一）
  - 静脉炎
    - 预防要点
      - 根据药物性质选择合适的导管材质和型号
      - 置管后监测症状和体征 24h
      - 遵循最大无菌化原则
      - 避免消毒液进入血管
      - 选择合适的固定装置，避免导管移位而刺激静脉
      - 规范静脉导管维护
    - 识别要点
      - 穿刺部位出现疼痛、肿胀、皮温升高及沿静脉走向发红或条索状
    - 处理要点
      - 停止输液，局部制动
      - 保留导管，针对性外敷处理，症状不缓解则拔除导管，继续观察血管穿刺部位 48h
      - 给予外敷，抬高患肢
      - 对脓性分泌物和导管尖端进行培养，监测全身感染体征
      - 必要时给予镇痛药，并考虑其他药物治疗
  - 神经损伤
    - 预防要点
      - 避免渗出、外渗
      - 严格遵守无菌操作原则
      - 妥善固定导管，按时维护
      - 置管时避免反复穿刺
    - 识别要点
      - 感觉异常，如放射性疼痛、刺痛、灼烧感及局部疼痛、麻木、呼吸困难
      - 瞳孔收缩、上眼睑下垂
    - 处理要点
      - 尽早识别渗出、外渗
      - 使用适当的方法控制出血
      - 监测神经血管症状
      - 穿刺置管时如有感觉异常类型的疼痛，立即拔除导管

- PICC 护理技术常见并发症的预防、识别及处理（二）
  - 导管破裂/断裂
    - 预防要点
      - 置管时选择合适的材料
      - 避免频繁活动或使用置管肢体
      - 妥善固定导管，按时维护
      - 勿使用无高压注射标识的导管进行造影剂注射
    - 识别要点
      - 导管或导管端口断裂、置入部位渗漏、导管功能异常
    - 处理要点
      - 立即停止输液
      - 外露部分损坏，夹闭导管出口部位及受损区域之间部分，并立即修复
      - 体内断裂患者绝对卧床，取头低左侧卧位，置管肢体制动
      - 根据胸部 X 线片测量位置考虑是否拔除导管，必要时静脉切开或介入取管
      - 移除导管后监测并发症
  - 静脉导管相关性血栓
    - 预防要点
      - 风险评估，选择合适的静脉导管型号、材质以及合适的导管尖端位置
      - 置管时避免反复穿刺
      - 规范冲封管
      - 血栓高风险患者采取预防性抗凝治疗
    - 识别要点
      - 穿刺局部皮肤变色、发红、局部皮温升高或穿刺侧肢体肿胀、疼痛
      - 出现上腔静脉综合征
      - 导管功能异常或出现肺栓塞症状
    - 处理要点
      - 血管超声检查
      - 抗凝治疗
      - 给予适当心理支持
      - 导管位置正确、功能正常，可继续使用
      - 移除导管后使用抗凝药物至少 3 个月
  - 导管移位
    - 预防要点
      - 确保导管长度、深度及尖端最佳位置
      - 妥善固定导管，按时维护，观察外露长度
    - 识别要点
      - 尖端位置改变或导管外露长度变化
      - 部分导管可见回血，偶有输液速度变慢或无法抽出回血
    - 处理要点
      - 立即停止输液
      - 根据胸部 X 线片测量位置考虑是否拔除导管
      - 不慎置入动脉导管时立即拔除
      - 尝试用非侵入性方法调整导管尖端位置

- PICC护理技术常见并发症的预防、识别及处理（三）
  - 导管相关性皮肤损伤
    - 预防要点
      - 按时维护，规范操作
      - 选择适合的敷料覆盖
      - 遵循最大化无菌原则
      - 避免压力性损伤
    - 识别要点
      - 撕除贴膜后皮肤红肿、剥离、水疱、渗液、感染等症状
    - 处理要点
      - 皮肤损伤初期，及时更换敷料
      - 用低敏性无菌敷料处理伤口
      - 根据皮肤损伤性质选择合适药物处理
  - 渗出和外渗
    - 预防要点
      - 妥善固定导管，避免牵拉移位
      - 选择合适的导管规格
      - 避免躯体过度活动
    - 识别要点
      - 置管部位肿胀、疼痛，皮肤变红、变白以及有水疱形成
    - 处理要点
      - 停止输液，避免冲洗导管
      - 断开给药装置，使用注射器抽吸导管，造影剂外渗时除外
      - 避免对该部位施压，抬高肢体，促进药液吸收
      - 测量患肢肿胀面积，标出该区域
      - 根据渗出情况或外渗药物针对性处理
  - 静脉导管相关性血流感染
    - 预防要点
      - 选择合适的消毒液及敷料
      - 严格遵守无菌操作原则
      - 妥善固定导管，按时维护
    - 识别要点
      - 穿刺部位红斑、硬结、压痛或有脓性分泌物从穿刺点流出
      - 突发高热、寒战、低血压等感染性休克表现
    - 处理要点
      - 观察生命体征
      - 遵医嘱行血培养或导管尖端培养
      - 遵医嘱行抗感染治疗
      - 必要时拔除导管

- PICC护理技术常见并发症的预防、识别及处理（四）
  - 导管堵塞
    - 预防要点
      - 按时维护
      - 妥善固定导管，避免移位或外部扭结
      - 规范冲封管
      - 输注药物时注意配伍禁忌
      - 溶液、药物不相容时应冲管，避免残留物堆积
    - 识别要点
      - 回抽无回血或回血不畅，推注阻力大，液体滴速慢或无法输注
    - 处理要点
      - 评估堵管原因：机械性、药物性或血栓性
      - 机械性堵管：判断有无导管扭结和夹管，根据体位调整
      - 血栓性堵管：使用尿激酶溶栓
      - 药物结晶性堵管：根据药物性质选择相应溶剂
      - 如溶栓无效，拔除导管
  - 局部过敏反应
    - 预防要点
      - 维护人员取得资质
      - 操作前询问有无过敏史，选择合适的消毒剂及敷料
      - 天气潮湿、闷热时增加换药次数
    - 识别要点
      - 穿刺局部皮肤瘙痒、皮疹或有水疱形成
    - 处理要点
      - 评估分析过敏原因
      - 轻度过敏：常规消毒后涂抹皮肤保护剂
      - 中度过敏：碘伏消毒后待干，再用0.9%氯化钠脱碘待干，增加换药次数
      - 重度过敏：在中度过敏处理的基础上用地塞米松注射液浸湿纱布，覆盖局部皮肤，待干后用无菌纱布包裹固定，每48h更换1次
  - 淋巴液渗漏
    - 预防要点
      - 置管前评估，选择合适的导管及穿刺部位
      - 提高穿刺技术
      - 选择合适的固定方法
      - 正确处理穿刺点
      - 置管后随访观察
    - 识别要点
      - 穿刺点有黄色或无色液体渗出，也可呈乳糜状，伴有皮肤湿疹，甚至湿疹破溃
    - 处理要点
      - 治疗性敷料局部加压
      - 水胶体敷料保护皮肤+局部加压
      - 纱布局部压迫

三、思维导图简要说明

（一）静脉炎

1. 预防要点

（1）穿刺前，需要充分评估患者和治疗方案，并选择合适的导管材质和型号。

（2）置管后监测症状和体征 24h。

（3）遵循最大无菌化原则，包括操作人员戴医用外科口罩和帽子、戴无菌手套、穿无菌手术衣，患者全身覆盖大无菌巾。

（4）维护操作时避免消毒液进入血管。

（5）置管后选择合适的固定装置来固定导管，避免移位刺激静脉壁。

（6）规范静脉导管维护，以便早期发现静脉炎潜在的风险，及时干预。

2. 识别要点

穿刺部位出现疼痛、肿胀、皮温升高及沿静脉走向发红或条索状。

3. 处理要点

（1）停止输液，局部制动，抬高患肢，向患者解释静脉炎发生的原因、临床表现及处理措施等。

（2）保留导管，针对性外敷处理，症状不缓解则拔除导管，继续观察血管穿刺部位 48h。

（3）根据静脉炎类型、分级，给予相应的外敷处理。

（4）对脓性分泌物和导管尖端进行培养，加强局部消毒，遵医嘱局部用治疗性敷料，监测全身感染体征，必要时使用抗生素治疗。

（5）根据患者的主观感受，如需要可给予镇痛药，并考虑其他药物治疗。

（二）神经损伤

1. 预防要点

（1）避免渗出、外渗。

（2）严格遵守无菌操作原则。

（3）妥善固定导管，按时维护。

（4）置管时使用超声引导置管技术，减少穿刺次数，避免反复穿刺。

2. 识别要点

（1）置管侧肢体感觉异常，如放射性疼痛、刺痛、灼烧感及局部疼痛、麻木、呼吸困难。

（2）瞳孔收缩、上眼睑下垂。

3. 处理要点

（1）应尽早识别渗出、外渗。

（2）监测患者神经与血管状态，使用适当的方法控制出血。

（3）在导管留置期间，患者出现上述症状和体征时应高度警惕神经损伤，并谨慎拔除导管。

（4）导管穿刺时如有感觉异常类型的疼痛，应立即拔除血管通路装置。

（三）导管破裂/断裂

1. 预防要点

（1）置管时选择合适的材料，由专业资质人员完成。

（2）在肘关节以上置管，避免在肘关节以下部位置管，避免置管侧肢体频繁活动。

（3）妥善固定导管，避免导管堵塞，按时维护。

（4）勿使用无高压注射标识的导管进行造影剂注射。

2. 识别要点

导管或导管端口断裂、置入部位渗漏、导管功能异常或可见静脉导管与连接器脱落。

3. 处理要点

（1）立即停止导管输液。

（2）外露部分损坏，夹闭导管出口部位及受损区域之间部分，并立即修复。

（3）体内断裂患者绝对卧床，取头低左侧卧位，置管肢体制动，并在置管侧腋部扎止血带，避免导管滑入右心房，每隔 20 ～ 30min 放松止血带 1 次，每次放松 30s，最长结扎时间不超过 1h，随时观察置管侧肢体末端循环情况。

（4）根据胸部 X 线片确定断端位置，必要时静脉切开或介入取管。

（5）移除导管后监测并发症。

（四）静脉导管相关性血栓

1. 预防要点

（1）风险评估，选择合适的静脉导管型号、材质以及合适的导管尖端位置。

（2）置管时避免反复穿刺。

（3）规范冲封管操作。

（4）血栓高风险患者采取预防性抗凝治疗。

2. 识别要点

（1）穿刺局部皮肤变色、发红、局部皮温升高或穿刺侧肢体肿胀、疼痛。

（2）出现上腔静脉综合征。

（3）导管功能异常或出现肺栓塞症状。

3. 处理要点

（1）当患者出现疑似症状和体征时，行超声（首选）及其他影像学检查以确诊。

（2）遵医嘱给予抗凝治疗，并在治疗期间观察患者有无出血的症状和体征以及有无肺栓塞的症状和体征。进行记录。

（3）给予适当心理支持。

（4）如导管位置正确、功能正常且需要进行输液治疗，可继续使用该导管。

（5）移除导管后使用抗凝药物至少 3 个月，定期监测患者实验室相关指标。定期观察并测量血栓侧上肢的臂围及其他症状变化。

（五）导管移位

1. 预防要点

（1）置管时确保导管长度、深度及尖端位于最佳部位。

（2）使用导管固定装置来固定导管，避免固定不良引起的意外移位，按时维护，观察导管内有无回血及外露长度。

2. 识别要点

（1）尖端位置改变或导管外露长度变化。

（2）部分导管可见回血，偶有输液速度变慢或无法抽出回血。

3. 处理要点

（1）立即停止使用静脉导管输液。

（2）根据胸部 X 线片测量导管位置，根据导管异位的情况选择调整导管、拔管或重新置管。

（3）不慎置入动脉时，应立即拔除导管。

（4）尝试用非侵入性方法调整导管尖端位置。

（六）导管相关性皮肤损伤

1. 预防要点

（1）按时维护，由取得维护资质的护理人员规范操作。

（2）维护前仔细询问患者有无过敏史，根据患者情况选择合适的消毒剂及敷料。

(3)操作时执行无菌操作原则，遵循最大无菌屏障原则。

(4)无张力粘贴敷料，避免压力性损伤。

2. 识别要点

(1)出现皮肤损伤初期症状或体征时，及时更换敷料。

(2)揭除贴膜后局部皮肤红肿、剥离、水疱、渗液、感染等。

3. 处理要点

用无菌敷料处理伤口，尽量减少与移除敷料相关的不适感和皮肤损伤。根据皮肤损伤性质选择合适药物，对症处理。

(七)渗出和外渗

1. 预防要点

(1)妥善固定导管，避免牵拉移位。

(2)选择合适的导管规格。

(3)避免躯体过度活动。

2. 识别要点

置管部位渗出液体、肿胀、疼痛，皮肤变红、变白以及有水疱形成。

3. 处理要点

(1)停止输液，避免冲洗导管。

(2)断开给药装置，使用注射器抽吸导管，造影剂外渗时除外。

(3)避免对该部位施压，抬高肢体，促进药液吸收。

(4)测量患肢肿胀面积，标出该区域。

(5)根据渗出情况或外渗药物进行针对处理。

(八)静脉导管相关性血流感染

1. 预防要点

(1)选择合适的导管材质、消毒液及敷料。

(2)严格遵守无菌操作原则。

(3)妥善固定导管，按时维护。

2. 识别要点

(1)穿刺部位红斑、硬结、压痛或有脓性分泌物从穿刺点流出，沿导管的皮下走行部位可出现疼痛、硬结、弥散性红斑。

(2)突发高热、寒战、低血压等感染性休克表现，除导管外无其他明显感染源。

3. 处理要点

(1)监测生命体征、临床表现及各项检查结果。

(2)遵医嘱行血培养或导管尖端培养，存在药物污染时可能需做药物细菌培养。

(3)通知医生，遵医嘱进行抗感染治疗。

(4)如抗感染治疗无效，必要时拔除导管。

(九)导管堵塞

1. 预防要点

(1)按时进行导管维护。

(2)妥善固定导管，避免移位或外部扭结。

(3)正确规范冲封管操作：采用“推－停－推”的脉冲式冲管方法冲洗导管。

(4)输注药物时注意配伍禁忌。

(5)连续输注不相容溶液时应冲管，避免残留物堆积。

2. 识别要点

回抽无回血或回血不畅，推注阻力大，液体滴速慢或无法输注。

3. 处理要点

(1)评估堵管原因：机械性、药物性或血栓性。

(2)机械性堵管：判断有无导管扭结和夹管，根据体位调整。

(3)血栓性堵管：使用尿激酶溶栓。

(4)药物结晶性堵管：根据药物性质选择相应溶栓剂。

(5)如溶栓无效，则拔除导管。

(十)局部过敏反应

1. 预防要点

(1)由取得专业资质的维护人员进行维护。

(2)操作前询问有无过敏史，选择合适的消毒剂及敷料。

(3)夏季天气潮湿、闷热时宜增加换药次数，每周可换药2次以上，消毒液应完全自然待干后贴敷料。

2. 识别要点

穿刺局部皮肤瘙痒、皮疹或有水疱形成。

3. 处理要点

(1)评估分析过敏原因。

（2）轻度过敏：常规消毒后涂抹皮肤保护剂并粘贴透明敷料。

（3）中度过敏：碘伏溶液消毒后待干，再用0.9%氯化钠注射液脱碘待干，增加换药次数，建议每周至少2次。

（4）重度过敏：在中度过敏处理的基础上用地塞米松注射液浸湿纱布，覆盖局部皮肤，待干后用无菌纱布包裹固定，每48h更换1次。如按以上措施护理后继续加重或患者对导管材质过敏，应立即拔管。

（十一）淋巴液渗漏

1. 预防要点

（1）置管前评估患者病情、营养状况，选择合适的导管及穿刺部位。

（2）提高穿刺技术，确保首次置管的成功率。

（3）选择合适的固定方法，固定体外导管时体外导管呈L形、U形、C形或沿着血管方向塑形固定，可在体外压迫穿刺血管的伴行淋巴管，减少淋巴液的外渗。

（4）正确处理穿刺点：穿刺成功后将小纱布放置在穿刺点，再覆盖透明敷料进行局部加压包扎，或用水胶体敷料、泡沫敷料等治疗性敷料覆盖穿刺点加压包扎，每48h更换1次。

（5）置管后随访观察，敷料出现潮湿、松脱、卷边等时要及时更换，最外层可用纱布在穿刺点局部加压，松紧适宜，抬高患肢，促进淋巴液回流。

2. 识别要点

穿刺点有黄色或无色液体渗出，也可呈乳糜状，伴有皮肤湿疹，甚至湿疹破溃。

3. 处理要点

（1）治疗性敷料局部加压：使用有效碘浓度≥0.5%碘伏对穿刺点及周围皮肤消毒，后用银离子、藻酸盐等吸收性好的治疗性敷料叠成2cm×1cm压在穿刺点上，再用透明敷料或纱布加压包扎。

（2）水胶体敷料保护皮肤+局部加压：使用有效碘浓度≥0.5%碘伏对穿刺点及周围皮肤消毒，后用水胶体透明敷料保护皮肤，再用纱布在穿刺点局部按压，最后用透明敷料覆盖纱布及导管，并将另一块纱布折叠成2cm×2cm大小，在透明敷料外穿刺点正上方加压。

（3）纱布局部压迫出现淋巴渗液后，及时有效的纱布按压是最重要的措施之一。可使用大小约2cm×2cm的无菌纱布按压渗出处，压闭受损的淋巴导管，同时吸收渗液。可将患肢抬高，促进淋巴回流。按压期间至少每48h更换敷料1次，防止感染，直到渗液消失。若1周后渗液仍未减少，适当更换按压部位。

四、经外周静脉置入中心静脉导管(PICC)护理技术常见并发症管理口诀

无菌操作是关键，冲管封管很重要；
洗澡局部要防水，肢体活动要适度；
功能锻炼时时做，导管固定要关注；
按时维护别忘了，如有不适医院护。

第二节　输液港护理技术

一、输液港护理技术概述

(一)输液港的结构与功能

完全植入式输液港(totally implantable venous access port，TIVAP)简称输液港(PORT)，是一种可以完全植入体内的闭合静脉系统，包括胸壁式输液港和手臂式输液港，主要由供穿刺隔膜的港体(即基座、穿刺座、注射座)和静脉导管系统组成，导管分为单腔管和双腔管，其末端有三向瓣膜式和末端开口式两种。输液港主要用于需长期或重复静脉输注药物的患者，可用于长期静脉输注高浓度化疗药物、完全肠外营养液、血制品以及采集血标本等。

(二)输液港的意义

输液港(PORT)的导管及底座埋于皮下，导管直径较大，可以快速输注大量液体，在需要紧急治疗的情况下可以更快地发挥作用，同时降低了感染的风险。输液港(PORT)每4周(28d)维护1次即可，使用期限为5～20年，可反复穿刺3000次，为患者提供长期的静脉输液通道，同时还可以保护静脉血管，减轻患者反复穿刺的痛苦，提高了静脉治疗的安全性以及医务人员的工作效率。输液港不影响日常生活，可进行淋浴、游泳等活动，极大地方便了患者，提高了患者的生活质量。

(三)输液港护理技术的定义与目的

【定义】

输液港护理技术是指定期对输液港进行检查、消毒等操作，以保证导管功能正常、

预防感染的一项操作技术。输液港是一种方便、有效的长期输液工具，广泛用于临床。为了避免感染、堵管等并发症的发生，按时进行维护是十分必要的。

【目的】

定期进行输液港维护可保持港体及导管通畅，预防伤口及导管相关性感染，确保输液港的功能良好，同时可观察穿刺局部皮肤情况以及有无并发症的发生。

(四)输液港护理技术常见并发症

输液港置入及维护过程中由于操作不当或留置期间患者自我保护不当，可能产生一系列并发症，包括导管堵塞、输液港港座翻转、导管夹闭综合征、导管断裂、静脉炎、渗出和外渗、静脉导管相关性血栓以及静脉导管相关性血流感染等。

二、输液港护理技术常见并发症的预防、识别及处理思维导图

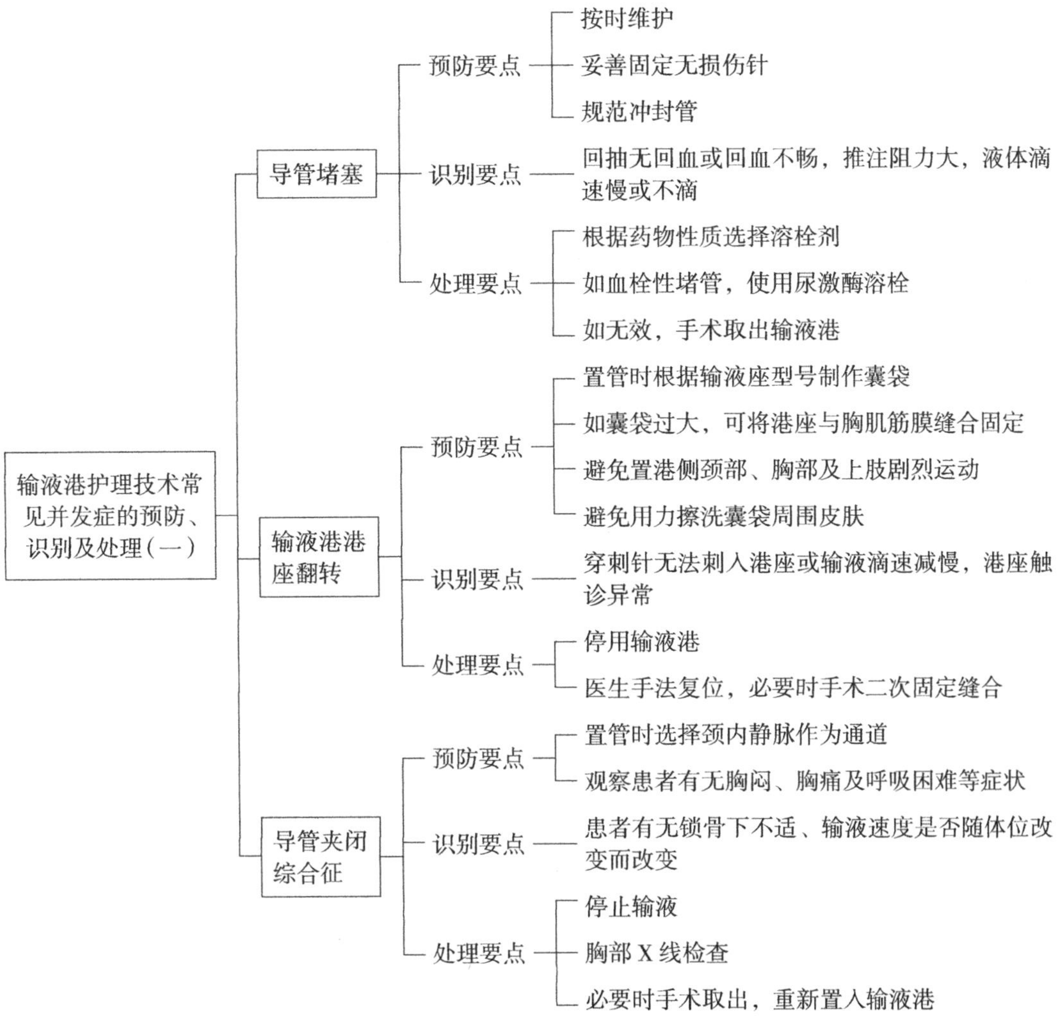

- 输液港护理技术常见并发症的预防、识别及处理（二）
  - 导管断裂
    - 预防要点
      - 置管过程中，扣锁采用无创钳或徒手操作，保证导管腔与注射座导管接口处对齐
      - 使用及维护时避免快速注射导致导管内压力过大
      - 避免颈肩部活动不当及外力冲击
      - 输液维护时避免无损伤针误刺到导管
    - 识别要点
      - 大部分患者可能无症状，部分患者出现胸痛、心律失常、低血压、呼吸急促等症状
    - 处理要点
      - 胸部X线检查
      - 手术移除输液港
      - 对症支持治疗
  - 静脉炎
    - 预防要点
      - 遵循最大无菌化原则
      - 妥善固定导管，避免牵拉移位
      - 避免消毒液进入血管
      - 避免刺激静脉壁
      - 根据药物性质选择合适的输注方式
    - 识别要点
      - 穿刺部位疼痛、肿胀、皮温升高及沿静脉走向发红或条索状
    - 处理要点
      - 停止输液，局部制动
      - 保留导管，针对性外敷
      - 症状无缓解则拔除导管
  - 渗出和外渗
    - 预防要点
      - 导管与输液港座连接牢固
      - 选择合适的导管规格
      - 避免躯体过度活动
    - 识别要点
      - 置管部位肿胀、疼痛，严重时有发热、皮下结节甚至皮肤坏死
    - 处理要点
      - 停止输液，用注射器抽吸
      - 根据外渗药物性质针对性处理
      - 手术取出输液港或重新置入

- 输液港护理技术常见并发症的预防、识别及处理（三）
  - 静脉导管相关性血栓
    - 预防要点
      - 选择合适的导管型号、材质以及尖端位置
      - 避免反复穿刺
      - 正确冲封管
      - 对血栓高风险患者预防性抗凝治疗
    - 识别要点
      - 穿刺局部皮肤变色、发红、皮温升高，颈部肿胀疼痛
      - 导管功能异常或出现上腔静脉综合征、肺栓塞症状
    - 处理要点
      - 血管超声检查
      - 遵医嘱行抗凝治疗
      - 移除导管后使用抗凝药物至少 3 个月
      - 适当心理支持
  - 静脉导管相关性血流感染
    - 预防要点
      - 严格遵守无菌操作原则
      - 选择合适的消毒液及敷料
      - 妥善固定导管，按时维护
    - 识别要点
      - 穿刺部位红斑、硬结、压痛或囊袋有脓性分泌物
      - 植入部位手术切口裂开或皮肤坏死
      - 突发高热、寒战、低血压等感染性休克表现
    - 处理要点
      - 观察生命体征
      - 遵医嘱行血培养或导管尖端培养
      - 遵医嘱行抗感染治疗
      - 必要时手术移除输液港

三、思维导图简要说明

（一）导管堵塞

1. 预防要点

（1）至少每 4 周进行 1 次输液港维护。

（2）妥善固定无损伤针。

（3）推荐用生理盐水冲管，用 100U/ml 的肝素盐水封管，导管冲管液量应为导管及附加装置内腔容积总和的 2 倍以上，封管液量应为导管及附加装置内腔容积总和的 1.2 倍以上。一般选择 10ml 注射器或 10ml 管径的预充式导管冲洗器。

（4）采用脉冲式冲管，正压封管。用 0.9% 氯化钠注射液 10ml 脉冲式冲管→用药→ 0.9% 氯化钠注射液 10ml 脉冲式冲管→肝素盐水正压封管。

2. 识别要点

回抽无回血或回血不畅，推注阻力大，液体滴速慢或不滴。

3. 处理要点

（1）根据不同药物的酸碱度等化学特性，针对性地使用相关溶栓剂。

（2）如怀疑是血栓性堵管，用尿激酶溶栓，切忌用过大的压力强行推注药物，避免发生导管栓塞或导管破裂。

（3）对于不能解决的堵塞，应采用外科手术方式取出输液港。

（二）输液港港座翻转

1. 预防要点

（1）置管时根据输液座型号制作囊袋。

（2）如囊袋过大，可将港座与胸肌筋膜缝合固定。

（3）避免置港侧颈部、胸部及上肢剧烈活动。

（4）避免用力擦洗囊袋周围皮肤。

2. 识别要点

穿刺针无法刺入港体或输液滴速减慢，港座触诊异常。

3. 处理要点

（1）停止使用输液港，通知医生，及时处理。

（2）医生可通过向阻力小的方向轻柔旋转来复位港座，必要时手术二次缝合固定或更换输液座植入部位。

（三）导管夹闭综合征

1. 预防要点

（1）置管时选择颈内静脉作为通道。

（2）输液港使用期间观察患者有无胸闷、胸痛及呼吸困难等表现。

2. 识别要点

多数患者表现为输液速度逐渐减慢、锁骨下不适及输液时局部肿胀，只有在手臂、肩部上抬或保持某种体位时方可输液。

3. 处理要点

（1）停止输液港输液，进行胸部 X 线检查。

（2）确认发生导管夹闭综合征并出现导管严重狭窄、导管损伤时，应手术取出或改变穿刺路径，重新置入输液港。

（四）导管断裂

1. 预防要点

（1）置管过程中，扣锁采用无创钳或徒手操作，保证导管腔与注射座导管接口处对齐。

（2）使用及维护时避免因快速注射导致导管内压力过大。

（3）避免颈肩部活动不当及外力冲击。

（4）输液维护时避免无损伤针误刺到导管。

2. 识别要点

输液港周围皮肤有异常突起或凹陷。患者有胸痛、呼吸困难等气胸、血胸症状。输液港周围皮肤有渗血、渗液等导管损伤征象。

3. 处理要点

（1）一旦发现导管移位或断裂迹象，应立即停止输液，并拆除输液港。

（2）根据患者的临床表现和实验室检查结果，给予相应的支持治疗。

（3）若导管移位或断裂严重，需及时转诊至外科进行处理。

（五）静脉炎

1. 预防要点

（1）遵循最大无菌化原则。

（2）妥善固定导管，避免牵拉移位。

（3）避免消毒液进入血管。

（4）避免刺激静脉壁。

（5）根据药物性质选择合适的输注方式。

2. 识别要点

穿刺部位出现疼痛、肿胀、皮温升高及沿静脉走向发红或条索状。

3. 处理要点

（1）停止输液，局部制动。

（2）保留导管，针对性外敷处理。

（3）症状不缓解则拔除导管。

（六）渗出和外渗

1. 预防要点

（1）手术过程中应确保导管与输液座连接紧密，导管锁连接牢固。

（2）选择合适的导管型号，禁用普通输液钢针，避免损伤输液座的硅胶膜。

（3）对于高龄、儿童等配合能力相对低的患者，输液过程中观察穿刺点局部敷料有无松动、脱落，导管是否通畅，穿刺点有无肿胀、疼痛。

2. 识别要点

推注冲管液或灌注药物后输液港座周围发生肿胀，患者主诉疼痛感或烧灼感等，严重时可有发热、皮肤红肿、皮下结节，甚至皮肤坏死。

3. 处理要点

（1）发生药物外渗时应立即停止使用输液港，并通知医生。

（2）进行胸部 X 线检查，明确诊断。

（3）根据渗出或外渗药物，针对性处理。

（4）外科手术取出输液港或重新植入。

（七）静脉导管相关性血栓

1. 预防要点

（1）选择合适的静脉导管型号、材质以及尖端位置。

（2）由取得资质的专业人员操作，避免反复穿刺。

（3）正确冲洗和封管。

（4）日常生活中正常活动、适当锻炼、补充足够的水分，对血栓高风险患者采取预防性抗凝治疗。

2. 识别要点

（1）穿刺局部皮肤变色、发红、皮温升高或颈部肿胀、疼痛。

（2）导管功能异常或出现上腔静脉综合征、肺栓塞等症状。

3. 处理要点

（1）当患者出现疑似症状和体征时，行超声（首选）及其他影像学检查以确诊。

（2）遵医嘱给予抗凝治疗，并在治疗期间观察患者有无出血的症状和体征以及有无肺栓塞的症状和体征。根据使用的不同药物要求，进行记录。

（3）移除导管后使用抗凝药物至少 3 个月，定期监测患者实验室相关指标。定期观察并测量血栓侧上肢的臂围及记录其他症状变化。

（4）给予适当的心理支持。

（八）静脉导管相关性血流感染

1. 预防要点

（1）严格遵守无菌操作原则。

（2）选择合适的消毒液及敷料。

（3）妥善固定导管，按时维护。

2. 识别要点

（1）穿刺部位红斑、硬结、压痛或皮下囊袋有脓性分泌物，植入部位手术切口裂开或皮肤坏死。

（2）突发高热、寒战、低血压等感染性休克表现。

3. 处理要点

（1）严密观察患者生命体征、临床表现及各项检查结果。

（2）如存在药物污染的可能，遵医嘱进行药物细菌培养、血培养或导管尖端培养。

（3）如确诊静脉导管相关性血流感染，遵医嘱行抗感染治疗。

（4）如抗感染治疗无效，必要时手术移除输液港。

四、输液港护理技术常见并发症管理口诀

无菌操作是关键，冲管封管很重要；
肢体活动要适度，局部不能用力搓；
导管固定要关注，功能锻炼别忘了；
按时维护不可少，如有不适医院跑。

第三节　中心静脉导管（CVC）护理技术

一、中心静脉导管（CVC）护理技术概述

（一）中心静脉导管（CVC）的结构与功能

中心静脉导管（central venous catheter，CVC）是经皮肤直接自颈内静脉、锁骨下静脉或股静脉穿刺置入的静脉通道，导管尖端位于上、下腔静脉，型号有单腔、双腔、三腔、四腔。中心静脉导管广泛用于患者静脉输液、输血、药物治疗、肠外营养和心血管系统的介入诊治中，是监测血流动力学、大手术和救治危重患者不可缺少的手段。

（二）中心静脉导管（CVC）的意义

中心静脉导管可以实现快速补液扩容，快速纠正血容量不足，维持血压。由于中心静脉压力较高，因此可以确保输注的液体顺利进入血液循环，减少对局部组织的刺激

和损伤。利用特殊的中心静脉导管可进行血液透析、灌流、血浆置换等血液净化术。中心静脉导管操作风险小，护理相对简单，成本较低，减少了患者的痛苦，使患者更加舒适。

（三）中心静脉导管（CVC）护理技术的定义与目的

【定义】

中心静脉导管（CVC）护理技术是指对 CVC 进行定期检查、清洁、消毒等操作，以保持其通畅、无菌状态和导管功能正常的一项操作技术。CVC 是一种方便、有效的输液工具，广泛用于临床。为了确保 CVC 的正常使用，避免并发症的发生，对其进行定期的维护和保养是十分必要的。

【目的】

定期进行 CVC 维护可保持导管通畅性，预防穿刺点及导管相关感染，确保患者舒适，同时可观察穿刺局部皮肤情况以及有无并发症的发生。

（四）中心静脉导管（CVC）护理技术常见并发症

CVC 置管及维护过程中由于操作不当或导管留置期间患者保护不当，可发生一系列并发症，包括静脉炎、神经损伤、导管异位、渗出和外渗、静脉导管相关性血流感染、导管堵塞、导管损坏、静脉导管相关性血栓、导管相关性皮肤损伤等。

二、中心静脉导管（CVC）护理技术常见并发症的预防、识别及处理思维导图

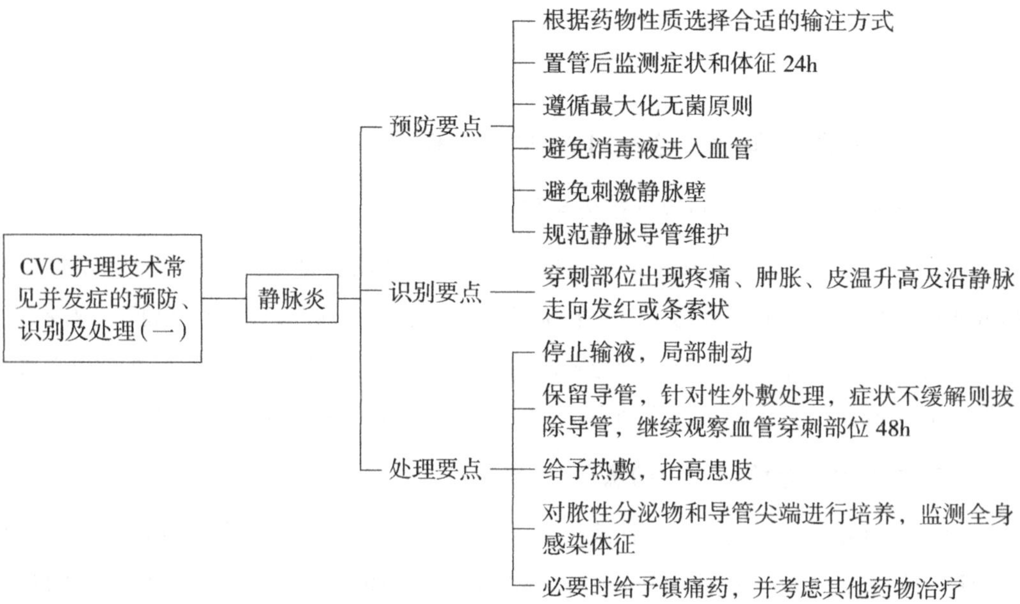

- CVC 护理技术常见并发症的预防、识别及处理（二）
  - 神经损伤
    - 预防要点
      - 避免渗出、外渗
      - 严格遵守无菌操作原则
      - 妥善固定导管，按时维护
      - 置管时避免反复穿刺
    - 识别要点
      - 感觉异常，如放射性疼痛、刺痛、灼烧感，局部疼痛、麻木，呼吸困难
      - 瞳孔收缩、上眼睑下垂
    - 处理要点
      - 尽早识别渗出、外渗
      - 使用适当的方法控制出血
      - 监测神经、血管症状
      - 必要时拔除导管
  - 导管异位
    - 预防要点
      - 置管时确保长度及深度
      - 妥善固定导管，按时维护，观察外露长度
    - 识别要点
      - 尖端位置改变或导管外露长度变化
      - 体位改变、上肢或肩部运动
    - 处理要点
      - 立即停止输液
      - 根据胸部 X 线片测量位置考虑是否拔除导管
      - 如不慎置入动脉导管，立即拔除
      - 尝试用非侵入性方法调整尖端位置
  - 渗出和外渗
    - 预防要点
      - 妥善固定导管，避免牵拉移位
      - 选择合适的导管规格
      - 避免躯体过度活动
    - 识别要点
      - 置管部位肿胀、疼痛，皮肤变红、变白，有水疱形成
    - 处理要点
      - 停止输液，避免冲洗导管
      - 断开给药装置，用注射器抽吸导管，造影剂外渗时除外
      - 避免对该部位施压，抬高肢体，促进药液吸收
      - 测量患肢肿胀面积，标出该区域
      - 根据渗出或外渗药物，针对性处理

- CVC护理技术常见并发症的预防、识别及处理（三）
  - 静脉导管相关性血流感染
    - 预防要点
      - 选择合适的消毒液及敷料
      - 严格遵守无菌操作原则
      - 妥善固定导管，按时维护
    - 识别要点
      - 穿刺部位红斑、硬结、压痛或皮下囊袋有脓性分泌物，植入部位手术切口裂开或皮肤坏死
      - 突发高热、寒战、低血压等感染性休克表现
    - 处理要点
      - 观察生命体征
      - 遵医嘱行血培养或导管尖端培养
      - 遵医嘱行抗感染治疗
      - 必要时拔除导管
  - 导管堵塞
    - 预防要点
      - 按时维护
      - 妥善固定导管，避免移位或外部扭结
      - 规范冲封管
      - 输注药物时注意配伍禁忌
      - 连续输注不相容药物时应冲管，避免残留物堆积
    - 识别要点
      - 回抽无回血或回血不畅，推注阻力大，液体滴速慢或无法输注
    - 处理要点
      - 评估堵管原因：机械性、药物性或血栓性
      - 机械性堵管：判断有无导管扭结和夹管，根据体位调整
      - 血栓性堵管：使用尿激酶溶栓
      - 药物结晶性堵管：根据药物性质选择相应溶剂
      - 如无效，拔除导管
  - 导管损坏
    - 预防要点
      - 置管时选择合适的材料
      - 避免频繁活动或使用置管侧肢体
      - 妥善固定导管，按时维护
      - 规范冲封管，勿暴力冲管
      - 避免夹闭综合征
      - 勿使用无高压注射标识的导管进行造影剂注射
    - 识别要点
      - 导管或导管端口断裂、置入部位渗漏、导管功能异常
    - 处理要点
      - 立即停止输液
      - 外露部分损坏，夹闭导管出口部位及受损区域之间部分，并立即修复
      - 体内断裂患者绝对卧床，取头低左侧卧位，置管侧肢体制动
      - 根据胸部X线片测量位置考虑是否拔除导管，必要时静脉切开或介入取管
      - 移除导管后监测并发症

- CVC 护理技术常见并发症的预防、识别及处理（四）
  - 静脉导管相关性血栓
    - 预防要点
      - 风险评估，选择合适的静脉导管型号、材质以及尖端位置
      - 置管时避免反复穿刺
      - 规范冲封管
      - 对血栓高风险患者采取预防性抗凝治疗
    - 识别要点
      - 穿刺局部皮肤变色、发红、皮温升高或穿刺侧肢体肿胀、疼痛
      - 出现上腔静脉综合征
      - 导管功能异常或出现肺栓塞症状
    - 处理要点
      - 血管超声检查
      - 抗凝治疗
      - 给予适当的心理支持
      - 导管位置正确、功能正常，可继续使用
      - 移除导管后使用抗凝药物至少 3 个月
  - 导管相关性皮肤损伤
    - 预防要点
      - 按时维护，规范操作
      - 选择适合的敷料来覆盖
      - 遵循最大化无菌原则
      - 避免压力性损伤
    - 识别要点
      - 撕开膜 30min 后皮肤红肿、剥离、水疱、渗液、感染
    - 处理要点
      - 皮肤损伤初期，及时更换敷料
      - 用低敏性无菌敷料处理伤口
      - 根据皮肤损伤性质选择合适的药物处理

三、思维导图简要说明

（一）静脉炎

1. 预防要点

（1）穿刺前充分评估患者病情及治疗方案，选择合适的导管材质、型号。

（2）置管后监测症状和体征 24h。

（3）遵循最大化无菌原则，包括操作人员戴医用外科口罩和帽子、戴无菌手套、穿无菌手术衣，患者全身覆盖大无菌巾。

（4）避免消毒液进入血管。

（5）置管后选择合适的固定装置固定导管，避免移位而刺激静脉壁。

（6）规范静脉导管维护，以便早期发现静脉炎潜在的风险，及时干预。

2. 识别要点

穿刺部位出现疼痛、肿胀、皮温升高及沿静脉走向发红或条索状。

3. 处理要点

（1）停止输液，局部制动，抬高患肢，向患者解释静脉炎发生的原因、临床表现及处理措施等。

（2）保留导管，针对性外敷处理，症状不缓解则拔除导管，继续观察血管穿刺部位48h。

（3）根据静脉炎类型、分级，给予相应的外敷处理。

（4）对脓性分泌物和导管尖端进行培养，加强局部消毒，遵医嘱局部可用治疗性敷料，监测全身感染体征，必要时使用抗生素治疗。

（5）根据患者的主观感受，如果需要，可以给予镇痛药，并考虑其他药物治疗。

（二）神经损伤

1. 预防要点

（1）避免渗出、外渗。

（2）严格遵守无菌操作原则。

（3）妥善固定导管，按时维护。

（4）置管时使用超声引导置管技术，减少穿刺次数，避免反复穿刺。

2. 识别要点

（1）置管侧肢体感觉异常，如放射性疼痛、刺痛、灼烧感、局部疼痛、麻木、呼吸困难。

（2）瞳孔收缩、上眼睑下垂。

3. 处理要点

（1）应尽早识别导管渗出、外渗。

（2）监测患者神经与血管状态，用适当的方法控制出血。

（3）在导管留置期间，患者出现上述症状和体征时应高度警惕神经损伤，并谨慎拔除导管。

（4）导管穿刺时，如出现感觉异常类型的疼痛，应立即拔除血管通路装置。

（三）导管移位

1. 预防要点

（1）置管时确保导管长度、深度及尖端位于最佳部位。

（2）用导管固定装置来固定导管，避免固定不良引起的意外移位，按时维护，观察导管内有无回血及外露长度。

2. 识别要点

(1)尖端位置改变或导管外露长度变化。

(2)部分导管可见回血，偶有输液速度变慢或无法抽出回血。

3. 处理要点

(1)立即停止导管输液。

(2)根据胸部X线片测量导管位置，考虑是否拔除导管。

(3)如不慎置入动脉，立即拔除导管。

(四)渗出和外渗

1. 预防要点

(1)妥善固定导管，避免牵拉移位。

(2)选择合适的导管规格。

(3)避免躯体过度活动。

2. 识别要点

置管部位渗出液体、肿胀、疼痛，皮肤变红、变白以及有水疱形成。

3. 处理要点

(1)停止输液，避免冲洗导管。

(2)断开给药装置，用注射器回抽药液，造影剂外渗时除外。

(3)避免对该部位施压，抬高肢体，促进药液吸收。

(4)测量患肢肿胀面积，标记该区域。

(5)根据渗出或外渗药物，针对性处理。

(五)静脉导管相关性血流感染

1. 预防要点

(1)选择合适的导管材质、消毒液及敷料。

(2)严格遵守无菌操作原则。

(3)妥善固定导管，按时维护。

2. 识别要点

(1)穿刺部位红斑、硬结、压痛或有脓性分泌物从穿刺点流出。

(2)突发高热、寒战、低血压等感染性休克表现，除导管外无其他明显感染源。

3. 处理要点

(1)监测生命体征、临床表现及各项检查结果。

（2）遵医嘱行血培养或导管尖端培养，存在药物污染时可能需做药物细菌培养。

（3）通知医生，遵医嘱进行抗感染治疗。

（4）如抗感染治疗无效，必要时拔除导管。

（六）导管堵塞

1. 预防要点

（1）按时维护。

（2）妥善固定导管，避免移位或外部扭结。

（3）正确规范冲封管操作：采用“推－停－推”的脉冲式冲管方法冲洗导管。

（4）输注药物时注意配伍禁忌。

（5）连续输注不相容药物时应冲管，避免残留物堆积。

2. 识别要点

回抽无回血或回血不畅，推注阻力大，液体滴速慢或无法输注。

3. 处理要点

（1）评估堵管原因：机械性、药物性或血栓性。

（2）机械性堵管：判断有无导管扭结和夹管，根据体位调整。

（3）血栓性堵管：使用尿激酶溶栓。

（4）药物结晶性堵管：根据药物性质选择相应溶栓剂。

（5）如溶栓无效，则拔除导管。

（七）导管损坏

1. 预防要点

（1）置管时选择合适的材料，由专业资质人员完成。

（2）避免置管侧肢体频繁活动。

（3）妥善固定导管，按时维护。

（4）规范冲封管，勿暴力冲管。

2. 识别要点

导管或导管端口断裂、置入部位渗漏、导管功能异常。

3. 处理要点

（1）立即停止输液。

（2）外露部分损坏，夹闭导管出口部位及受损区域之间部分，并立即修复。

（3）体内断裂患者绝对卧床，取头低左侧卧位，置管侧肢体制动。

（4）根据胸部X线片测量位置考虑是否拔除导管，必要时静脉切开或介入取管。

（5）移除导管后监测并发症。

（八）静脉导管相关性血栓

1. 预防要点

（1）风险评估，选择合适的静脉导管型号、材质以及尖端位置。

（2）置管时避免反复穿刺。

（3）规范冲封管操作。

（4）对血栓高风险患者采取预防性抗凝治疗。

2. 识别要点

（1）穿刺局部皮肤变色、发红、皮温升高或穿刺侧肢体肿胀、疼痛。

（2）出现上腔静脉综合征。

（3）导管功能异常或出现肺栓塞症状。

3. 处理要点

（1）当患者出现疑似症状和体征时，行超声（首选）及其他影像学检查以确诊。

（2）遵医嘱给予抗凝治疗，并在治疗期间观察患者有无出血的症状和体征以及有无肺栓塞的症状和体征。根据使用的不同药物要求，进行记录。

（3）给予适当的心理支持。

（4）如导管位置正确、功能正常且需要进行静脉输液治疗，可继续使用该导管。

（5）移除导管后使用抗凝药物至少3个月，定期监测患者实验室相关指标。定期观察其他症状变化。

（九）导管相关性皮肤损伤

1. 预防要点

（1）按时维护，由取得维护资质的护理人员规范操作。

（2）维护前仔细询问患者有无过敏史，根据患者情况选择合适的消毒剂及敷料。

（3）操作时遵守无菌操作原则，遵循最大化无菌原则。

（4）无张力粘贴敷料，避免压力性损伤。

2. 识别要点

揭除贴膜后局部皮肤红肿、剥离、水疱、渗液、感染等。

3. 处理要点

（1）出现皮肤损伤初期症状或体征时，及时更换敷料。

（2）用低敏性无菌敷料处理伤口，尽量减少与移除敷料相关的不适感和皮肤损伤。

（3）根据皮肤损伤性质选择合适的药物处理。

四、中心静脉导管（CVC）护理技术常见并发症管理口诀

无菌操作是关键，消毒到位防感染；
渗血渗液勤更换，卷边松脱马上护；
冲管封管很重要，导管固定要关注；
按时维护别忘了，无须留置尽早拔。

第四节　更换切口引流技术

一、更换切口引流技术概述

（一）外科切口引流技术的概念与目的

外科引流是将人体组织间或体腔内积聚的脓、血或其他液体导流至体外或脏腔内的技术，在外科手术前后被广泛应用，是外科工作中一项重要的基本操作。外科引流不仅包括把组织内或体腔内积聚的液体引至体外即外引流，如脓肿切开、肠造口、腹腔引流、胸腔引流等，还包括内引流，即通过改道或分流使液体流经另外的空腔脏器以达到引流的目的，如胆道、胰腺囊肿的内引流术。外科切口引流的目的是防止血液、脓液、渗出液、消化道或泌尿道漏出的液体在组织或体腔积聚，去除细菌的培养基，阻止感染的发生或扩散；解除局部的压力，避免积液对邻近器官的压迫和组织损害；防止皮肤的过早闭合，延长引流时间，有利于脓腔或积液腔的缩小、自其基底部开始的肉芽组织生长和伤口的良好愈合。

（二）外科切口引流技术的意义

有积液（血）的创面，引流有助于术后观察；消化道手术，引流可将消化液引出；减压性引流，可用于胃、十二指肠造口或胆总管内置 T 管引流等；十二指肠、结肠的腹膜外损伤以及直肠损伤，因肠壁愈合能力差，腹膜外组织抵御感染的能力弱，也可引流到腹腔外；肠管损伤缝合后可能愈合不良者，也可预防性引流，以防止感染及渗漏的发生；腹腔内存在严重感染或已有脓肿形成者，引流是重要的治疗措施。对于腹腔深部手

术，尤其是肝、胆、胰及血管手术，行预防性引流，通过观察引流物的色、质、量，可随时了解有无手术野出血、胆漏、感染等不良因素存在。

（三）更换切口引流技术的定义与目的

【定义】

更换切口引流技术是指在外科手术后，针对留置切口引流的患者，定期更换引流管（袋）、切口换药，保持引流部位清洁干燥、引流通畅，以预防感染、促进愈合的一项操作技术。

【目的】

更换切口引流技术的目的是通过日常护理，及时观察引流物的量、颜色、性状，以便及时给予适当的治疗和处理；保证切口引流的有效性，防止堵管、脱管等事件导致患者发生感染；清洁切口，保护局部皮肤，促进血液循环，有利于切口恢复。

（四）更换切口引流技术常见并发症

术后，护理人员对切口引流的观察、监测、记录，敷料的更换及导管的维护，是进行有效引流及管理的因素，但由于医务人员的操作及患者自身因素，更换切口引流可能会引起一些相关并发症，包括渗液、堵管、脱管或引流装置断开、感染。

二、更换切口引流技术常见并发症的预防、识别及处理思维导图

- 更换切口引流技术常见并发症的预防、识别及处理（一）
  - 渗液
    - 预防要点
      - 选择合适管径的引流管
      - 避免导管移位、脱落、旋转、打折
    - 识别要点
      - 液体从切口或穿刺口渗出
    - 处理要点
      - 每天至少更换敷料 1 次，如有渗液，立即更换
      - 渗液较多时用造口袋收集渗液，每周更换 1 次或按需更换
      - 协助医生缝合切口或穿刺口周围皮肤
  - 堵管
    - 预防要点
      - 准确观察与记录引流液的颜色、性状与量
      - 指导患者经常变换体位
      - 由近端向远端挤压管路
    - 识别要点
      - 引流量逐渐减少，引流液性状黏稠、有絮状物或沉渣、血性或脓性者，合并渗液
    - 处理要点
      - 视情况挤压引流管
      - 经引流管注入生理盐水来疏通
      - 重新置管或更换引流管

- 更换切口引流技术常见并发症的预防、识别及处理(二)
  - 脱管或引流装置断开
    - 预防要点
      - 外固定的原则为无菌、牢固、舒适
      - 及时倾倒引流装置内液体，减少重力牵拉
      - 预留足够的管路长度，避免活动或翻身导致脱管、引流装置断开
    - 识别要点
      - 引流量锐减，导管固定装置或敷料松脱，引流管外露长度增加 2cm 以上，引流管与引流装置分离
    - 处理要点
      - 如引流装置断开，及时重新连接或更换
      - 消毒脱管处及周围皮肤，确认无存留，覆盖无菌敷料
  - 感染
    - 预防要点
      - 透明敷料每周更换 1 次，普通无菌敷料每隔 2d 更换 1 次，渗血、渗液或可能脱落者随时更换
      - 普通引流袋每隔 2d 更换 1 次，抗反流引流袋每周更换 1 次，如有血性或脓性引流液，每天更换
      - 更换时严格遵守无菌操作原则
      - 保持引流通畅
    - 识别要点
      - 局部出现红肿热痛，可伴发热、血象高，引流液性状黏稠、有絮状物或沉渣、脓性，严重时感染性休克
    - 处理要点
      - 用无菌生理盐水或消毒液冲洗感染局部
      - 给予退热止疼对症处理
      - 给予抗生素，行抗感染治疗

三、思维导图简要说明

(一)渗液

1. 预防要点

(1)选择合适管径的引流管，避免因管径太小、血块或沉淀物较大不能顺利引流而致渗漏。

(2)穿刺口及导管固定装置应用无菌敷料完全覆盖，对引流管进行二次固定，避免固定不牢引起渗漏。

(3)操作中勿向外牵拉管路，避免酒精接触导管，以防加速导管变形、老化，引起引流不畅。

(4)日常以休息为主，病情允许时可外出散步，避免大幅度抬臂、俯身等动作，禁忌剧烈运动、提举重物等。

2. 识别要点

液体从切口或穿刺口渗出。

3. 处理要点

（1）少量渗液：及时更换敷料，可涂氧化锌软膏来保护穿刺口及周围皮肤，或银离子凝胶抑菌，每天至少1次，还可使用泡沫敷料来帮助吸收渗液。

（2）大量渗液：保护皮肤的基础上，可用造口袋收集渗液，每周更换1次或按需更换。

（3）如上述操作仍无改善，必要时协助医生缝合穿刺口周围皮肤或更换更粗的引流管。

（二）堵管

1. 预防要点

（1）及时正确观察与记录引流液的颜色、性状与量，并关注患者是否有发热、疼痛等伴随症状。

（2）引流袋低于切口，避免反流引起堵管。

（3）指导患者经常变换体位，可促进引流通畅，变换体位后指导患者及家属观察引流管固定是否牢固，避免管路扭曲、打折。不定时挤压引流管以防堵管。

2. 识别要点

引流量逐渐减少，引流液性状黏稠、有絮状物或沉渣、血性或脓性者，合并渗液。

3. 处理要点

（1）如确定堵管，立即报告医生，协助医生先尝试引流管冲洗。冲洗引流管时注意：外引流者，先回抽，再以脉冲式缓慢注入0.9%氯化钠溶液3～5ml，再酌情抽吸2～4次。内引流时，应避免回抽，仅冲管，以免内容物反流；宜低压缓慢冲洗，忌暴力操作，避免内容物反流引起感染或者暴力引起出血；在冲洗过程中注意询问患者有无不适，冲洗后观察引流情况及有无寒战、发热现象。

（2）冲洗通畅后，每日常规冲洗1次，如引流液含杂质较多，可每日冲洗2～3次；如有感染症状，禁忌冲洗。

（3）冲洗无效仍堵管时，协助医生根据病情拔管或换管。

（三）脱管或引流装置断开

1. 预防要点

（1）认真交接，巡视引流管，引流管外露长度增加2cm以上有可能脱管，应立即告知医生确认。

（2）引流管外固定时可采用引流管附带的固定器，可联合置管附近皮肤缝线以协助固定引流管；也可用黏性强、低敏的布类胶布将体外段引流管二次固定在皮肤上，避免引流管受重力牵拉脱出。

（3）外固定的原则为无菌、牢固、舒适，避免导管移位、脱落、旋转、打折后影响引流效果。

（4）及时倾倒引流袋内液体，可减少引流袋对引流管的重力牵拉。睡前固定引流袋时注意预留足够的管路长度，避免翻身导致引流管脱出。避免剧烈咳嗽及右臂高举等动作，以防膈肌大幅运动使引流管移位而造成脱管。

2. 识别要点

引流量锐减，导管固定装置或敷料松脱，引流管外露长度增加 2cm 以上，引流管与引流装置分离。

3. 处理要点

（1）如引流装置断开，碘伏消毒引流管导管接口及末端 2 遍后，更换连接管及引流袋等，并妥善固定。

（2）引流管完全脱出者，立即平卧，减少翻身次数，避免腹部压力突然增大导致引流液瘘。

（3）消毒切口及周围皮肤，覆盖无菌敷料，并检查脱出导管的长度、尖端是否完整以及缝线是否存留。如在院患者发生脱管，应及时上报不良事件管理。

（四）感染

1. 预防要点

（1）密切关注管路是否固定牢固、引流通畅、有无破损，观察引流液颜色、性状和量。查看换药和引流袋更换时间，敷料及导管固定装置是否清洁、干燥、固定良好。

（2）导管固定装置、透明敷料每周更换 1 次，普通无菌敷料每隔 2d 更换 1 次，渗血、渗液或可能脱落者随时更换。

（3）普通引流袋每隔 2d 更换 1 次，抗反流引流袋每周更换 1 次，如有血性或脓性引流液，每天更换。

（4）更换时严格无菌操作。更换无菌手套后，用 75% 酒精消毒切口周围皮肤 2 遍，再用络合碘消毒切口、周围皮肤及导管外露部分至少 10cm，各 2 遍，待干。注意由内向外，顺时针、逆时针交替，消毒范围直径≥ 20cm。

（5）指导患者进食高热量、高维生素、低脂、优质蛋白、易消化的食物，忌辛辣食物、生冷食物和烟酒。多食新鲜蔬菜与水果，保持大便通畅。提高自身免疫力，避免感染。

（6）出现带管时间较长、引流欠通畅或渗液渗血等情况，应及时留取标本并行细菌培养和药敏试验，及早遵医嘱给予预防性广谱抗菌药物。

2. 识别要点

局部出现红肿热痛，可伴发热、血象高，引流液性状黏稠、有絮状物或沉渣、脓性，严重时感染性休克。

3. 处理要点

（1）用生理盐水或消毒液冲洗感染局部，预防感染扩散。

（2）遵医嘱给予退热止痛处理。

（3）如果出现全身败血症或脓毒血症，可考虑升级抗生素，并密切监测体温、血压、脉搏、尿量及腹部体征，注意感染性休克可能。

（四）更换切口引流技术常见并发症管理口诀

固定导管无张力，更换敷料要轻柔；

准确观察引流液，保持通畅防管脱；

执行操作须无菌，有效引流早愈合。

第五节　胸腔闭式引流技术

一、胸腔闭式引流技术概述

（一）胸腔的结构与功能

胸腔是主要由胸椎和肋骨围成的空腔，其中部被纵隔占据，左、右部容纳肺、胸膜和胸膜腔等，具有保护和支撑呼吸系统、心血管循环系统等重要功能。胸膜腔是胸膜的脏壁两层在肺根处相互转折移行所形成的一个密闭的潜在腔隙，内含少量浆液。正常状态下，胸膜腔内为负压，并且压力随呼吸运动存在节律性的变化。胸膜腔的正常结构保证了呼吸系统的正常功能。

（二）胸腔闭式引流技术的意义

胸腔引流最早出现于公元前 5 世纪的古希腊，Hippocrates 率先通过外科引流的方式成功救治一位脓胸患者。1875 年，德国医生 Gotthard Bülau 发明了胸腔闭式引流。胸腔闭式引流是心胸外科最常用的治疗手段，在心胸外科手术后、气胸、脓胸、血胸等患者的治疗中广泛应用，对疾病的治疗起着十分重要的作用。

（三）胸腔闭式引流技术的定义与目的

【定义】

胸腔闭式引流技术是将胸腔引流管一端经胸壁置入胸膜腔，另一端连接胸腔引流装置，借助气压差或重力引流胸膜腔内积气、积液，将胸腔内气体、液体引流出来，使得肺组织重新张开而恢复功能的一种操作技术。

【目的】

胸腔闭式引流技术的目的是引流胸腔内积气、血液和渗液，重建胸膜腔内负压，保持纵隔的正常位置，促进肺复张，改善呼吸，协助临床明确诊断，同时是胸腔内急性失血等病情观察的重要途径。

（四）胸腔闭式引流技术常见并发症

近年来，心胸外科手术技术取得了重大的进步，但是胸腔闭式引流护理仍沿用传统方式，常会出现一些并发症，如皮下气肿、复张性肺水肿、疼痛等。

二、胸腔闭式引流技术常见并发症的预防、识别及处理思维导图

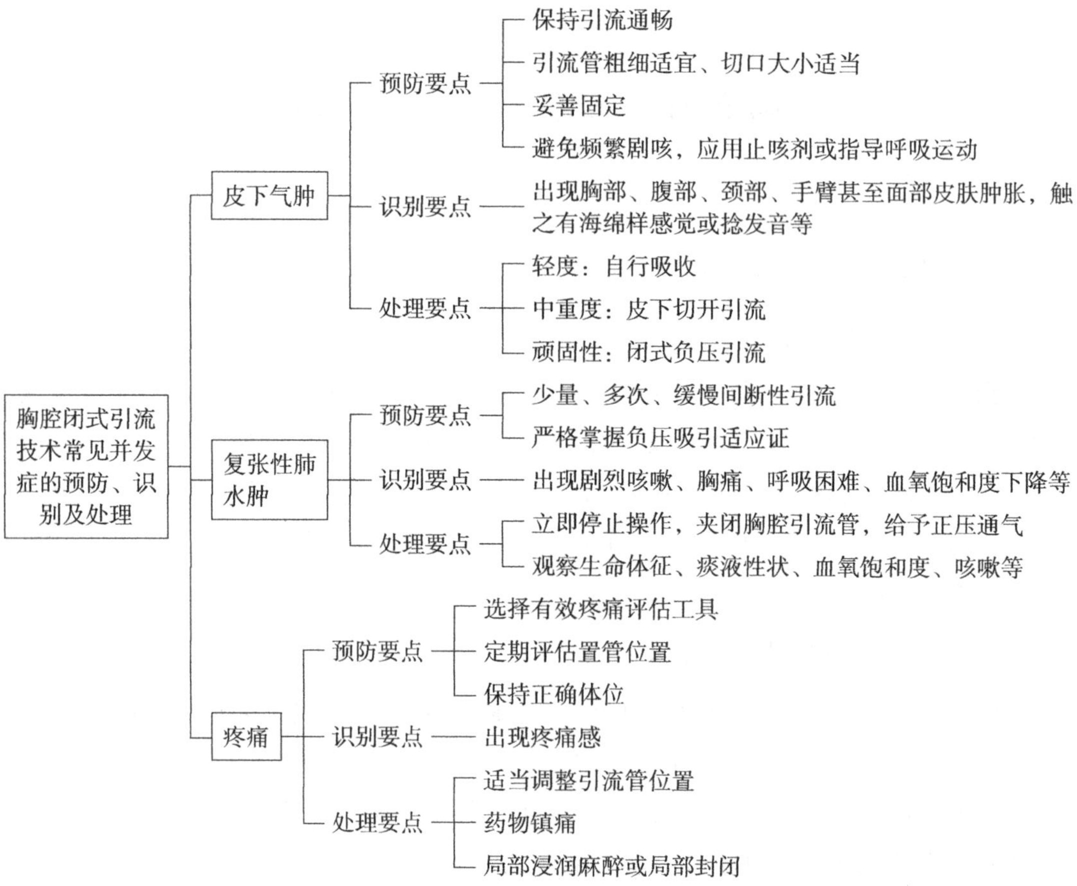

三、思维导图简要说明

（一）皮下气肿

1. 预防要点

（1）密切观察患者的生命体征、血氧饱和度，听诊呼吸音，观察呼吸节律、频率、幅度，确保引流通畅，引流管粗细适宜、切口大小适当。

（2）一侧全肺切除术后患者，应遵医嘱全夹闭或半夹闭胸腔引流管，并定时开放引流；气管明显向健侧移位者，在排除肺不张后，应遵医嘱缓慢放出适量的气体或液体，每次放液量宜少于100ml，并妥善固定引流管。

（3）根据病情需要，鼓励患者咳嗽、深呼吸、变换体位和早期活动。避免频繁剧咳，根据情况应用止咳剂。

（4）每日检查置管部位有无渗血、渗液、皮肤过敏以及伤口敷料有无松脱、污染等，检查切口周围皮肤情况及引流管有无堵塞、滑脱。

（5）挤压：胸腔内正常负压为 $-20cmH_2O$，挤压可能产生 $-400cmH_2O$ 的负压，压力可将肺组织吸到胸腔引流管，损伤肺组织，导致患者疼痛、不适，甚至出血，因此常规不挤管，仅怀疑导管堵塞的时候才挤压胸腔引流管。

（6）夹管：夹闭胸腔引流管可能导致张力性气胸，所以夹管只在有限的规定操作内，如更换引流装置或进行漏气试验时方可进行。在转运患者时保持引流管、引流装置低于胸腔穿刺出口，不得夹管。

（7）保持引流瓶直立，并低于患者胸壁引流口平面60～100cm。保持管路密闭、通畅，避免牵拉、打折、盘曲、受压。不应夹闭有气体逸出的胸腔引流管。发生下列情况时应及时处理。

引流管堵塞时，应查找堵塞原因，协助医生挤压或用无菌生理盐水冲洗管路。不能疏通时，应配合医生拔除或更换引流管。

引流管脱出时，应嘱患者屏气，勿剧烈咳嗽，立即将管道放到无菌生理盐水瓶水面下2～4cm，用无菌敷料覆盖切口，并用胶带将敷料的三边封好，剩下一边提供单向阀功能，以保证胸膜腔内的气体逸出。（脱管时立即用止血钳双向夹闭胸腔引流管，并更换装置，可能导致张力性气胸甚至发生纵隔扑动，危险性更大。如果直接用手按压脱管处伤口、捏起皮肤，或者用凡士林纱布、无菌纱布封闭伤口，可能导致大量气体无法及时排出，导致张力性气胸）。

引流装置连接处断开时，应立即在患者近心端夹闭或反折引流管，消毒接口后重新连接，恢复引流，必要时更换引流装置。

2. 识别要点

患者出现胸部、腹部、颈部、手臂甚至面部皮肤肿胀，触之有海绵样感觉或捻发音等。

3. 处理要点

（1）轻度：气肿会自行吸收，应密切监测生命体征及皮下气肿的范围变化。

（2）中重度：协助医生行皮下切开引流。

（3）顽固性：协助医生行闭式负压引流。

（二）复张性肺水肿

1. 预防要点

（1）观察患者的生命体征、痰液性状、血氧饱和度、咳嗽等情况。

（2）严格少量、多次、缓慢间断性引流。

（3）严格掌握负压吸引适应证，连接外部负压吸引系统的引流装置时应遵医嘱调节负压吸引压力，初始吸引压力宜调节在 10 ～ 20cmH_2O。更换引流装置前，应关闭并分离外部负压吸引系统。不需要负压吸引时，应将负压吸引系统与引流装置断开。

（4）使用水封式胸腔引流装置者，应按照产品说明书加入无菌生理盐水或纯化水，水位线达到指定位置。

单瓶、双瓶：水封瓶内长管应没入液面下 3 ～ 4cm。

三瓶：水封瓶内长管应没入液面下 3 ～ 4cm，调压瓶内通气管宜没入液面下 15 ～ 20cm。

2. 识别要点

出现剧烈咳嗽、胸痛、呼吸困难、血氧饱和度下降等症状。

3. 处理要点

（1）发生下列情况时，应通知医生处理。

引流装置中出现大量鲜红血液、引流物浑浊或有沉淀、脓栓等。

术后引流患者血液量＞ 200ml/h。

乳糜胸患者引流量＞ 200ml/d。

引流装置内大量气体突然逸出、气体逸出突然停止或气体持续逸出。

（2）大量胸腔积液成人引流量达 1000 ～ 1500ml/h，儿童达 20ml（kg · h）；或出现剧烈咳嗽、胸痛、呼吸困难、血氧饱和度下降等症状时，应立即通知医生。

（3）必要时遵医嘱夹闭胸腔引流管，给予正压通气。

（三）疼痛

1. 预防要点

（1）密切观察患者的生命体征及有无胸闷、胸痛、呼吸困难、皮下气肿等症状。

（2）应选择有效工具评估胸部疼痛的程度、性质及相关因素（如引流管牵拉、肺复张）。

（3）保持正确体位，减轻疼痛。生命体征稳定者宜取渐进性半卧位；肺段切除术或楔形切除术者宜取健侧半卧位；一侧肺叶切除术者如呼吸功能尚可，可取健侧半卧位，如呼吸功能较差，宜取半卧位；全肺切除术者可取 1/4 患侧卧位；咯血或支气管瘘者取患侧卧位。

（4）置管前常规给予止痛药物，置管后定时评估疼痛情况，给予止痛药物。

（5）拔管前可用冰袋冷敷置管部位 15 ～ 20min 或遵医嘱使用镇痛药物；拔管后宜指导患者取健侧卧位，并告知患者及照护者拔管后避免剧烈运动、提举重物等。

2. 识别要点

患者出现胸闷、胸痛、呼吸困难等症状。

3. 处理要点

（1）采取非药物措施（如置管部位冷疗、音乐疗法等），适当调整引流管位置。

（2）遵医嘱使用镇痛药物，并监测镇痛效果。

（3）局部浸润麻醉或局部封闭以缓解疼痛。

四、胸腔闭式引流技术常见并发症管理口诀

引流通畅不堵塞，妥善固定防移位；
置管部位无渗漏，正确体位缓疼痛；
各种指征要掌握，无菌操作防感染。

第六节 胃肠减压技术

一、胃肠减压技术概述

（一）胃的结构与功能

胃是人体的消化器官之一，大体位置为左上腹膈下部位，上口为贲门，连接食管，下口为幽门，连接小肠。临床解剖学将胃分为 4 个部分，分别为贲门部、胃底、胃体与

幽门。胃具有丰富的血液供应，但不具备吸收营养的功能，它的主要功能为容纳食物，分泌盐酸、胃蛋白酶原等胃酸。胃的起搏点感受器位于胃底，在进食一段时间后，胃内感受器感知到食物，刺激神经，使得胃底到整个胃体开始收缩，逐渐把食物、胃液充分混合并研磨成食糜，充分与胃酸混合，帮助消化，通过运动将胃内容物运输至十二指肠球及小肠，进行进一步的消化和吸收。部分难以消化的食物可以在胃内再次消化。

（二）胃肠减压的意义

胃肠减压可用于急性胃扩张、肠梗阻、胃肠穿孔修补或部分切除术后，以及胆道或胰腺手术后，它能够有效减轻胃肠道内的压力，减少胃肠道内积液，预防胃肠道穿孔，同时有助于观察和记录患者的病情变化，也可将导管置于盲肠以进行胃肠减压和治疗大便失禁或便秘，是外科常用的主要治疗措施和护理技术操作之一。1790 年，奥地利外科医生 Hunter 率先对腹部手术患者使用胃肠减压技术，而后一直沿用至今。近年来，在加速康复外科的理念下，主张部分胃肠道手术术前无须常规留置胃管。在临床护理中，熟练掌握胃肠减压技术，可有效减轻患者的痛苦，减少各种胃肠道并发症的发生。

（三）胃肠减压技术的定义与目的

【定义】

胃肠减压技术是将胃管一端从口腔或鼻腔插入患者胃内，另一端连接一次性胃肠减压器，在负压和虹吸原理的作用下吸出胃肠道的内容物、气体，以减轻胃肠的压力，同时改善胃肠管壁的血液循环，促进胃肠功能恢复的一种操作技术。

【目的】

胃肠减压的目的是预防腹部手术中呕吐、窒息及腹胀，有利于手术操作；减轻胃肠道内压力，解除或避免腹胀，减少肠腔内的细菌和毒素，改善胃肠壁的血液循环，促进胃肠功能恢复；减轻吻合口或伤口的张力，促进愈合；减少胃肠液积聚，避免消化液自穿孔部位漏出而造成感染；观察判断有无消化道出血的发生。

（四）胃肠减压技术常见并发症

此项技术看起来简单，但在实际操作中，由于操作者的技术水平、患者自身配合及减压装置质量等因素，常会出现一些并发症，如引流不畅、上消化道出血、呼吸困难、声音嘶哑、吸入性肺炎等。

二、胃肠减压技术常见并发症的预防、识别及处理思维导图

- 胃肠减压技术常见并发症的预防、识别及处理（一）
  - 引流不畅
    - 预防要点
      - 胃管插入位置正确
      - 妥善固定，避免管路打折
      - 根据胃管材质定时更换，防止胃酸腐蚀
      - 维持有效负压，负压吸引器压力值调整为 –7 ～ –5kPa
      - 用胃管注入药物前后用生理盐水冲洗
    - 识别要点
      - 腹胀无缓解或加剧，引流物突然减少或没有，回抽阻力增大，听诊无气过水音，引流量明显小于冲洗量
    - 处理要点
      - 及时倾倒引流物，重新将负压装置压下 2/3，相当于 –7 ～ –5kPa
      - 进退胃管并回抽胃液，转动胃管以避免粘连，必要时溶解稀释堵管物
      - 遵医嘱拔管后重新置入
  - 上消化道出血
    - 预防要点
      - 插管动作熟练、轻柔，防止机械性损伤
      - 对于凝血功能障碍者，负压吸引力度不可过大
      - 检查是否通畅时注入少许的生理盐水，再回抽
    - 识别要点
      - 负压引流液由墨绿色变成咖啡色、暗红色甚至鲜红色，伴或不伴有呕血，严重者伴晕厥、出汗和口渴等
    - 处理要点
      - 立即停止负压吸引
      - 遵医嘱补充血容量
      - 遵医嘱给予止血治疗
  - 呼吸困难
    - 预防要点
      - 解释目的并取得患者配合
      - 插管动作轻柔
      - 确保胃管置入胃腔内
    - 识别要点
      - 出现呼吸困难，呼吸的节律变化、频率变快，发绀，频繁咳嗽，血氧饱和度下降
    - 处理要点
      - 立即拔出
      - 让患者休息片刻后重新插管
      - 必要时给予氧气吸入
  - 声音嘶哑
    - 预防要点
      - 选择合适、柔软的胃管
      - 勿强行插管及反复插管
      - 尽早拔管
    - 识别要点
      - 声带闭合不全和发音困难
    - 处理要点
      - 注意嗓音保健，加强口腔护理
      - 拔管后的发音应由闭口音练到张口音
      - 遵医嘱用药来减轻水肿，营养神经

- 胃肠减压技术常见并发症的预防、识别及处理（二）
  - 吸入性肺炎
    - 预防要点
      - 加强翻身、拍背，促进咳嗽排痰
      - 保持引流通畅
      - 做好口腔护理
      - 尽早拔管
    - 识别要点 —— 高热、寒战、胸部疼痛、咳嗽、痰黏稠，肺部闻及湿啰音及支气管呼吸音，严重者伴呼吸衰竭
    - 处理要点
      - 卧床休息
      - 给予氧气吸入
      - 遵医嘱给予退热、止咳、祛痰及抗感染治疗
  - 低钾血症
    - 预防要点 —— 经常检测血钾浓度，尽早拔管
    - 识别要点 —— 血液化验，血钾在3.5mmol/L以下
    - 处理要点 —— 及时静脉补充氯化钾后复查
  - 败血症
    - 预防要点
      - 插管、更换负压引流时严格无菌操作
      - 密切观察引出液的颜色、性质及量，并做好记录
      - 避免负压损伤胃黏膜，进而引起充血、水肿，导致感染
    - 识别要点 —— 突发寒战、高热、四肢颤抖，反复且规律性发作；呕吐、腹泻、烦躁不安等；血及胃液培养可找到致病菌
    - 处理要点
      - 疑有感染者，立即拔除胃肠减压管
      - 遵医嘱给予抗感染、退热、止泻等治疗
      - 提高机体抵抗力

三、思维导图简要说明

（一）引流不畅

1. 预防要点

（1）对于清醒的患者，在插管过程中，医护人员应耐心向其说明插管的目的和步骤，告知其配合方法及注意事项（如吞咽的速度、呕吐时的处理办法等）。医护人员的插管速度应尽量与患者吞咽速度吻合，以避免胃管在患者的口腔内盘曲。

为昏迷患者插胃管时，插管前先撤去患者的枕头，头向后仰，以免胃管误入气管，当胃管插入15cm时，将患者头部托起，使下颌靠近胸骨柄，以增大咽喉部通道的弧度，使胃管顺利通过会厌部，可防止胃管在咽部或食管上段盘旋而造成引流不畅。

（2）医务人员采用有效的粘贴胃管的方法来妥善固定胃管，并定时检查胃管，及时发现和纠正胃管打折或滑脱。对昏迷、烦躁的患者进行适当约束，以减少胃管滑脱，防止胃管被拔除。

（3）普通胃管每周更换1次，硅胶胃管每个月更换1次，以防止胃酸长时间腐蚀胃管，导致变质从而发生粘连，造成胃管不通畅。

（4）使用前检查引流装置有无漏气，发现漏气的装置要及时更换，以免连接管道打折。胃肠道术后患者一次性负压吸引器压力值调整为 –7 ～ –5kPa，负压不宜过大或过小。

（5）禁止多渣黏稠的食物、药物注入胃管内。如通过胃管注入药物，需定时用生理盐水冲洗胃管。

2. 识别要点

腹胀无缓解或加剧，引流物突然减少或没有，回抽阻力增大，听诊无气过水音，引流量明显小于冲洗量。

3. 处理要点

（1）发现装置内引流物较多时，要及时将引流物清除干净，重新将负压装置压力调整为 –7 ～ –5kPa。

（2）若因胃液过少而不能引出，可更换体位并进行抽吸。

（3）如发现胃管阻塞，可先将胃管送入少许，如仍无液体引出，再缓缓地将胃管退出，边退边回抽胃液。每天定时转动胃管，并轻轻变动胃管位置以减少胃管在胃内的粘连。

（4）确定食物残渣或血凝块阻塞胃管时，可将 α – 蛋白酶加碳酸氢钠注射液从胃管注入以稀释和溶解黏稠的胃液、食物残渣或血凝块。

（5）如上述处理均无效，拔除胃管，更换胃管并重新插入。

（二）上消化道出血

1. 预防要点

（1）插管动作熟练、轻柔，必要时使用专业导丝内置，提高一次性置管成功率，注意防止机械性损伤，切勿强行插管。

（2）对于凝血功能差的患者，插管时动作轻柔，避免反复插管；吸引时不要用力过猛，以免引起胃黏膜出血或脱垂。

（3）如负压引流时无液体引出，要检查胃管是否通畅，如不通畅可向胃管内注入少许生理盐水，再回抽，不可盲目回抽。

2. 识别要点

负压引流液由墨绿色变成咖啡色、暗红色甚至鲜红色，伴或不伴有呕血，严重者伴晕厥、出汗和口渴等。

3. 处理要点

（1）如发现引流液为鲜红色血液，应停止吸引，及时报告医生。

（2）遵医嘱给予补充血容量、抑制酸、止血治疗。

（3）加强口腔护理。早期可行急诊胃镜检查，及早确定出血部位。

（4）如上述措施无效，出血不止，立即协助做好外科手术准备。

（三）呼吸困难

1. 预防要点

（1）插管前取得患者理解和配合，插管过程中严密观察病情变化以及是否出现呛咳、呼吸困难等症状。

（2）对于昏迷患者，可按昏迷患者胃管插入法插管，如插管困难，可在胃管内置导丝或请医生在胃镜配合下插管。

（3）插管后用3种方法观察并确定胃管在胃腔内。

2. 识别要点

出现呼吸困难，呼吸的节律改变、频率变快，发绀，频繁咳嗽，血氧饱和度下降。

3. 处理要点

（1）如患者出现呛咳、呼吸困难等症状，立即停止插管，让患者休息平稳后再继续插管。

（2）如误入气管，立即拔出胃管，让患者休息片刻后再重新插管。

（3）排除误入口腔、气管等原因后仍觉呼吸困难者，必要时给予氧气吸入。

（四）声音嘶哑

1. 预防要点

（1）胃肠减压过程中，嘱患者少说话或噤声，使声带得到充分休息。

（2）选择粗细合适、质地较柔软、表面光滑的胃管以减轻局部的刺激。勿强行插管，不来回抽插胃管及反复插管。

（3）根据病情尽早拔管，减少刺激。

2. 识别要点

声带闭合不全和发音困难。

3. 处理要点

（1）声音嘶哑者注意嗓音保健，加强口腔护理，保持局部的湿润。避免迎风发声，避免受凉。

（2）拔除胃管后的发音应由闭口音练到张口音。

（3）遇剧烈咳嗽、呕吐时先用手固定胃管，以防胃管上下移动，必要时使用止咳药、止吐药，以减轻咳嗽、呕吐症状。

（4）对长时间插管引起的声带慢性炎症可用B族维生素、激素（如地塞米松）及抗生素喷喉或雾化吸入，以减轻水肿，营养神经。雾化结束后需及时漱口。

（五）吸入性肺炎

1. 预防要点

（1）患者喉部有分泌物堆积时，鼓励患者咳嗽排痰，咳嗽前先固定好胃管及胃肠减压装置。对不能自行咳痰的患者加强翻身、拍背，促进排痰。

（2）保证胃肠减压装置引流通畅，疑引流不畅时及时处理，以防止胃液反流。

（3）每日口腔护理2次，彻底清洗干净，保持口腔清洁、湿润。

（4）病情允许情况下尽早拔除胃管。

2. 识别要点

高热、寒战、胸部疼痛、咳嗽、痰黏稠，肺部闻及湿啰音及支气管呼吸音，严重者伴呼吸衰竭。

3. 处理要点

（1）发生吸入性肺炎者需卧床休息，遵医嘱进行抗感染治疗。

（2）对高热者可采用物理降温或使用小量退热剂；对气短、发绀者可给予氧气吸入。咳嗽、咳痰时可用镇咳祛痰剂；剧烈咳嗽或胸部剧痛时可酌情用可待因；腹胀时可给予腹部热敷和肛管排气。

（3）密切观察患者尤其是老年体弱者的呼吸、心率、心律、体温、血压的情况。

（六）低钾血症

1. 预防要点

（1）密切观察患者有无低钾血症症状，如神经系统、消化系统、循环系统的症状等。

神经系统症状：早期烦躁，严重时意识淡漠或嗜睡，同时肌肉软弱无力、腱反射减弱或消失，严重时出现软瘫。

消化系统症状：可有口苦、恶心、呕吐和腹胀等症状，肠鸣音减弱或消失。

循环系统症状：心动过速、心悸、心律失常、血压下降，严重时可发生心室纤颤而停搏。

（2）经常复查血钾的浓度。

（3）尽早拔除胃管以减少从胃液中丢失的钾。

2. 识别要点

血液化验，血钾在 3.5mmol/L 以下，伴或不伴神经系统、消化系统及循环系统的症状。

3. 处理要点

（1）血液化验，血钾在 3.5mmol/L 以下时，遵医嘱及时补钾。

（2）静脉补充氯化钾时，常用 10% 氯化钾溶液，静脉滴注时含钾浓度一般不超过 0.3%。禁止直接静脉注射。成人静脉滴入速度每分钟不超过 60 滴。

（七）败血症

1. 预防要点

（1）医务人员在进行胃肠减压及更换负压引流盒时，严格执行无菌操作，防止细菌通过胃管污染胃腔，从而减少条件致病菌所诱发的感染。

（2）须使用无菌胃管进行操作，各种物品必须严格消毒，选用密闭性好的胃肠减压装置。

（3）胃肠减压过程中，经常检查胃管引流是否通畅，密切观察引出液的颜色、性质及量并做好记录，以免负压损伤胃黏膜，进而引起充血、水肿，导致感染。

2. 识别要点

突发寒战、高热、四肢颤抖，反复且规律性发作；呕吐、腹泻、烦躁不安等；血及胃液培养可找到致病菌。

3. 处理要点

（1）疑有感染者，拔除胃肠减压管。

（2）对于发生败血症者，遵医嘱行抗感染治疗。体温过高时予以退热药并采用物理降温；腹泻时予以止泻，保持肛门及肛周皮肤清洁干燥。同时，提高机体抵抗力，如输注免疫球蛋白等。

四、胃肠减压技术常见并发症管理口诀

定时检查防滑脱，妥善固定不打折；
动作轻柔不强插，确保置入胃腔内；
吸引力度不可大，口腔护理不能忘；
持续减压易低钾，引流通畅尽早拔。

第八章 气道护理技术操作并发症的预防、识别及处理

第一节 中心供氧技术

一、中心供氧技术概述

（一）呼吸道的结构与功能

呼吸道是气体出入肺的通道，包括鼻、咽、喉、气管及左、右主支气管。鼻、咽、喉合称上呼吸道，气管、支气管和肺部器官合称下呼吸道。它具有加温湿润、过滤清洁和防御反射等保护功能。

（二）供氧技术的意义

氧是生命活动所必需的物质，对维持人体正常生理功能至关重要。如果组织得不到足够的氧或不能充分利用氧，组织的代谢、功能甚至形态结构都可能发生异常改变，严重缺氧可导致重要脏器组织损害和功能障碍，甚至危及生命。氧气疗法在临床上应用广泛，可迅速提供足够的氧气，改善缺氧状态，减轻缺氧症状，预防和治疗各种因缺氧引起的疾病。中心供氧系统是一种高效、便捷、安全、无污染的气体供应系统，有助于提高患者的治疗效果和效率。

（三）中心供氧技术的定义与目的

【定义】

氧气吸入疗法又称氧疗，是指通过吸入高于空气氧浓度的气体，提高动脉血氧分压、血氧饱和度及含氧量，纠正低氧血症的治疗方法。

中心供氧技术是指利用集中供氧系统将氧气气源的高压氧气经减压后，通过管道输送到各个用气终端，在各个用气终端利用呼吸机、出氧管等设备供气，以满足人们的用氧需求。

【目的】

氧气吸入疗法能够纠正各种原因造成的缺氧状态，提高动脉血氧分压和动脉血氧饱和度，增加动脉血氧含量，从而促进组织的新陈代谢、维持机体正常的生理状态，达到辅助治疗疾病、增强抵抗力、预防并发症等目的。

（四）中心供氧技术常见并发症

氧气吸入法作为一种治疗手段已广泛用于临床实践中，但由于供氧装置不合适、医务人员操作不当及患者自身因素，可能出现气道黏膜干燥、氧中毒、高碳酸血症、医疗器械相关压力性损伤等并发症。

二、中心供氧技术常见并发症的预防、识别及处理思维导图

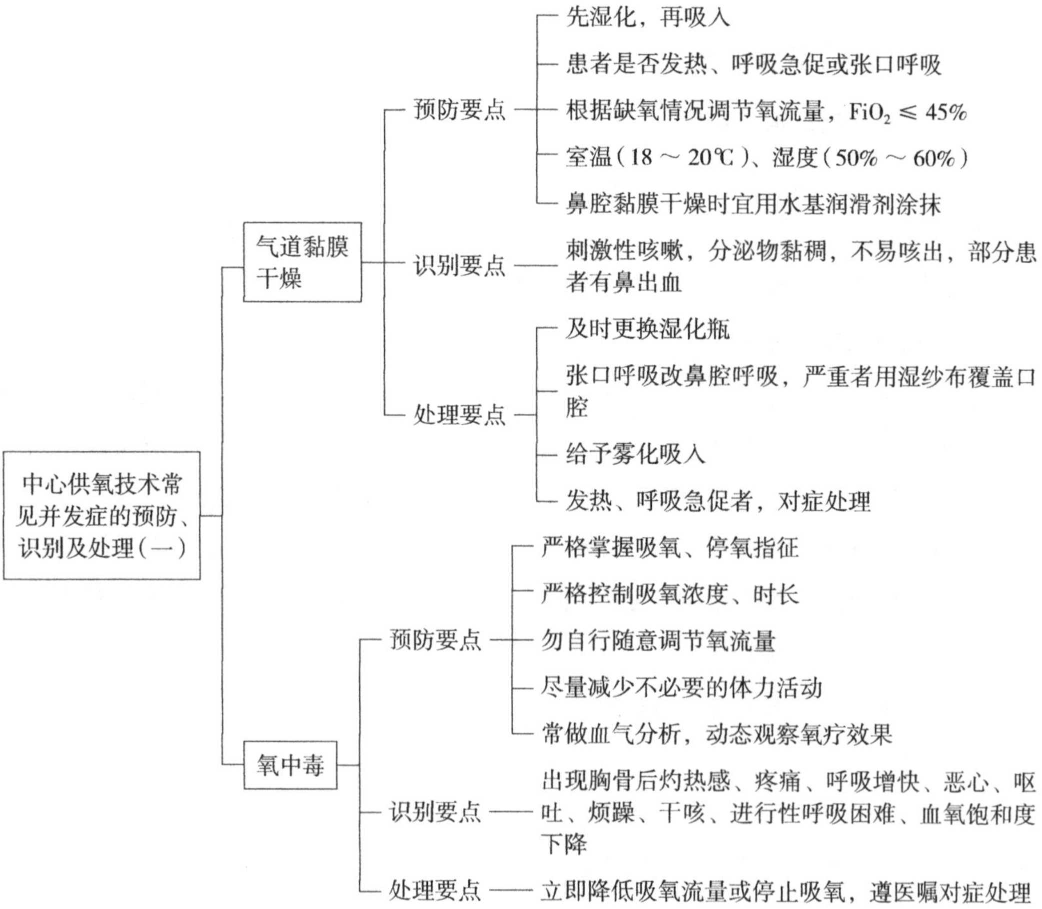

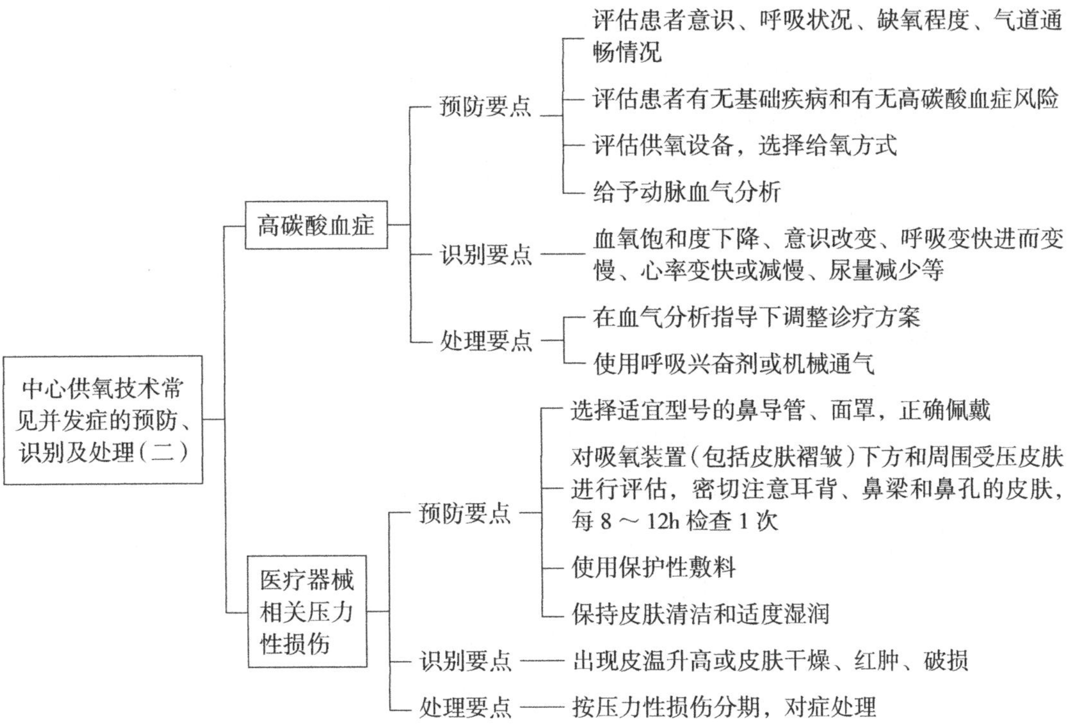

三、思维导图简要说明

（一）气道黏膜干燥

1. 预防要点

（1）对于长期吸氧者，需要进行氧气湿化，以减轻刺激作用，湿化液宜使用无菌蒸馏水或灭菌注射用水。

（2）及时动态评估患者的缺氧情况。病情允许的情况下，及时停止吸氧或将长期、持续吸氧改为间歇性吸氧，密切观察患者的呼吸、血氧饱和度变化。

（3）根据患者缺氧情况调节氧流量，轻度缺氧为 1 ～ 2L/min，中度缺氧为 2 ～ 4L/min，重度缺氧为 4 ～ 6L/min，小儿为 1 ～ 2L/min，必要时遵医嘱调节。吸氧浓度控制在 45% 以下。

（4）保持室温 18 ～ 20℃、湿度 50% ～ 60%。

（5）气道黏膜干燥时，宜用水基润滑剂涂抹鼻腔。

2. 识别要点

出现刺激性咳嗽，分泌物黏稠，不易咳出，部分患者有鼻出血。

3. 处理要点

（1）动态评估患者的气道黏膜情况，及时更换湿化水。

（2）对于有张口呼吸习惯的患者，做好解释工作，争取其配合，改用鼻腔呼吸，利用鼻前庭黏膜对空气加温加湿的功能来减少气道黏膜干燥的发生。对于病情严重者，可用湿纱布覆盖口腔，定时更换。

（3）超声雾化吸入。因超声雾化器可随时调节雾量的大小，并能对药液加温和加热，可减轻对气道黏膜的刺激。

（4）对于发热患者，及时对症处理。

（二）氧中毒

1. 预防要点

（1）严格掌握吸氧指征、停氧指征。避免长时间氧疗，选择恰当的给氧方式。FiO_2 为 100% 时，吸氧时间宜≤ 6h；FiO_2 ≥ 60% 时吸氧时间不宜超过 24h。

（2）严格控制吸氧浓度、吸氧的压强和总时程。根据氧疗情况，及时调整吸氧流量、浓度和时间，避免长时间高流量吸氧。

（3）对氧疗患者做好健康教育，告诫患者吸氧过程中勿自行随意调节氧流量。

（4）做好患者的心理疏导，缓解患者的紧张情绪，吸氧时，尽量减少不必要的体力活动。

（5）采用间歇吸氧，即将吸氧分阶段进行，在 2 次吸氧之间吸空气 5 ～ 10min。较短的间歇时间能够预防较长吸氧时间可能导致的氧中毒，从而可以延长吸氧的总时程，达到最大限度利用氧的目的。

（6）吸氧过程中，经常做血气分析，动态观察氧疗效果。

2. 识别要点

出现胸骨后灼热感、疼痛、呼吸增快、恶心、呕吐、烦躁、干咳、进行性呼吸困难、血氧饱和度下降。

3. 处理要点

应立即降低吸氧流量并通知医生，遵医嘱处理。

（三）高碳酸血症

1. 预防要点

（1）加强病情观察，加强气道管理，加强对患者及家属的用氧健康宣教，切勿私自调节氧流量，保持患者气道通畅。

（2）对于Ⅱ型呼吸衰竭患者，应给予低流量、低浓度（12L/min）持续导管或鼻塞吸氧，维持 SpO_2 在 8kPa 即可。

（3）选择合适的给氧方式，避免造成二氧化碳滞留。氧流量需求在 1 ～ 5L/min 时，宜选择鼻导管给氧；氧流量需求在 5 ～ 10L/min、不存在高碳酸血症风险时，宜选择普通面罩；氧流量需求在 6 ～ 15L/min、不存在高碳酸血症风险时，宜选择储氧面罩；氧流量需求在 2 ～ 15L/min、存在高碳酸血症风险时，宜选择文丘里面罩；氧流量需求在 8 ～ 80L/min、pH 值 > 7.3 时，可选择高流量湿化氧疗，尤其适用于氧流量需求 > 15L/min 者。

2. 识别要点

出现 SpO_2 下降、意识改变、呼吸变快进而变慢、心率变快或减慢、尿量减少等。

3. 处理要点

（1）如患者出现 SpO_2 下降、意识改变、呼吸变快进而变慢、心率变快或减慢、尿量减少等变化，有高碳酸血症的可能，应根据医嘱给予动脉血气分析。在血气分析动态监测下调整用氧浓度，以纠正低氧血症且不升高 $PaCO_2$ 为原则，一般用氧浓度以 24% 为宜。若正在连续用呼吸兴奋剂，给氧浓度可适当增大，但不超过 29%。

（2）一旦高浓度吸氧后出现病情恶化，不能立即停止吸氧，应调整氧流量为 1 ～ 2L/min 后继续给氧，必要时遵医嘱给予呼吸兴奋剂或机械通气以增加通气量，从而纠正高碳酸血症，加强呼吸道管理，维持目标 SpO_2，密切监测 $PaCO_2$ 变化，保持呼吸道通畅，促进二氧化碳排出。

（3）经上述处理无效者，应建立人工气道，进行人工通气。

（四）医疗器械相关压力性损伤

1. 预防要点

（1）选择适宜型号的鼻导管、面罩，正确佩戴，操作时动作轻柔。使用鼻导管者，应将鼻导管前端置于患者鼻孔中，深度为 1.5cm；使用普通面罩者，应置于患者面部，将系带放于枕后，松紧适宜，保持面罩与面部贴合；使用储氧面罩者，在连接患者前，应检查单向活瓣是否工作正常，调节氧流量，充盈储气于患者面部，将系带放于枕后，松紧适宜，保持面罩与面部贴合，使用过程中应保持储气袋塌陷；使用文丘里面罩者，应置于患者面部，将系带放于枕后，松紧适宜，保持面罩与面部贴合，先设定吸氧浓度，再调节氧流量，氧流量与文丘里装置标记保持一致；经鼻高流量氧疗者，根据患者鼻孔大小选择合适的鼻塞，以不超过鼻孔孔径的 1/2 为宜。

（2）对吸氧装置下方皮肤（包括皮肤褶皱）和周围受压皮肤进行评估，密切注意耳背、鼻梁和鼻孔的皮肤，每 8 ～ 12h 检查 1 次。对易发生压力性损伤的患者，应增加皮肤评估频次。

（3）妥善固定鼻导管或面罩，避免患者头部活动牵拉导管进而造成机械性损伤，根据需要选择使用保护性敷料等有效预防。

2. 识别要点

出现皮温升高或皮肤干燥、红肿、破损等。

3. 处理要点

按压力性损伤分期对症处理。

四、中心供氧技术常见并发症管理口诀

氧气湿化要充分，松紧适宜防损伤；

流量调节不随意，血气分析很关键；

定时更换防感染，有效用氧更安全。

第二节 氧气雾化吸入技术

一、氧气雾化吸入技术概述

（一）呼吸系统的结构与功能

呼吸系统由呼吸道和肺组成。呼吸道包括鼻、咽、喉、气管和支气管等。通常称鼻、咽、喉为上呼吸道，气管和各级支气管为下呼吸道。肺由肺实质和肺间质组成，前者包括支气管树和肺泡，后者包括结缔组织、血管、淋巴管、淋巴结和神经等。呼吸系统的主要功能是进行气体交换，即吸入氧，呼出二氧化碳。呼吸系统还有发音、嗅觉、神经内分泌、协助静脉血回流入心和参与体内某些物质代谢等功能。

（二）氧气雾化吸入的意义

氧气雾化吸入是指利用高速氧气气流，使药液成雾状，药液随着深慢的吸气可被吸到终末细支气管及肺泡，达到治疗呼吸道感染、消除炎症和水肿、解痉、祛痰、改变通气功能等目的，具有无创性、起效快、用药量少、不良反应小、患者易接受等特点，可以普遍用于治疗各种呼吸道疾病。临床上常用的雾化吸入法有超声雾化吸入法、氧气雾化吸入法及手压式雾化吸入法。

（三）氧气雾化吸入技术的定义与目的

【定义】

氧气雾化吸入技术是雾化吸入技术的一种，它是利用高速氧气流，通过毛细管口并在管口产生负压，将药液由相邻的管口吸出，所吸出的药液又被毛细管口高速的氧气流撞击成细小的雾滴，成雾状喷出，随患者呼吸进入呼吸道而起到治疗作用的操作技术。

【目的】

氧气雾化吸入技术的目的是将微小的药物颗粒随着氧气送入呼吸道，解除支气管痉挛，减轻呼吸道黏膜水肿；稀释痰液，祛痰镇咳，改善通气功能；消除炎症，控制呼吸道感染，起到更好的治疗效果；另外使患者在雾化的同时能吸入氧气，增加呼吸道和肺泡的氧浓度，缓解呼吸困难、氧气不足等症状。

（四）氧气雾化吸入技术常见并发症

在进行氧气雾化吸入的过程中，由于患者的特殊体质、药物及配制等因素，可能出现一些并发症，严重危害患者健康。氧气雾化吸入技术常见并发症包括过敏反应、感染、支气管痉挛、呼吸困难等。

二、氧气雾化吸入技术常见并发症的预防、识别及处理思维导图

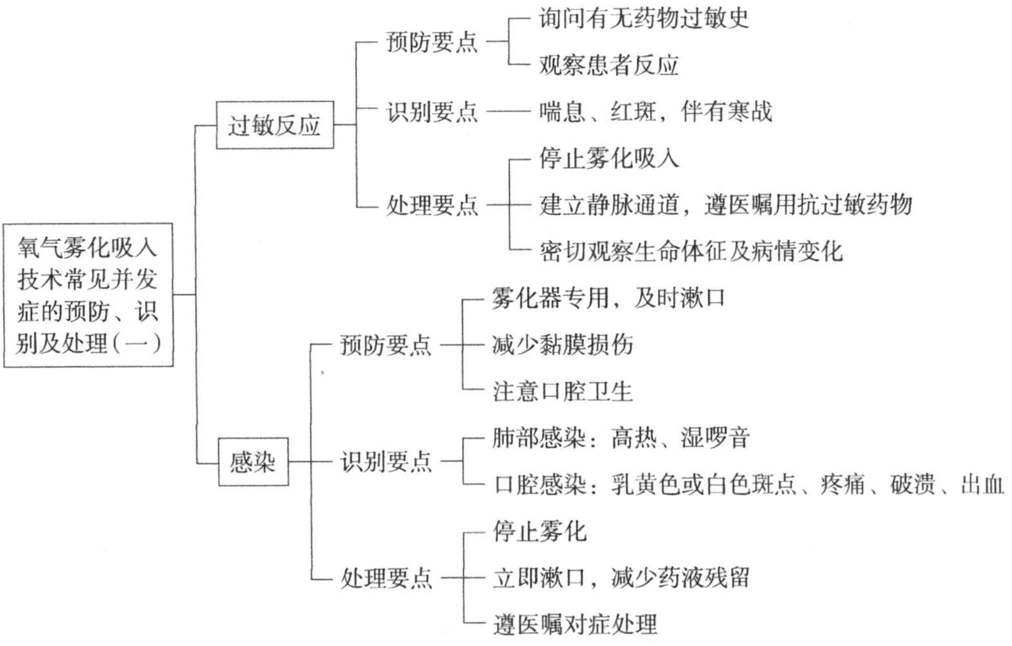

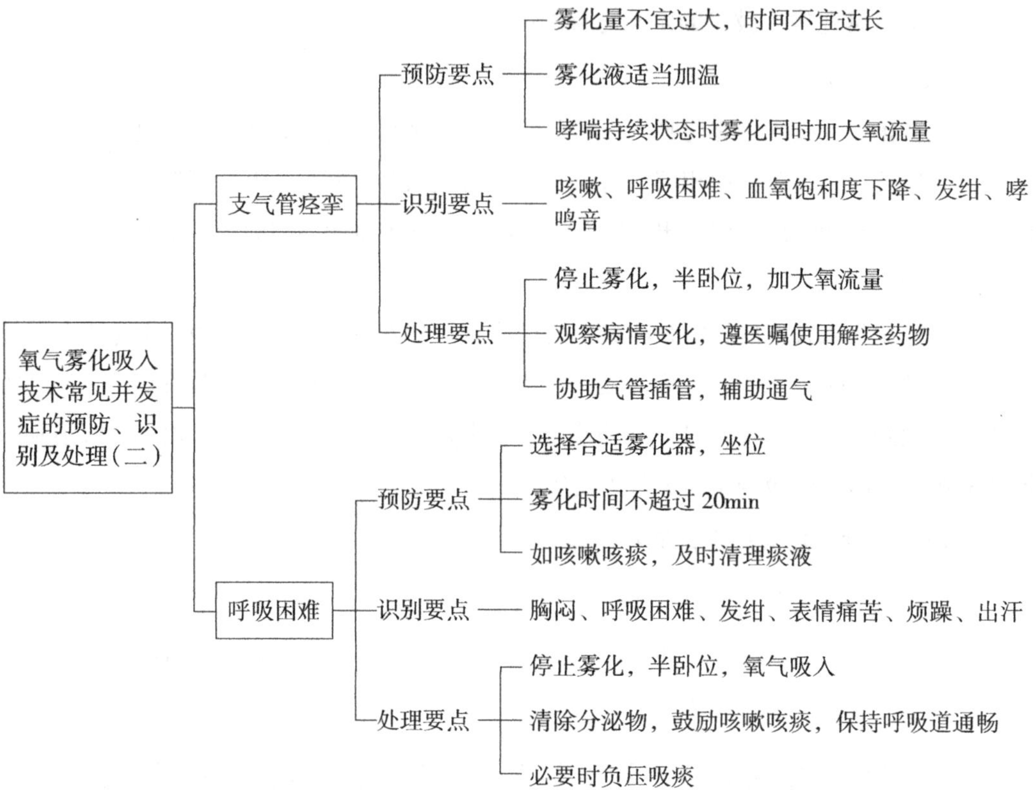

三、思维导图简要说明

（一）过敏反应

1. 预防要点

（1）在雾化吸入之前，询问患者有无药物过敏史。

（2）在雾化过程中，密切观察患者的反应。当患者出现喘息、原有喘息症状加重、全身出现过敏性的红斑伴全身寒战等过敏症状时，应立即停止雾化吸入。

2. 识别要点

出现喘息、原有喘息症状加重、全身出现过敏性的红斑伴寒战，较少出现过敏性休克。

3. 处理要点

（1）一旦发现患者出现过敏症状，如刺激性呛咳、皮肤黏膜水肿、皮肤瘙痒、皮疹、气促、呼吸困难等，应立即停止雾化吸入。

（2）观察生命体征，建立静脉通道，遵医嘱使用抗过敏药物，如地塞米松等。

（3）对于出现呼吸困难的患者，取半卧位，给予氧气吸入。对于过敏导致喉头水肿并引起窒息的患者，应立即配合医生行气管切开术等急救措施，以改善缺氧症状。保持呼吸道通畅，防止窒息发生。

（4）对于过敏引起的皮肤黏膜水肿、皮肤瘙痒、皮疹等症状，可遵医嘱口服抗过敏药物，如氯雷他定、盐酸西替利嗪等。若发生过敏性休克，遵医嘱立即给予盐酸肾上腺素、地塞米松、尼可刹米、多巴胺等药物进行抢救治疗。

（二）感染

1. 预防要点

（1）雾化器专人专用，用后清洗，并及时漱口，擦净面部，减少药液在口腔内残留。

（2）减少喉部刺激、反复咳嗽等导致的黏膜损伤。

（3）雾化治疗期间指导患者注意口腔卫生，多吃富含大量维生素或富有营养的食物，保持口腔清洁。

2. 识别要点

（1）肺部感染：不同程度的高热、肺部听诊有啰音、肺部 X 线片见炎症改变、痰细菌培养阳性等。

（2）口腔感染：多为真菌感染，舌头或口腔内壁可出现乳黄色或白色斑点，患者自觉口腔疼痛，拒绝进食，口腔黏膜感染、破溃、出血。

3. 处理要点

（1）立即停止雾化治疗。

（2）立即漱口，减少药液在口腔的残留。

（3）发生感染后遵医嘱对症处理。肺部感染者可以用抗菌药物治疗，口腔真菌感染者需注意口腔卫生，遵医嘱用 2% ～ 4% 的碳酸氢钠溶液漱口。

（三）支气管痉挛

1. 预防要点

（1）雾化前告知患者雾化时可能有轻微憋闷感以及呼吸配合方法，教会患者正确使用雾化器，掌握好吸入方法，均匀而有效地进行吸入治疗。

（2）雾化量不宜过大、时间不宜过长，雾化时间以 15min 为宜。

（3）雾化前评估患者有无药物过敏史。

（4）雾化时雾化液适当加温，以 30 ～ 60℃为宜。

（5）对于哮喘持续状态患者，雾化的同时加大氧流量。

2. 识别要点

剧烈频繁咳嗽及喘息加重、呼气时间延长、呼吸困难、血氧饱和度下降、皮肤黏膜发绀、听诊双肺有哮鸣音。

3. 处理要点

（1）立即停止雾化吸入，取半卧位，加大氧流量，嘱患者深呼吸。

（2）密切观察患者病情变化，遵医嘱使用解除支气管痉挛的药物。

（3）保持呼吸道通畅，及时清理气道分泌物。

（4）若病情不能缓解，协助医生紧急行气管插管、辅助通气。

（四）呼吸困难

1. 预防要点

（1）选择合适的雾化器，雾化时取坐位，有利于呼吸。

（2）一次雾化吸入时间不超过 20min。

（3）雾化过程中持续吸氧。

（4）拍背，鼓励患者咳嗽排痰，及时清理痰液，避免堵塞呼吸道。

2. 识别要点

出现胸闷，呼吸困难，不能平卧，口唇、颜面发绀，表情痛苦，甚至烦躁、出汗等。

3. 处理要点

（1）一旦出现呼吸困难，立即停止雾化吸入，协助患者取半卧位，给予氧气吸入并报告医生。

（2）遵医嘱用药，并密切观察患者病情变化及用药反应。

（3）拍背，鼓励患者咳嗽咳痰，保持呼吸道通畅，及时清除呼吸道内分泌物。

（4）必要时负压吸痰。

四、氧气雾化吸入技术常见并发症管理口诀

氧气雾化勤漱口，装置专用防感染；

过敏感染常相伴，一停二观保通畅；

气管痉挛需警惕，氧疗插管准备好；

呼吸困难半坐位，负压吸痰有必要。

第三节　经鼻 / 口腔吸痰技术

一、经鼻 / 口腔吸痰技术概述

（一）呼吸道的功能

正常情况下，呼吸道的黏液 – 纤毛系统具有正常的分泌、运动等生理功能，保证气道的廓清和防御功能。呼吸道必须保持一定的温度和湿度，才能保证纤毛的正常运动和适当的黏液分泌。人体呼吸道对吸入气体的加温、滤过和湿化的功能绝大部分在上呼吸道完成。气体进入鼻腔经鼻毛滤过后，鼻腔内丰富的毛细血管网及潮湿的黏膜可将吸入气体加温到 30 ～ 34℃，相对湿度可达 80% ～ 90%。气体到达隆突时，可接近体温（37℃），相对湿度达 95% 以上；至肺泡时，气体温度达到 37℃，相对湿度达 100%。呼气时，含有饱和水蒸气和热量的气体经气道呼出。

（二）经鼻 / 口腔吸痰技术的意义

吸痰是清除分泌物最常执行的干预措施之一，对于无力咳嗽、排痰而出现呼吸困难患者，如昏迷患者、新生儿、危重患者、麻醉术后患者等，它是辅助排痰的重要手段，也是溺水患者、吸入羊水患者等的重要急救措施。

（三）经鼻 / 口腔吸痰技术的定义与目的

【定义】

经鼻 / 口腔吸痰是指经鼻腔、口腔将呼吸道的分泌物吸出，以保持呼吸道通畅，从而达到防控肺部感染，预防吸入性肺炎、肺不张、窒息等并发症的一项护理操作技术。

【目的】

主要用于无力咳嗽或因咳嗽能力降低而不能有效排出气道内痰液者，目的是清除呼吸道分泌物，保持呼吸道通畅，保证有效的通气；同时，还可预防吸入性肺炎、肺不张、窒息等并发症的发生；此外，吸痰还可以留取痰标本，为临床诊断治疗提供依据。

（四）经鼻 / 口腔吸痰技术常见并发症

经鼻 / 口腔吸痰技术常见并发症包括低氧血症、呼吸道黏膜损伤、感染、心律失常、阻塞性肺不张、气道痉挛等。

二、经鼻/口腔吸痰技术常见并发症的预防、识别及处理思维导图

- 经鼻/口腔吸痰技术常见并发症的预防、识别及处理(一)
  - 低氧血症
    - 预防要点
      - 选择满足需求的最小型号吸痰管和吸引压力
      - 吸痰前预防性给氧或提高氧浓度
      - 吸痰过程中密切观察患者病情变化
    - 识别要点
      - 呼吸加深加快、脉搏加强、脉率加快、血压升高、头痛、发绀、恶心、呕吐
    - 处理要点
      - 立即停止吸引，增加给氧浓度
      - 遵医嘱使用解痉祛痰药物
      - 必要时给予机械通气
  - 呼吸道黏膜损伤
    - 预防要点
      - 积极治疗气道黏膜炎性水肿及炎性渗出
      - 选择型号适当、质地柔软的吸痰管并充分润滑
      - 调节合适的吸引负压，操作时动作轻柔
    - 识别要点
      - 黏膜破溃、出血，吸出血性痰，受损处黏膜糜烂、充血、肿胀、渗血、出血
    - 处理要点
      - 及时观察口腔、鼻腔黏膜情况
      - 口腔黏膜糜烂、渗血者，遵医嘱予2%碳酸氢钠溶液漱口
      - 遵医嘱使用止血药、抗感染药
  - 感染
    - 预防要点
      - 严格无菌操作
      - 避免呼吸道黏膜损伤，积极治疗已发生损伤
      - 加强口腔护理
    - 识别要点
      - 局部黏膜充血、肿胀、疼痛或有脓性分泌物，寒战、高热、痰多
    - 处理要点
      - 及时观察口腔、鼻腔黏膜情况
      - 全身感染者行血培养，做药敏试验
      - 遵医嘱对症用药
  - 心律失常
    - 预防要点
      - 避免吸痰管在气道内反复吸引、时间过长
      - 避免吸痰管反复刺激隆突
      - 避免低氧血症发生
    - 识别要点
      - 乏力、头晕、诱发或加重心绞痛、心力衰竭、心律不规则、心搏骤停、心电图异常
    - 处理要点
      - 立即停止吸引，密切监测生命体征
      - 预防低氧血症，减少气道刺激
      - 一旦心搏骤停，行胸外心脏按压

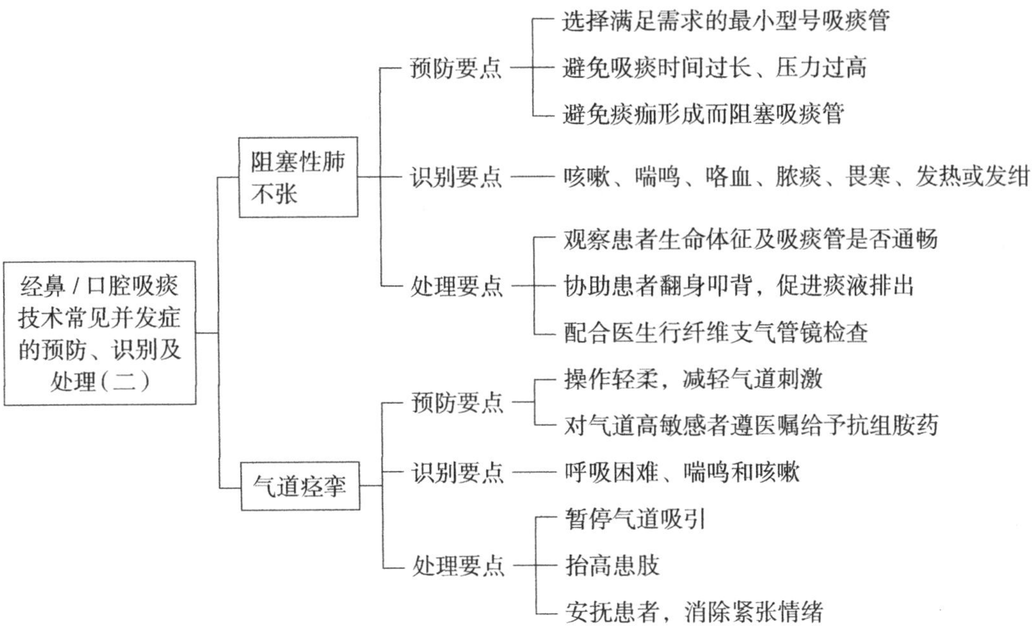

三、思维导图简要说明

（一）低氧血症

1. 预防要点

（1）应根据人工气道的型号选择适宜型号的吸痰管，吸痰管外径不应超过人工气道内径的 50%。

（2）吸痰前后应给予 30 ～ 60s 纯氧，保证呼吸道通畅。

（3）吸痰时密切观察患者心率、血压和血氧饱和度的变化，及时发现患者缺氧的症状。

（4）吸痰时间不宜过长，从置入到退出吸痰管，宜在 15s 内。

（5）按需吸痰，避免痰多引起气道堵塞，造成低氧血症。

2. 识别要点

（1）呼吸加深、加快，呼吸急促费力，胸廓起伏增大。

（2）脉搏加强，脉率加快，口唇发绀。

（3）血压升高、头痛、发绀、恶心、呕吐等。

3. 处理要点

（1）立即停止吸引，保持呼吸道通畅，增加给氧浓度，保证有效换气与有效通气。

（2）遵医嘱使用解痉祛痰药物，对症处理，指导患者卧床休息，勿紧张。

（3）必要时配合抢救，予以机械通气，保持呼吸通路及静脉通路通畅，予以管路护理，密切观察患者病情变化，及时记录。

（二）呼吸道黏膜损伤

1. 预防要点

（1）吸痰前观察患者鼻腔是否通畅、有无鼻中隔偏曲、有无外伤，积极治疗气道黏膜炎性水肿及炎性渗出，遵医嘱用药。

（2）选择型号适当、质地柔软的吸痰管，避免吸痰管造成的黏膜损伤。

（3）每次吸痰前调节合适的吸引负压，吸引负压应控制在 -150 ～ -80mmHg，操作时动作轻柔，禁止带负压插管，抽吸时，吸痰管须旋转向外拉，严禁提插。

（4）吸痰管插入的长度为患者有咳嗽或恶心反应即可。有气管插管者，则超过气管插管 1 ～ 2cm，避免插入过深而损伤黏膜。

2. 识别要点

黏膜破溃、出血，吸出血性痰，受损处黏膜糜烂、充血、肿胀、渗血、出血。

3. 处理要点

（1）及时观察患者吸引前后口腔、鼻腔情况，选择合适的通道进行操作。

（2）对于口腔黏膜糜烂、渗血者，遵医嘱予以 2% 碳酸氢钠溶液漱口，观察用药疗效。

（3）对于鼻腔黏膜损伤者，可外涂四环素软膏。

（4）遵医嘱使用止血药、抗感染药，及时观察用药效果及药物副作用，异常时及时告知医生进行处理。

（三）感染

1. 预防要点

（1）严格无菌操作，进行手卫生，避免交叉感染发生。

（2）避免呼吸道黏膜损伤，积极治疗已发生损伤，勿重复在患处吸引，保证伤口处清洁。

（3）每 6 ～ 8h 进行 1 次口腔护理，保证口腔、鼻腔清洁。

（4）吸痰时应先进行口咽部和鼻咽部吸引，再进行气道内吸引。更换吸引部位时，应更换吸痰管。

2. 识别要点

（1）局部黏膜充血、肿胀、疼痛或有脓性分泌物。

（2）全身症状：寒战、高热以及痰液发生颜色、性状、量的改变。

3. 处理要点

（1）监测口腔、鼻腔黏膜情况，密切观察伤口情况，如伤口出现红肿、有脓性分泌物等感染征象，及时告知医生，进行对症处理。

（2）对疑似感染者应及时留取标本进行培养，出现全身感染时遵医嘱进行血培养。肺部感染时遵医嘱及时做痰培养，做药敏试验，根据药敏试验结果遵医嘱使用抗菌药物。

（3）当培养出致病菌时，可根据药敏试验结果，遵医嘱选择适当的含漱液进行口腔护理。

（4）遵医嘱使用抗感染药物，对症用药，注意观察用药效果与不良反应，异常情况发生时及时告知医生进行处理。

（四）心律失常

1. 预防要点

（1）应根据人工气道的型号选择适宜型号的吸痰管，吸痰管外径不应超过人工气道内径的 50%，避免吸痰管在气道内反复吸引、时间过长，避免吸痰管过粗而阻塞呼吸通道。

（2）避免吸痰管反复刺激隆突，引起反射性心律失常。

（3）保证有效通气，吸引前后提高氧浓度，避免低氧血症的发生。

（4）吸痰前后应给予 30 ～ 60s 纯氧，保证呼吸道通畅。

（5）吸痰时密切观察患者心率、血压和血氧饱和度的变化，及时发现患者心慌的症状。

（6）吸痰时间不宜过长，从置入到退出吸痰管，宜在 15s 内。

（7）按需吸痰，避免痰多引起气道堵塞，造成低氧血症。

2. 识别要点

（1）患者出现乏力、头晕、心悸等症状。

（2）诱发或加重心绞痛、心力衰竭、心律不规则、心搏骤停、心电图异常。

3. 处理要点

（1）立即停止吸引，指导患者卧床休息，勿剧烈活动，予以心电监护及氧气吸入，密切监测患者生命体征。

（2）保证有效通气，预防低氧血症，减少气道刺激，吸痰管尽量细而柔软，吸痰手法轻柔。

（3）一旦心搏骤停，立即施行准确有效的胸外心脏按压，开放静脉通道，同时准备静脉注射或心内注射肾上腺素等复苏药物。持续心电监测，准备好电除颤器、心脏起搏器，心率恢复后予以降温措施，进行脑复苏，及时记录，密切观察病情变化。

（五）阻塞性肺不张

1. 预防要点

（1）选择满足需求最小型号的吸痰管，保证有效吸引与有效通气。

（2）避免吸痰时间过长、压力过高，吸痰前后提高氧浓度，每次操作最多吸引 3 次，每次持续时间不超过 15s。

（3）吸痰时采用间歇吸引的办法：拇指交替按压和放松吸引管的控制口，可以减少对气道的刺激。

（4）拔出吸引管时应边旋转边退出，使分泌物脱离气管壁，可以减少肺不张和气道痉挛。

（5）吸痰过程中必须注意观察吸引管是否通畅，防止无效吸引。

（6）每 1 ～ 2h 协助患者翻身 1 次，翻身的同时给予自下至上、自边缘至中央的叩背治疗，使痰液排出。

2. 识别要点

（1）急性大面积的肺不张患者可有胸闷、呼吸困难、干咳、发绀等；合并感染时，可伴有患侧胸痛、喘鸣、发热、脓痰；缓慢发生的肺不张或小面积肺不张患者可无症状或症状轻微。

（2）寒战、发热或发绀。

3. 处理要点

（1）测量患者生命体征，保持吸痰管及呼吸道通畅，行氧疗，提高氧浓度。

（2）协助患者翻身叩背，促进痰液排出，有效清理呼吸道。对于确诊为肺不张的患者，应使患侧处于最高位，以利于引流。

（3）配合医生行纤维支气管镜检查，对阻塞部位进行吸引、冲洗，使不张的肺重新充气，做好气管镜检查前后护理。

（4）阻塞性肺不张患者常合并感染，需根据病情和培养结果遵医嘱合理使用抗菌药物。

（六）气道痉挛

1. 预防要点

（1）选择满足需求最小型号的吸痰管，操作轻柔，减轻气道刺激，指导患者不要过度紧张，宣教吸痰的目的，得到患者的理解与配合。

（2）对气道高敏感者，遵医嘱给予抗组胺药，选择好吸痰的时机。

2. 识别要点

患者出现呼吸困难、喘鸣、咳嗽。

3. 处理要点

（1）暂停气道吸引，保持气道通畅，指导患者勿紧张，卧床休息，提高氧浓度。

（2）安抚患者情绪，避免紧张情绪引起持续气道痉挛，指导其卧床休息，保持环境安静舒适，避免不必要的刺激。

（3）遵医嘱用解痉镇静药，观察用药效果与副作用，如有异常情况，及时告知医生进行处理。

四、经鼻/口腔吸痰技术常见并发症管理口诀

选管柔软管径小，预氧润滑调负压；

气道高敏早用药，无菌技术处处行。

第四节　气管切开术后（非机械通气）护理技术

一、气管切开术后（非机械通气）护理技术概述

（一）气管的结构与功能

气管在颈部环状软骨处距皮肤仅 1.5 ～ 2cm，在胸骨上缘处距皮肤 3 ～ 4cm。气管前方由皮肤、皮下组织、浅筋膜和颈阔肌覆盖，颈阔肌深面是颈深筋膜浅层在中线结合形成的颈白线，其深面为气管前筋膜和气管，气管前筋膜附着在气管的前壁。甲状腺峡部位于第 3 ～ 4 气管软骨环的前方，被气管前筋膜包绕，气管切开位置宜在第 3 ～ 4 气管软骨环。气管切开术是抢救危重患者的急救手术，方法是在颈部切开皮肤及气管，将套管插入气管，患者可以直接经套管呼吸。气管切开术对呼吸衰竭、昏迷及上呼吸道梗阻患者的抢救有极其重要的临床意义。

（二）气管切开术的意义

气管切开术的意义在于确保患者呼吸道通畅，预防并减少感染、窒息等并发症，通过湿化气道、合理吸痰等护理措施，提高患者的舒适度，促进康复进程。它的主要作

用是减少患者无效通气，降低气道阻力，易于清理下呼吸道的痰液及分泌物，减少插管造成的声门区的损伤，提高患者舒适度，减少镇静药物的使用，缩短患者的机械通气时间。

（三）气管切开术的定义与目的

【定义】

气管切开术是指切开颈段气管前壁，置入气管套管，使患者通过重新建立的通道进行呼吸的一种手术。常见气管套管包括带气囊气管套管、金属套管、带声门下吸引气管套管。

【目的】

（1）改善通气、纠正缺氧状态。

（2）预防和解除呼吸道梗阻，保持呼吸道通畅。

（3）有效清除呼吸道分泌物、充分排痰、预防误吸、预防肺部感染。

（四）气管切开术后护理技术常见并发症

气管切开是危重患者救治过程中常用的措施，有助于实施机械通气、改善气道通畅性或进行气道内操作等。气管切开患者如得不到规范管理，易导致相关并发症。气管切开术后护理技术常见并发症包括气管套管堵塞、意外脱管、气管造瘘口感染、皮下血肿或皮下气肿形成等。

二、气管切开术后（非机械通气）护理技术常见并发症的预防、识别及处理思维导图

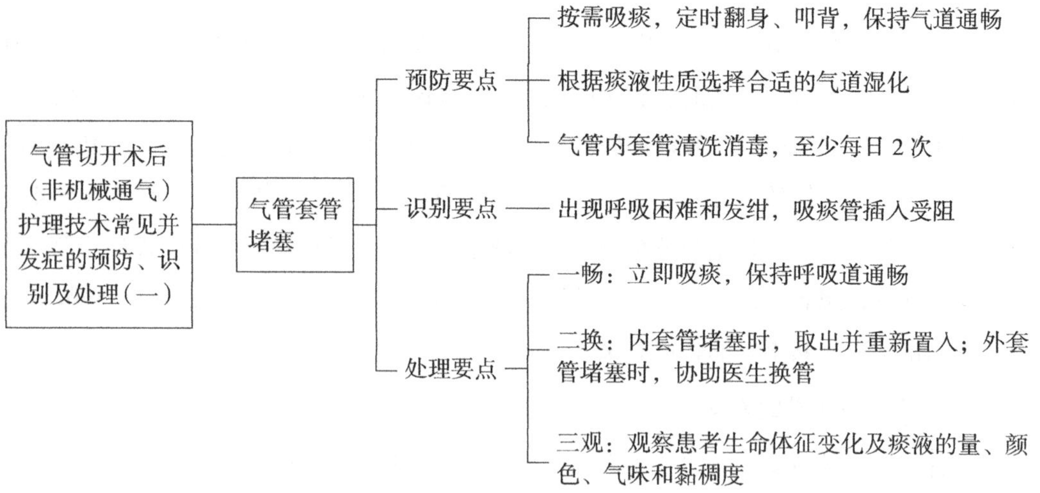

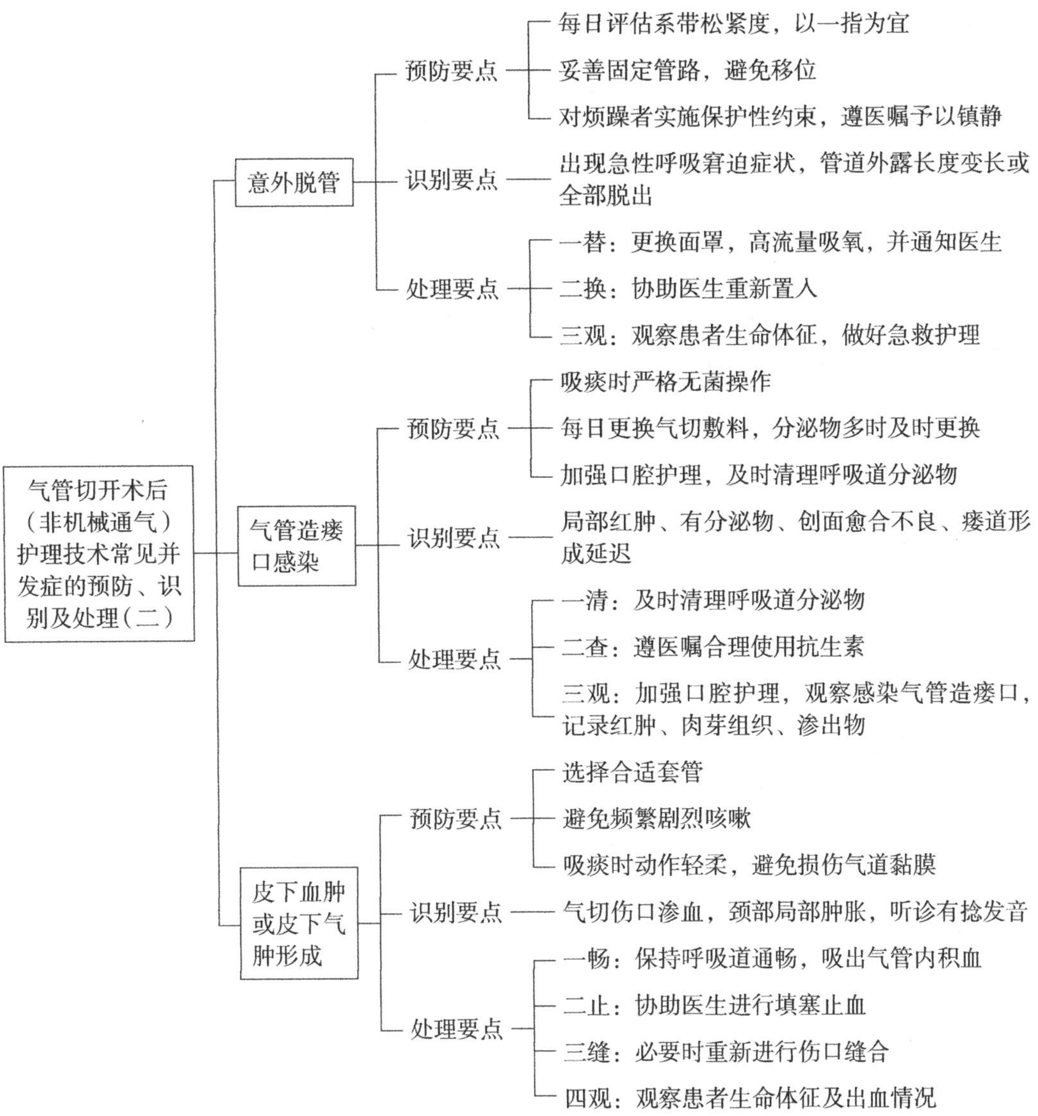

三、思维导图简要说明

（一）气管套管堵塞

1. 预防要点

（1）根据痰液的性质，选择合适的气道湿化方法。

（2）按需吸痰，定时翻身、叩背，及时清除气管内分泌物，保持呼吸道通畅。

（3）气管内套管清洗消毒，至少每日 2 次。

2. 识别要点

出现呼吸困难和发绀，吸痰管插入气管导管受阻。

3. 处理要点

（1）立即吸痰，保持呼吸道通畅。

（2）如内套管堵塞，应取出内套管，吸氧，清洗、消毒内套管并重新置入。

（3）如外套管堵塞，应继续气道湿化与吸引、吸氧，同时立即通知医生，并做好换管或重新置管等用物准备。

痰痂黏附于外套管壁：将吸痰管自套管插入，遇到障碍时拔出，根据深度大致可判断出阻塞部位。如果短于套管或刚好等于套管长度，可给予换管。

痰痂堵塞套管下方：遵医嘱使用具有稀释、降解栓塞物作用的滴药（如糜蛋白酶等），加强吸痰，必要时在纤维支气管镜的引导下去除痰痂。

（二）意外脱管

1. 预防要点

（1）根据患者体型选择合适的套管。

（2）每日交接班时评估气管切开患者系带松紧度，随着颈部变化及时调整系带松紧，以一指为宜。

（3）套管下垫的纱布不宜过厚，翻身时保持头、颈、躯干在一条直线上。

（4）酌情使用止咳药、镇静药。

（5）对于意识不清、烦躁的患者，应与家属充分沟通，取得家属理解和情感支持，合理使用约束带。

2. 识别要点

出现急性呼吸窘迫症状，管道外露长度变长或全部脱出。

3. 处理要点

（1）应立即通知医生，并协助重新置管。

（2）使用面罩，高流量吸氧，同时做好重新置管的用物准备。

（3）气管切开初期，用血管钳将切口左右撑开，协助医生重新插入套管，必要时将缝合的切口拆开。

（4）气管切开后期或窦道形成后，协助医生更换相适应的消毒套管，顺窦道将套管插入气管内。

（5）密切观察患者生命体征，做好急救护理。

（三）气管造瘘口感染

1. 预防要点

（1）在各项护理操作中严格遵循无菌原则。

(2)定期消毒并更换气管套管，每日更换气切敷料，分泌物过多时可使用泡沫敷料进行切口换药，充分吸收创口周围痰液，使创口周围皮肤保持干燥。

(3)根据口腔 pH 值选用口腔清洗液，进行口腔护理。

(4)按需吸痰，吸痰时配合翻身叩背，及时清理呼吸道分泌物。

(5)加强营养，提高患者抵抗力，遵医嘱必要时应用抗生素。

(6)鼻饲时注意体位和方法，防止胃内容物反流入气管内。

(7)气囊放气时取平卧位，先吸净气管内分泌物。

(8)观察痰液、体温等病情变化。

2. 识别要点

局部红肿、有分泌物、创面愈合不良、窦道形成延迟。

3. 处理要点

(1)气管造瘘口周围敷料应保持清洁干燥，潮湿污染时应及时更换。

(2)观察感染的气管造瘘口，记录红肿、肉芽组织、渗出物、异常气味及不适主诉，告知医生。

(3)遵医嘱做好气管造瘘口清创和换药处理。

(四)皮下血肿或皮下气肿形成

1. 预防要点

(1)选择合适的套管，套管固定松紧合适，避免套管过多的上下移动。

(2)术后应用止咳药，避免频繁剧烈咳嗽。

(3)吸痰时动作轻柔，避免损伤气道黏膜。

2. 识别要点

气切伤口渗血，颈部局部肿胀，听诊有捻发音。

3. 处理要点

(1)皮下气肿：轻者不处理，气肿可自行吸收。重者拆除邻近套管的一根皮肤缝线，引导皮下气体排出体外。

(2)保持呼吸道通畅，用吸引器吸出气道内积血。

(3)根据需要调整气管切开管的位置，确保其在正确的位置，避免进一步导致气肿或血肿的扩散。

(4)若皮下气肿或血肿持续加重，可能需要手术干预。如切开皮下气肿或血肿，减轻压力并促使气体或血液排出，协助医生进行填塞止血，必要时重新进行伤口缝合。

(5)遵医嘱使用镇静药、止咳药及止血药。

四、气管切开术后（非机械通气）护理技术常见并发症管理口诀

按需吸痰须无菌，动作轻柔免损伤；
纱布污染勤更换，气道湿化需合理；
密切巡视防脱管，镇静约束很重要。

第五节　气管插管术后护理技术

一、气管插管术后护理技术概述

（一）气管插管术的意义

气管插管术可以确保患者呼吸道通畅，预防并减少感染、窒息等并发症，通过湿化气道、合理吸痰等护理措施，提高患者的舒适度，促进康复进程，对保障患者生命安全和提高生活质量至关重要。

（二）气管插管术的定义与目的

【定义】

气管插管术分为经口气管插管和经鼻气管插管，是将气管导管通过口腔或鼻腔，经声门置入气管或支气管内，从而快速建立人工气道的急救技术之一。

气管导管末端在声门下 4 ～ 5cm 处，在双侧腋窝处听诊有双肺泡呼吸音，可确定导管位置。

【目的】

（1）通过人工手段建立呼吸通道，解除上呼吸道阻塞。

（2）迅速建立有效呼吸通道，为心跳呼吸骤停者施行人工呼吸。

（3）便于清除气管及支气管内的分泌物和给氧。

（三）气管插管术后护理技术常见并发症

由于医务人员的操作不当等，可能出现一些并发症，严重危害患者的健康。气管插管术后护理技术常见并发症包括声门受损、气管插管脱出、气管食管瘘等。

二、气管插管术后护理技术常见并发症的预防、识别及处理思维导图

- 气管插管术后护理技术常见并发症的预防、识别及处理
  - 声门受损
    - 预防要点
      - 插管时动作轻柔，避免损伤
      - 病情允许时尽早拔管
      - 优先选用经鼻气管插管
    - 识别要点
      - 症状通常于拔管后 1 ～ 6 周出现，患者有不同程度的嘶哑和失声
    - 处理要点
      - 术后减少说话频率，促进声带休息
      - 遵医嘱使用减轻炎症及水肿的药物
  - 气管插管脱出
    - 预防要点
      - 烦躁、谵妄患者充分镇静
      - 妥善固定管路，避免牵拉
      - 实施保护性约束
    - 识别要点
      - 呼吸急促、发绀、血氧饱和度下降、心率减慢直至心搏骤停
    - 处理要点
      - 保持呼吸道通畅
      - 用高流量湿化或无创呼吸机序贯治疗
      - 配合医生重新插管
  - 气管食管瘘
    - 预防要点
      - 选择合适型号的气管插管
      - 避免过度移位和牵拉呼吸机管路导致的气管内膜机械性损伤
      - 避免气管内膜局部血液循环长期受阻，每 4h 监测气囊压 1 次，维持气囊压力值在 25 ～ 30cmH_2O
    - 识别要点
      - 气管内分泌物明显增多并呈唾液性状提示瘘管形成，胃食管反流患者可能出现呛咳，吸痰时出现胃液或食物
    - 处理要点
      - 一禁：暂禁食
      - 二清：加强口腔护理
      - 三术：配合医生行介入、手术治疗

三、思维导图简要说明

（一）声门受损

1. 预防要点

（1）根据患者的具体情况，选择适当型号的气管导管，以避免导管过粗或不适当导致声门损伤。

（2）行经口气管插管时动作应尽量轻柔，不宜盲目粗暴操作，避免损伤黏膜及声门。

（3）确保在患者肌肉充分松弛的情况下进行气管插管，以减少患者躁动造成的声门损伤。

（4）如病情允许，对通气时间超过48h者、拔管前自主呼吸试验阴性者，尽早拔除导管。

2. 识别要点

声音嘶哑、喉痛、咳嗽和痰中带血等。

3. 处理要点

（1）无论声带有无出血，治疗急性声嘶、噤声是必须的首要措施，患者2～3d不宜说话，声带休息是康复的重要条件。

（2）遵医嘱使用减轻炎症及水肿的药物，使用药物超声雾化，进行局部治疗。

（二）气管插管脱出

1. 预防要点

（1）气管插管后给予患者充分镇静，特别是烦躁、谵妄患者。

（2）口腔护理或更换气管插管固定胶布时，必须用手固定气管插管，防止脱出。为患者翻身或涉及其他变动患者体位操作时，必须使呼吸机导管随之相应移动，避免气管插管被牵拉脱出。

（3）对于烦躁不安的患者，实施双上肢保护性约束。

（4）每班交班时检查气管内导管上的标记，每班应测量、记录气管插管外露的刻度，并做好交接班。

2. 识别要点

随气管插管脱出的程度不同可出现呼吸困难和缺氧表现，轻者呼吸急促、发绀，重者呼吸浅慢或极度呼吸急促、意识丧失、血氧饱和度迅速下降、心率减慢直至心搏骤停。

3. 处理要点

（1）立即给予吸氧或简易呼吸器辅助通气，并及时通知医生。

（2）医生评估患者是否有必要再插管，如无必要可拔出气管导管，遵医嘱使用高流量湿化氧疗或无创呼吸机序贯治疗。

（3）需要重新插管的，配合医生重新插入气管导管。

（三）气管食管瘘

1. 预防要点

（1）根据患者的实际情况，选择合适的气囊压力和合适型号的气管插管。

（2）插管过程中应轻柔、准确，避免暴力操作导致的食管损伤。

（3）确保气管插管的位置正确，每班交接时应测量、记录气管插管外露的刻度，固定牢靠，避免气管内膜的机械性损伤，将呼吸机管道置于支架上，避免过度移位和牵拉，给患者翻身时注意调节呼吸机管道，避免头身过度活动引起气管内膜损伤。

（4）避免气管内膜局部血液循环长期受阻，每 4h 监测气囊压 1 次，维持气囊压力值在 25 ～ 30cmH_2O。长时间气管插管时，应选择刺激较小或不易擦伤的导管，以减少对食管黏膜的损伤。

2. 识别要点

气管内分泌物明显增多并呈唾液性状提示瘘管形成，胃食管反流患者可能出现呛咳，吸痰时出现胃液或食物。

3. 处理要点

（1）出现气管食管瘘后应暂禁食。

（2）根据患者情况选择合适的口腔护理液，至少每天 2 次，每次 3 ～ 4min，保持患者口腔清洁，避免感染。

（3）气管食管瘘一般愈合困难，必要时配合医生行介入、手术治疗。

四、气管插管术后护理技术常见并发症管理口诀

导管型号要合适，气囊压力勤监测；

动作轻柔免损伤，噤声不语促恢复；

镇静镇痛需充分，管道固定须牢靠。

第九章 急救技术操作并发症的预防、识别及处理

第一节　心肺复苏基本生命支持技术

一、心肺复苏基本生命支持技术概述

（一）心脏的结构与功能

人类的心脏位于胸腔内，成人心脏相当于本人拳头的大小，成人心脏每分钟跳动 60 ～ 100 次，每分钟泵血 5 ～ 6L。心脏可分为一尖、一底、两面、三缘，即心尖、心底、胸肋面、膈面、下缘、左缘和右缘；表面尚有 4 条沟，即冠状沟、前室间沟、后室间沟、后房间沟。心脏内部可分为四个腔：上部的左、右心房和下部的左、右心室。心脏是心血管系统的一部分，同时是维持血液循环的一个泵，负责全身循环血液。左心室的血液通过主动脉运送到全身各个器官组织，右心室与肺动脉相连，把血液输送到肺部，进行氧和二氧化碳的气体交换。

（二）心搏的意义

心脏的跳动在维持人体循环系统正常运行方面起着至关重要的作用。它通过将氧气和营养物质输送到身体器官，来满足它们的需求。心搏是指心脏的收缩和舒张过程，它可保持循环系统的正常运行，并确保身体器官能够得到所需的氧气和营养物质，维持人体的正常生理和代谢过程。

心搏骤停是指心脏射血功能突然终止，大动脉搏动与心音消失，重要器官（如脑）严重缺血、缺氧，导致生命终止。引起心搏骤停最常见的原因是心室纤维颤动。若呼唤患者无回应，胸腹部无起伏，如触摸颈动脉和股动脉无搏动，心前区无心音，可判定患者已心搏骤停，应立即实施心肺复苏基本生命支持技术。

（三）心肺复苏基本生命支持技术的定义与目的

【定义】

心肺复苏基本生命支持技术（basic life support，BLS）又称现场急救或初步急救，是针对心搏骤停患者所采取的抢救措施。此项技术通过胸外按压形成暂时的人工循环，恢复心脏自主搏动和血液循环，同时用人工通气代替自主呼吸并恢复自主呼吸，达到促进苏醒和挽救生命的目的。

【目的】

（1）通过实施心肺复苏基本生命支持技术，建立患者的循环、呼吸功能。

（2）保证重要脏器的血液供应，尽快促进心跳、呼吸功能的恢复。

（四）心肺复苏基本生命支持技术常见并发症

在心肺复苏的过程中，由于患者的特殊体质、医务人员操作不当等因素，可能出现一些并发症，包括肋骨骨折，损伤性血胸、气胸，心脏创伤，胃、肝、脾破裂，栓塞等。

二、心肺复苏基本生命支持技术常见并发症的预防、识别及处理思维导图

- 心肺复苏基本生命支持技术常见并发症的预防、识别及处理（一）
  - 肋骨骨折
    - 预防要点
      - 按压平稳、有规律、不间断进行
      - 按压部位正确，用力适宜
    - 识别要点
      - 局部疼痛、咳嗽、深呼吸、反常呼吸等
    - 处理要点
      - 单处骨折：止痛并固定，观察呼吸及有效咳嗽
      - 多处骨折：止痛并固定，消除反常呼吸，保持气道通畅，给予氧气吸入
      - 预防休克，根据情况选择手术治疗
  - 损伤性血胸、气胸
    - 预防要点
      - 按压用力适宜
    - 识别要点
      - 胸闷、气促、面色苍白、发绀、血压下降、脉搏细速等
    - 处理要点
      - 闭合性气胸：行胸腔穿刺排气
      - 张力性气胸：行胸腔闭式引流（必要时机械通气）
      - 血气胸：行抽气排液、输血、开胸结扎血管、抗感染治疗
  - 心脏创伤
    - 预防要点
      - 心电监护、纠正低血压、给予抗心律失常药
    - 识别要点
      - 心前区痛、室性或室上性期前收缩、心肌酶增高 2 倍及以上
    - 处理要点
      - 心电监护，建立静脉通路，遵医嘱用药，严密监测生命体征变化

- 心肺复苏基本生命支持技术常见并发症的预防、识别及处理（二）
  - 胃、肝、脾破裂
    - 预防要点
      - 按压部位正确，用力适宜
      - 未确诊前慎用止痛药
    - 识别要点 —— 恶心、呕吐，腹膜炎为主，肠鸣音减弱或消失，体温升高、脉快、呼吸深快、血压下降等
    - 处理要点 —— 禁食、扩容、做好术前准备
  - 栓塞
    - 预防要点 —— 按压用力适宜，防止发生肋骨骨折
    - 识别要点 —— 呼吸困难、心动过速、发绀、烦躁不安、谵妄、昏迷等
    - 处理要点 —— 遵医嘱用药、高流量吸氧，必要时给予气管插管、抗凝治疗等

三、思维导图简要说明

（一）肋骨骨折

1. 预防要点

（1）按压平稳、用力适宜，有规律、不间断进行，按压深度成人为 5 ～ 6cm，儿童大约 5cm，婴儿 4cm，儿童和婴儿至少为胸部前后径的 1/3，并保证每次按压后胸廓回弹。

（2）按压部位正确，以防止胸骨、肋骨压折。严禁按压胸骨角、剑突下及左右胸部。

（3）根据患者的年龄和胸部弹性施加按压力量。按压姿势正确，按压时应平稳、力道均匀，不能冲击式猛压。

2. 识别要点

（1）复苏完成后患者感局部疼痛、呼吸受限，在深呼吸、咳嗽或转动体位时可疼痛加剧。

（2）胸壁可有畸形，偶有骨擦音、骨擦感，挤压胸部可使局部胸痛加重。

（3）发生多根多处肋骨骨折时，胸壁失去完整肋骨支撑而发生软化。吸气时胸部向内凹陷，呼气时胸部向外突出，又称连枷胸。

3. 处理要点

（1）立即停止按压。

（2）单处骨折：遵医嘱止痛并固定伤处，避免压迫骨折一侧的胸廓，同时进行局部的热敷、理疗、抗感染、镇痛治疗等，观察呼吸及有效咳嗽机能改善状况。

（3）多处骨折：遵医嘱止痛并固定伤处，纠正反常呼吸运动，保持呼吸道通畅，纠

正呼吸与循环功能紊乱，预防休克，防治感染，处理合并损伤，根据情况选择手术治疗。

（4）需行开胸手术的患者，对肋骨骨折采用不锈钢丝捆扎或用克氏针进行骨髓内固定。

（二）损伤性血胸、气胸

1. 预防要点

按压用力适宜，按压深度规范，并保证每次按压后胸廓回弹。

2. 识别要点

复苏结束后患者感胸闷、气急、呼吸急促，大量积气时可发生呼吸困难、面色苍白、发绀、贫血、血压下降、脉搏细速等。

3. 处理要点

（1）闭合性气胸：气体量小时无须特殊处理，保守观察即可；气体量较多时，尽早行胸膜腔穿刺、胸腔闭式引流术治疗，将积气、积血抽尽，促进肺膨胀，改善呼吸功能。

（2）张力性气胸：行胸腔闭式引流，给予患者吸氧，必要时行机械通气，监测患者血氧饱和度。

（3）血气胸：在肺复张后出血能自行缓解，若继续出血不止，可行抽气排液、输血、开胸结扎血管、抗感染等，严密观察患者生命体征和血氧饱和度的变化。

（三）心脏创伤

1. 预防要点

（1）按压深度、部位正确，按压平稳，用力适宜。

（2）给予相应的抗心律失常药物治疗，纠正低血压。

（3）有充血性心力衰竭或心房颤动且心室率快的患者，遵医嘱给予洋地黄。

2. 识别要点

患者心前区疼痛，心电图提示室性或室上性期前收缩，实验室检查提示心肌酶增高2倍及以上。

3. 处理要点

（1）进行心电监护，吸氧，严密监测患者生命体征变化。

（2）建立静脉通路，遵医嘱用药。

（四）胃、肝、脾破裂

1. 预防要点

（1）按压部位正确，用力适宜，以防止胸骨、肋骨压折。严禁按压胸骨角、剑突下及左右胸部。

（2）未确诊前，禁用吗啡类止痛药，以免掩盖病情，延误诊断。

（3）不随意搬动患者，禁忌灌肠。

2. 识别要点

（1）患者出现恶心、呕吐，伴持续性剧烈腹痛和腹膜刺激症状，肝浊音界缩小，肠鸣音减弱或消失。

（2）患者出现体温升高、血压下降、面色苍白、呼吸深快、心率加快、烦躁不安等休克改变。

3. 处理要点

（1）建立静脉通路，补充血容量，记录出入量，严密观察生命体征变化。

（2）做好术前准备，禁食，进行胃肠减压。

（3）迅速通知医生，遵医嘱用药。

（五）栓塞

1. 预防要点

按压用力适宜，防止肋骨骨折导致骨髓内的脂肪滴进入体循环而发生脂肪栓塞。

2. 识别要点

患者出现呼吸困难、心动过速、发绀、烦躁不安、易激动、谵妄、昏迷等。

3. 处理要点

（1）制动，根据栓塞部位选择卧位。

（2）遵医嘱用药，行高流量吸氧，必要时给予气管插管和抗凝治疗等。

（3）严密观察患者生命体征。

四、心肺复苏基本生命支持技术常见并发症管理口诀

心跳停搏最危急，精准按压是秘诀；

按压不准危害大，后期观察是关键。

第二节　非同步电除颤技术

一、非同步电除颤技术概述

（一）电除颤仪的结构与功能

电除颤仪结构包括总开关、能量选择按钮、充电按钮、放电按钮、除颤手柄、提手等。它可将一次瞬时高能脉冲电流经胸壁到心脏或直接经过心脏，一般持续 4 ～ 10ms，电能为 40 ～ 400J，可使全部或大部分心肌在瞬间除极，造成心脏短暂的电活动停止，然后由心脏自律性最高的起搏点（窦房结）重新主导心脏节律。根据电流脉冲通过心脏的方向可分为单向波除颤仪、双向波除颤仪；根据电极板放置位置分为体外除颤仪、体内除颤仪。

（二）非同步电除颤技术的意义

非同步电除颤技术多用于急救或者心肺复苏过程中，能够有效挽救患者的生命，也是任何快速性心律失常的重要急救手段之一。室颤是引起心搏骤停最常见的致死性心律失常，在发生心搏骤停的患者中，约 80% 为室颤引起，室颤最有效的治疗方法就是电除颤。电除颤成功的可能性随着时间的流逝而降低，每延迟 1min，成功率将下降 7% ～ 10%。在心搏骤停患者急诊急救过程中早期应用除颤仪，可有效缩短急救耗时，有助于提高抢救成功率，且患者并发症发生率较低。因此，尽早快速除颤是生存链中最关键的一环。

（三）非同步电除颤技术的定义与目的

【定义】

非同步电除颤技术即心脏复律术，是指利用除颤仪在瞬间释放高压电流经胸壁到心脏，使心肌细胞瞬间同时除极，终止导致心律失常的异常折返或异位兴奋灶，从而恢复窦性心律的一项操作技术。

【目的】

解除心室颤动或心搏骤停，恢复心脏正常节律，挽救生命。

（四）非同步电除颤技术常见并发症

非同步电除颤技术对快速型心律失常是一种快速、安全和有效的治疗措施，但仍伴有许多并发症。非同步电除颤技术常见并发症包括心律失常、栓塞、心肌损伤、胸部皮肤灼伤等。

二、非同步电除颤技术常见并发症的预防、识别及处理思维导图

- 非同步电除颤技术常见并发症的预防、识别及处理
  - 心律失常
    - 预防要点 —— 带有植入性起搏器，除颤时避开起搏器至少 10cm，防止除颤造成其功能障碍
    - 识别要点 —— 持续多参数心电监护，严密监测患者的意识、心率、心律、血压、呼吸、血氧饱和度及心电图情况
    - 处理要点
      - 开放并保持静脉通道通畅，备好急救药品、除颤器、简易呼吸器
      - 有条件时行动脉血气分析，以纠正酸碱失衡、电解质紊乱
  - 栓塞
    - 预防要点 —— 精准实施非同步电除颤
    - 识别要点 —— 持续多参数心电监护，严密监测患者心电图、血压变化以及患者意识、瞳孔、肌力、末梢循环、病理征
    - 处理要点 —— 遵医嘱行抗凝治疗或介入治疗
  - 心肌损伤
    - 预防要点 —— 准确评估复苏指征，防止误电击
    - 识别要点 —— 持续多参数心电监护，严密监测患者动态心电图及生命体征，遵医嘱检测血心肌酶谱等心脏指标
    - 处理要点 —— 遵医嘱营养心肌支持治疗
  - 胸部皮肤灼伤
    - 预防要点
      - 导电糊足量，涂抹均匀
      - 电极板放电后稍停留，紧贴皮肤并充分释放余电
      - 需反复除颤时可考虑使用除颤电极片或植入除颤起搏器
    - 识别要点 —— 除颤部位皮肤出现红斑、水疱，也可呈块状、线形灼伤，可闻及皮肤焦煳味
    - 处理要点
      - 局部行创面清创、消毒
      - 治疗同烧烫电击伤处理

三、思维导图简要说明

（一）心律失常

1. 预防要点

（1）操作前全面评估患者，摘除金属配饰，如带有植入性起搏器，除颤时避开起搏器至少 10cm，避免除颤造成起搏器功能障碍。

（2）正确摆放患者体位，准确评估，选择合适时机，调试合适能量。

（3）完善各项检查，纠正低血钾，纠正酸碱失衡及电解质紊乱。

（4）严密监测患者意识、心率、心律、血压、呼吸、血氧饱和度及心电图等情况，及时发现心律失常。

2. 识别要点

心电监护仪波形异常，显示房性、室性期前收缩，窦性心动过速，房性、室性心动

过速，心脏传导阻滞，窦性停搏，甚至室颤等多种类型的心律失常。

3. 处理要点

（1）开放并保持静脉通道通畅，备好抢救药品、物品，积极配合抢救工作。

（2）完善动脉血气分析、急查血等，及时纠正酸碱失衡、电解质紊乱。

（3）遵医嘱运用抗心律失常药物，必要时做好再次电极复律准备或安装临时心脏起搏器。

（二）栓塞

1. 预防要点

（1）医护人员操作前全面评估患者血流动力学等各项指标，操作后继续动态监测血液各项指标的变化。

（2）选择合适能量进行除颤，不宜重复使用高能量除颤。

（3）遵医嘱预防性使用抗凝药物，密切观察患者除颤后生命体征与病情变化，观察药物效果与不良反应。

2. 识别要点

咳嗽、咯血、胸痛、呼吸困难、晕厥等。

3. 处理要点

（1）患者取仰卧位，卧床休息，若血栓来自下肢，应抬高下肢并制动。

（2）积极配合医生进行介入治疗前后准备工作。

（3）遵医嘱使用止痛药、抗休克药、抗凝药，密切观察用药效果及用药后不良反应。

（4）如患者出现胸痛、胸闷、呼吸困难，遵医嘱给予氧疗，保持呼吸道通畅，对症处理。

（三）心肌损伤

1. 预防要点

（1）准确评估复苏指征，选择合适模式，不宜过度重复进行除颤。

（2）选择合适的能量，避免不必要的高能量使用，以免心肌受损。

（3）导电糊范围大于电极板范围，避免导电糊过多或湿纱布过湿，同时避免电极板距离过近。

2. 识别要点

（1）心电图异常改变，ST 段异常抬高。

（2）血清心肌酶谱升高或血压下降。

3. 处理要点

（1）轻度中毒者无须特殊处理，指导患者卧床休息，避免剧烈活动，并保证有效通气。

（2）加强监护，监测心电图和心肌酶谱改变，如有异常，及时告知医生进行处理。

（3）必要时遵医嘱给予营养心肌治疗及对症治疗。

（四）胸部皮肤灼伤

1. 预防要点

（1）除颤前检查并清洁除颤部位皮肤，导电糊足量、涂抹均匀，电极板与皮肤紧密接触。

（2）电极板放电后稍停留，紧贴皮肤并充分释放余电。

（3）尽量避免反复使用电极板除颤，需反复除颤时可考虑使用除颤电极片或植入除颤起搏器。

2. 识别要点

除颤部位皮肤出现红斑、水疱，也可呈块状、线形灼伤，可闻及皮肤焦煳味。

3. 处理要点

（1）如症状轻微，不需要特殊处理。

（2）如果烧灼伤严重，可遵医嘱使用扶他林、红霉素等药物或局部进行创面清创、消毒。

（3）治疗同烧烫电击伤处理。

四、非同步电除颤技术常见并发症管理口诀

心搏骤停早除颤，配合按压要牢记；

撤除金属密接触，均匀涂抹严观察；

除颤放电后停留，评估指征把握牢。

第三节　自动洗胃机洗胃技术

一、自动洗胃机洗胃技术概述

（一）自动洗胃机的结构与功能

自动洗胃机将电磁泵作为动力源，通过自控电路的控制，使电磁阀自动转换动作，

完成向胃内注入灌洗液，再从胃内吸出内容物的过程。此种洗胃法能自动、迅速、彻底地清除胃内容物。

（二）自动洗胃机洗胃技术的意义

自动洗胃机洗胃技术是急诊抢救食物、药物、毒物中毒的重要手段，及时、迅速、彻底的洗胃对抢救患者生命至关重要。

（三）自动洗胃机洗胃技术的定义与目的

【定义】

自动洗胃机洗胃技术是将胃管插入患者胃内，利用自动洗胃机反复注入和吸出一定量的溶液，从而清除胃内未被吸收的毒物或刺激物的一种灌洗方法。

【目的】

自动洗胃机洗胃技术目的是清除胃内未被吸收的毒物或刺激物，清洁胃腔，为胃部手术、检查做准备。

（四）自动洗胃机洗胃技术常见并发症

在洗胃的过程中，由于患者的特殊体质、医务人员操作不当等因素，可能出现一些并发症，包括急性胃扩张、上消化道出血、窒息、吸入性肺炎、水电解质紊乱等，严重危害患者健康。

二、自动洗胃机洗胃技术常见并发症的预防、识别及处理思维导图

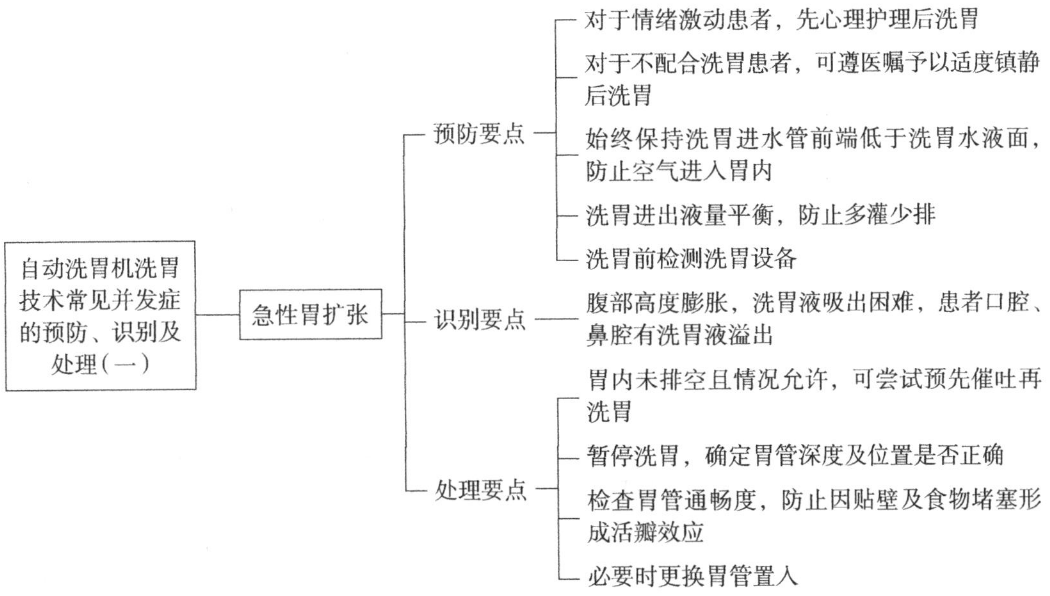

- 自动洗胃机洗胃技术常见并发症的预防、识别及处理（二）
  - 上消化道出血
    - 预防要点
      - 询问是否有血液相关性疾病史、抗凝药物应用史，确定毒物类型，正确选择并配置洗胃液
      - 行心理护理，取得配合，消除焦虑及恐惧。对于心理护理后不配合或抵抗洗胃患者，遵医嘱适度镇静后洗胃
      - 置管前检查胃管及前端开孔处平滑度，准确测量置入长度，彻底润滑后置管，以减少胃管对消化道的损伤
      - 置管应轻柔、快速，有节律地送胃管，减少置管引发呕吐及损伤消化道
      - 洗胃过程中，旋转调节胃管，防止长时间吸附同一位置胃黏膜而造成损伤出血
      - 患者不耐受时使用小口径胃管人工洗胃
    - 识别要点
      - 患者呼吸急促，指向性胃部不适，洗出液呈淡红色或鲜红色，偶有血凝块，口腔分泌物、呕吐液呈粉红色或鲜红色，血压进展性下降，心率增快等休克早期症状
    - 处理要点
      - 暂停洗胃，遵医嘱经胃管注入胃黏膜保护剂、止血药等
      - 大量出血时行抗休克治疗、备血输血
      - 对于难以控制的止血，有条件时可行胃镜下止血、介入止血
      - 开放静脉通路，在多参数监护下洗胃，准备抢救用物
  - 窒息
    - 预防要点
      - 准确测量胃管长度并准确判断胃管前端留置于胃内
      - 妥善固定胃管，洗胃全过程专人开放气道并固定胃管，防止胃管移位或意外拔管
      - 防止胃急性扩张反流致洗胃液进入气道而引发窒息
      - 合并呼吸抑制、呼吸衰竭时建立人工气道后洗胃
      - 如患者不耐受，使用小口径胃管人工洗胃
    - 识别要点
      - 面色发绀，无呼吸动作或叹息样呼吸，血氧饱和度快速下降，多参数监护仪窒息报警、心搏骤停报警
    - 处理要点
      - 停止洗胃
      - 开放气道，清理呼吸道，高流量面罩吸氧或简易呼吸气囊辅助通气
      - 必要时建立人工气道并辅助通气
      - 抽吸胃内残余洗胃液

- 自动洗胃机洗胃技术常见并发症的预防、识别及处理（三）
  - 吸入性肺炎
    - 预防要点——同窒息预防要点
    - 识别要点——躁动不安、呼吸困难、发绀、呛咳、肺部听诊有湿啰音和水泡音
    - 处理要点
      - 停止洗胃
      - 开放气道，清理呼吸道，高流量面罩吸氧或简易呼吸气囊辅助通气
      - 左侧卧位行翻身、叩背，促排痰
      - 必要时行纤支镜肺泡灌洗技术
  - 水电解质紊乱
    - 预防要点
      - 评估患者近期营养状况、身体健康度、心理状况
      - 把握终止洗胃的指征，防止超预期洗胃量
    - 识别要点——出现恶心、呕吐、腹胀、意识淡漠和低钾血症的心电图改变
    - 处理要点
      - 患者洗胃可耐受时尽量选用粗口径胃管，避免洗胃液潴留
      - 控制洗胃时间及洗胃液总量、监测进出液
      - 遵医嘱应用洗胃药物

三、思维导图简要说明

（一）急性胃扩张

1. 预防要点

（1）对于情绪激动患者，行心理护理后洗胃，避免患者产生恐惧、焦虑等不良情绪。

（2）对于极度不配合或者有精神性疾病者，需遵医嘱予以适度镇静后洗胃。

（3）对于食物中毒患者，洗胃前应先刺激咽喉部，胃内未排空且情况允许时，可尝试预先催吐再洗胃。

（4）洗胃液量应适中，始终保持洗胃进水管前端低于洗胃水液面，防止空气进入胃内。

（5）观察洗胃进出液量平衡，避免过冷或过热刺激胃黏膜，防止多灌少排。

（6）洗胃前检测洗胃设备，做好日常仪器的维护及保养，保持性能良好。

2. 识别要点

患者腹部高度膨胀或突起，呕吐反射消失，洗胃液吸出困难，患者口腔、鼻腔有洗胃液溢出。

3. 处理要点

（1）立即暂停洗胃，协助患者取半卧位，确定胃管深度及位置是否正确。

（2）检查胃管通畅度，防止因贴壁及食物堵塞形成活瓣效应，促进胃内液体排出。

（3）必要时更换胃管置入，如发现洗胃管孔被食物残渣堵塞引起，立即更换胃管，重新插入，将胃内容物吸出。

（二）上消化道出血

1. 预防要点

（1）病史采集：确定毒物类型，正确选择并配置洗胃液。对于不明原因的中毒，一般用清水洗胃，如已知毒物种类，则可选用特殊洗胃液。

（2）对洗胃患者进行心理护理，取得患者配合，消除焦虑及恐惧。对心理护理后仍不配合或抵抗洗胃的患者，遵医嘱适度镇静后洗胃。

（3）置管应轻柔、快速，有节律地送胃管，插管深度适宜，减少置管引发呕吐及损伤消化道。

（4）洗胃过程中负压适宜，旋转调节胃管，防止长时间吸附同一位置胃黏膜而造成损伤出血。

（5）置管前检查胃管及前端开孔处平滑度，准确测量置入长度（55 ~ 70cm），彻底润滑后置管，以减少胃管对消化道的损伤。

（6）对昏迷、年长者应小胃管、小液体、低压力洗胃。

2. 识别要点

患者呼吸急促，烦躁不安，大汗淋漓，指向性胃部不适，洗出液呈淡红色或鲜红色，偶有血凝块，口腔分泌物、呕吐液呈粉红色或鲜红色，血压进展性下降，脉搏细速，呼吸、心率增快等休克早期症状。

3. 处理要点

（1）立即停止洗胃，遵医嘱经胃管注入西咪替丁和氢氧化铝凝胶以保护胃黏膜，或灌服云南白药以局部止血，必要时静脉滴注止血剂等。

（2）开放静脉通路，准备抢救用物，必要时进行抢救。

（3）如大量出血，行抗休克治疗、备血输血，以补充血容量。

（4）做好心理护理，对于难以控制的止血，有条件时可行胃镜下止血、介入止血。

（三）窒息

1. 预防要点

（1）插管前，在胃管上涂一层液状石蜡，准确测量胃管长度并准确判断胃管前端留置于胃内。

（2）妥善固定胃管，洗胃全过程专人开放气道并固定胃管，防止胃管移位或意外拔管，减轻对喉部的摩擦及刺激。

（3）及时清理口腔及鼻腔分泌物，保持呼吸道通畅，防止胃急性扩张反流致使洗胃液进入气道而引发窒息。

（4）操作前备好抢救设备，合并呼吸抑制、呼吸衰竭时建立人工气道后洗胃。

（5）胃管置入后，确定胃管在胃内后方可进行洗胃操作。如患者不耐受，使用小口径胃管人工洗胃。

2. 识别要点

患者躁动不安，面色青紫，无呼吸动作或叹息样呼吸，血氧饱和度快速下降，多参数监护仪出现窒息报警、心搏骤停报警。

3. 处理要点

（1）停止洗胃，及时报告医生，进行心肺复苏等抢救。

（2）患者取侧卧位，开放气道，及时清理口腔及鼻腔分泌物，保持呼吸道通畅。

（3）采用高流量面罩吸氧或简易呼吸气囊辅助通气，必要时建立人工气道。

（4）抽吸胃内残余洗胃液。

（四）吸入性肺炎

1. 预防要点

（1）洗胃时取左侧卧位，头稍低、偏向一侧，确保胃管在胃内，拔管时反折或夹住胃管出口端以防止反流。

（2）对烦躁患者可视情况给予镇静剂。

（3）昏迷患者洗胃时宜谨慎，最好在洗胃前进行气管插管，将气囊充气，以避免胃液吸入呼吸道。

（4）洗胃过程中，保持灌入液量与抽出液量平衡，严密观察并记录洗胃出入液量。

（5）洗胃毕，协助患者多翻身、拍背，以利于痰液排出。对于有肺部感染迹象者，及时使用抗菌药物。

2. 识别要点

患者表现为躁动不安、呼吸困难、发绀、呛咳，常咳出浆液性泡沫样痰，肺部听诊有湿啰音和水泡音。

3. 处理要点

（1）发生误吸胃内容物时，立即停止洗胃。

（2）清理呼吸道，开放气道，高流量面罩吸氧或简易呼吸气囊辅助通气，同时采用呼吸末加压呼吸支持。

（3）患者取左侧卧位，行翻身、叩背，促进痰液排出。

（4）遵医嘱选用敏感抗菌药物治疗，必要时行纤维支气管肺泡灌洗技术。

（五）水电解质紊乱

1. 预防要点

（1）评估患者近期营养状况、身体健康度、心理状况，严格记录洗胃出入液量，保持出入量平衡。

（2）洗胃时间不宜过长，把握中止洗胃的指征，防止超预期洗胃量。

2. 识别要点

出现恶心、呕吐、腹胀、意识淡漠和低钾血症的心电图改变，严重者球结膜水肿、呼吸困难，甚至昏迷、抽搐。

3. 处理要点

（1）注意观察患者生命体征的变化，在患者耐受的情况下选用粗口径胃管，避免洗胃液潴留。

（2）洗胃时，每次灌注液量应在 300 ～ 500ml。对昏迷患者给予小剂量灌洗，每次 200 ～ 300ml，严格控制洗胃时间及洗胃液总量、监测进出液。

（3）遵医嘱应用洗胃药物。为毒物性质不明者洗胃或相应洗胃液不易取得时，最好选用温热等渗的生理盐水灌洗，避免造成水中毒。

四、自动洗胃机洗胃技术常见并发症管理口诀

中毒病史详细问，心理护理很重要；

置管动作要轻柔，关注洗胃动平衡。

第十章 常见仪器操作技术并发症的预防、识别及处理

第一节　心电监测技术

一、心电监测技术概述

（一）心电监护仪的结构和功能

心电监护仪是医院使用的精密医学仪器之一，具有心电信息的采集、存储、智能分析、预警等功能，同时具备精准监测、触屏操控、简单便捷等特点。心电监护仪可以同时监护患者的动态心电图形、呼吸、体温、血压（分无创和有创）、血氧饱和度、脉率等生理参数，进行精密测试和测量，是目前使用最为普遍的具有报警功能的医疗仪器之一。

（二）心电监测技术的临床意义

心电监护仪广泛用于临床的病情监控，通过查看它可密切监测患者的生理参数。心电监测技术除了给医护人员提供合理客观依据外，还可有效地减少医护工作者的工作强度，对早期发现病情变化、预防并发症的发生起到了重要的指导作用，极大地提高了诊断、治疗和护理水平。

（三）心电监测技术的定义与目的

【定义】

心电监测技术是指使用心电监护仪持续监测患者心电波形、呼吸、血压、经皮血氧饱和度及血流动力学指标等，从而能动态评估患者病情的一项操作技术。

【目的】

心电监测技术的目的是动态监测患者生理参数，为临床提供可靠的、有价值的生理参数，指导医生护士实时处理患者的病情变化，为早期诊疗提供重要依据，便于医生采

取有效的应急方案，减少并发症的发生。

（四）心电监测技术常见并发症

在心电监测的过程中，由于患者的特殊体质、医务人员操作不当等，可能出现一些并发症，严重危害患者健康。心电监测技术常见并发症包括皮肤损伤、肢体肿胀紫癜、指（趾）端循环障碍和常见报警等。

二、心电监测技术常见并发症的预防、识别及处理思维导图

- 心电监测技术常见并发症的预防、识别及处理（一）
  - 皮肤损伤
    - 预防要点
      - 每班查看患者贴电极片处皮肤情况
      - 定期更换粘贴处电极片，避免粘贴时间过长
      - 清洁皮肤，保持干燥
    - 识别要点
      - 局部皮肤出现瘙痒、水疱、破损等
    - 处理要点
      - 一换：立即更换电极片粘贴位置
      - 二防：破损处皮肤保持清洁干燥，避免感染
      - 三用药：遵医嘱使用药物以缓解症状
  - 肢体肿胀紫癜
    - 预防要点
      - 避免外伤、偏瘫、水肿等异常侧的肢体测量
      - 每班查看捆绑袖带肢体的皮肤及血运情况
      - 定时更换测量部位，间歇期给患者松解
    - 识别要点
      - 血液回流不畅，皮肤张力增高，肢体臂围增粗、肿胀或出现紫癜
    - 处理要点
      - 一换：更换测量部位
      - 二抬：抬高患肢
      - 三用药：遵医嘱用药以缓解症状
  - 指（趾）端循环障碍
    - 预防要点
      - 避免在有外伤、坏疽、肢体循环障碍处及血压监测的同侧肢体上测量血氧饱和度
      - 2 ～ 4h 更换一次血氧饱和度测量部位
      - 每班评估指（趾）端循环情况
    - 识别要点
      - 指（趾）端肿胀、发绀、湿冷，清醒患者诉指（趾）端疼痛或麻木感
    - 处理要点
      - 一换：及时更换位置以测量血氧饱和度
      - 二抬：抬高患肢
      - 三用药：遵医嘱用药并观察

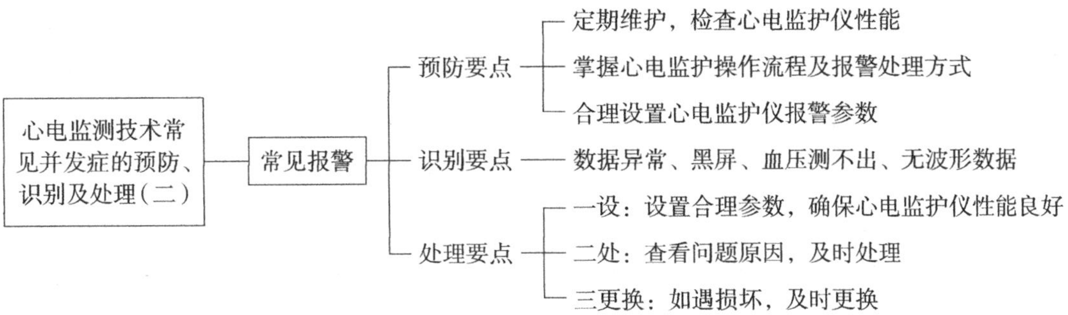

三、思维导图简要说明

（一）皮肤损伤

1. 预防要点

（1）询问患者有无电极片相关过敏史，每班查看患者粘贴电极片处皮肤情况。

（2）定期更换粘贴处电极片，避免粘贴时间过长，更换电极片时动作轻柔、小心、谨慎，防止撕破皮肤。

（3）保持皮肤清洁，粘贴电极片时清洁患者皮肤。

（4）使用透气、减压、防压力性损伤的心电监护电极片。

2. 识别要点

患者粘贴电极片处局部皮肤出现发红、瘙痒、水疱、红斑、丘疹甚至皮肤破损等。清醒患者诉局部皮肤瘙痒、疼痛或麻木感。

3. 处理要点

（1）发现患者皮肤出现瘙痒、水疱、破损等情况时立即更换电极片及粘贴位置，有条件者可使用脱敏的监护电极片或者透气、减压、防压力性损伤的心电监护电极片。

（2）破损处皮肤保持清洁干燥，避免感染。用碘伏外涂消毒。如有较大的水疱，可用无菌小针头刺破抽液，保持创面清洁。

（3）遵医嘱用药物缓解患者瘙痒、疼痛等症状，必要时使用电磁波治疗仪，无菌纱布覆盖并换药，遵医嘱使用炉甘石粉、烧伤膏等药物，避免指甲抓破皮肤。

（4）对于严重或坏死皮损，应及时报告医生，并协助处理。

（二）肢体肿胀紫癜

1. 预防要点

（1）避免在患者外伤、偏瘫、水肿等异常侧的肢体上测量血压或血氧饱和度。同时避免在患者输液侧或血管动静脉瘘侧肢体上进行操作。

（2）每班查看患者捆绑袖带侧肢体的皮肤及血运情况，询问患者感受，如有异常，及时松解。对于意识不清或有意识障碍的患者及婴幼儿，应加强巡视，并做好家属或陪护者的宣教工作。

（3）定时更换患者测量血压及血氧饱和度的部位，间歇期为患者松解，使血液回流。如患者病情稳定，报告医生，询问是否可以调整测量时间。

2. 识别要点

患者测量侧肢体血液回流不畅，皮肤张力增高，肢体肿胀或出现紫癜。

3. 处理要点

（1）立即松解并更换测量部位。

（2）抬高患侧肢体，做好解释工作，取得患者配合。

（3）遵医嘱用药缓解患者疼痛等症状，监测患肢臂围、皮温等情况，严格交接班，观察患者的生命体征变化。

（三）指（趾）端循环障碍

1. 预防要点

（1）每 2 ～ 4h 更换 1 次患者指（趾）端血氧饱和度测量部位，观察局部受压和循环情况。

（2）避免在患者有外伤、坏疽、肢体循环障碍处及血压监测同侧的肢体上测量血氧饱和度，避免在患者输液侧或血管动静脉瘘侧肢体上测量。

（3）每班评估指（趾）端循环情况。对于意识不清或有意识障碍的患者及婴幼儿，应加强巡视，做好家属或陪护者的宣教工作，如有异常，及时处理。

2. 识别要点

患者指（趾）端肿胀、发绀或湿冷，清醒患者诉指（趾）端疼痛、麻木感。

3. 处理要点

（1）严密观察受压部位局部循环情况，定时放松，经常更换位置测量。

（2）抬高患者患侧肢体，肿胀明显、皮肤无破损者可行温热敷或新鲜土豆片外敷，促进血液循环、组织吸收，注意保暖，避免皮肤破损。

（3）遵医嘱用药缓解患者疼痛等症状并观察皮肤及指（趾）端末梢颜色、皮温等情况并记录。

（四）常见报警

1. 预防要点

（1）定期维护、检查心电监护仪的性能，保持心电监护仪处于完好备用状态。

（2）熟练掌握心电监护仪操作流程及报警处理方式。

（3）根据患者自身情况合理设置心电监护仪的报警界限。

2. 识别要点

心电监护仪显示屏数据异常或黑屏、血压测不出、显示屏无波形数据等。

3. 处理要点

（1）根据患者病情设置合理参数，并确保心电监护仪性能良好。

（2）查看报警原因，根据具体问题及时处理，迅速判断是否为患者发生病情变化。

（3）如遇心电监护仪损坏，及时更换，按时报修。

四、心电监测技术常见并发症管理口诀

皮肤过敏起大疱，交接换位再用药；

肢体肿胀血运差，用药抬高处理它；

定期维护质量保，监测安全性能高。

第二节 心电图机操作技术

一、心电图机操作技术概述

（一）心电图机的结构与功能

心电图机包括输入主机、记录器、导联线三部分，分为单导心电图机、多导心电图机，临床上以多导心电图机中的十二导联心电图机较为常见。

心电生理活动在人体表面产生微弱的低频变化电位，变化的电位同心脏活动有着密切联系，心电图机可凭借不同的导联拾取这种变化的电位差，经过放大并在时间轴上展开，形成心电图。心电图机可对心电图波形进行分析，了解心脏活动情况，常用于诊断心脏异常、确定患者对药物治疗反应以及揭示心脏功能的趋势和变化，是记录这些生理电信号的临床诊断和科研常用仪器。

（二）心电图机操作技术的意义

心电图机操作技术在临床医疗工作中有辅助记录人体正常心电活动，诊断心律失常，明确心肌缺血、心肌梗死及其部位等作用。

（三）心电图机操作技术的定义与目的

【定义】

心电图机可以将心脏活动时心肌激动产生的生物电信号（心电信号）自动记录下来，为临床诊断和科研常用的医疗电子仪器。而心电图机操作技术是通过心电图机记录心脏活动时产生的生物电信号，来帮助诊断心脏相关疾病和状况的一项操作技术。

【目的】

主要记录心脏的正常电活动，用于诊断心律失常、心肌缺血、心肌梗死等；辅助诊断是否有心脏扩大或肥厚；判断药物或者电解质对心脏的影响；监测危重患者生命体征等。在某些心脏疾病发生时，如心律失常、房颤等，心电图机操作技术能够即刻辅助捕捉到心脏的异常信号，从而为明确诊断提供可靠的依据。可辅助筛选出众多严重的心脏相关疾病，不仅操作简单，且具有价格低廉、性价比高、无创性等优点。

（四）心电图机操作技术常见并发症

心电图机操作技术常见并发症包括黑屏、心电图机波形异常、过敏或皮下出血等。

二、心电图机操作技术常见并发症的预防、识别及处理思维导图

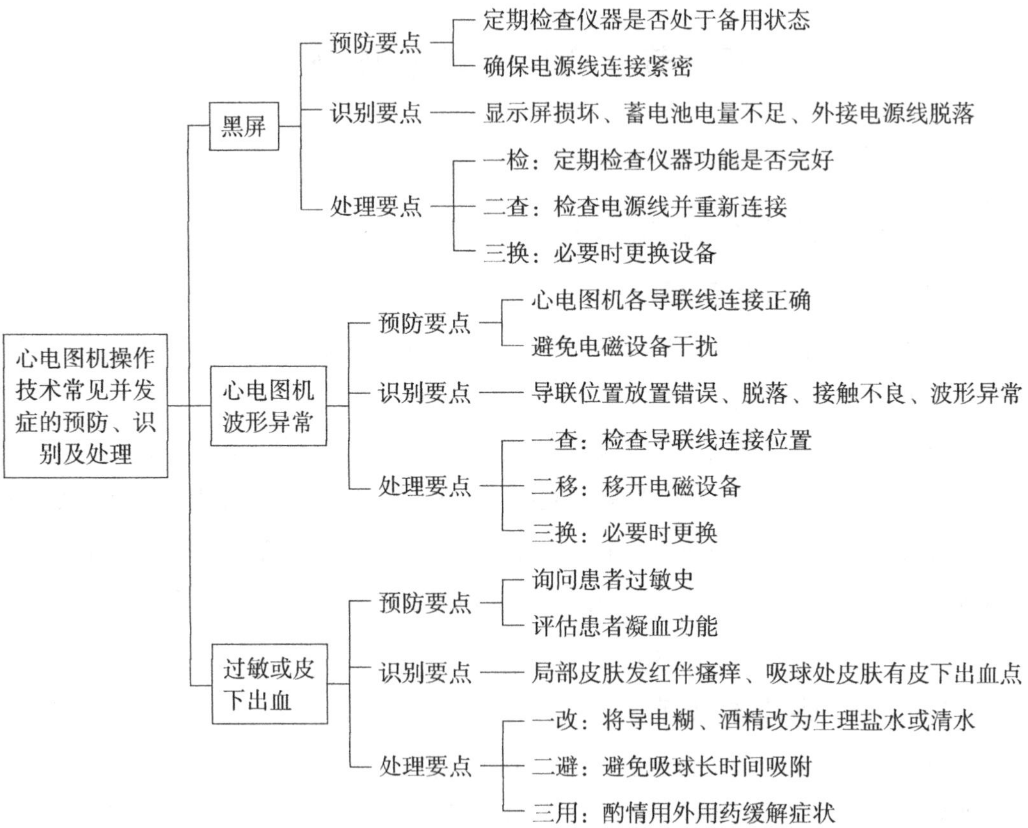

三、思维导图简要说明

（一）黑屏

1. 预防要点

（1）定期维护与保养：对心电图机应定期进行维护和保养，包括清洁设备、检查电缆和接头等，以确保其处于良好的工作状态。

（2）正确使用：对使用人员进行规范培训，避免错误使用或不当操作导致设备故障，使用者应严格按照说明书操作心电图机。

（3）及时充电：对于交直流两用的心电图机，应按说明书及时充电，以延长电池使用寿命并避免电量耗尽导致黑屏，保证电源线接触良好。

（4）定期检测性能：由医疗仪器维修部门定期检测心电图机的性能，确保各项功能正常，及时发现并处理潜在问题。

2. 识别要点

显示屏损毁、蓄电池电量不足、外接电源线脱落。

3. 处理要点

（1）检查电源：确认心电图机的电源插头是否插好、电源线是否损坏或接触不良。同时，检查电源开关是否损坏以及电源保险管是否烧断。

（2）检查显示屏连接：打开机器盖，检查显示屏与电源板的连线、与患者接触面是否脱落或松动。如果脱落或松动，连接好或紧固好，故障可能即可排除。

（3）联系专业的心电图机维修人员进行检查和维修。

（二）心电图机波形异常

1. 预防要点

（1）正确操作：操作者应接受专业培训，了解心电图机的正确使用方法。在操作过程中，要确保导联连接正确，避免信号干扰或失真。

（2）患者准备：在进行心电图检查前，确保患者处于静息状态，避免情绪紧张或运动引起的生理变化对波形造成影响。

（3）环境控制：心电图检查室应保持安静、整洁，避免电磁干扰对波形质量的影响。

2. 识别要点

心电学的伪差和干扰出现，形成心律失常波形，如假性心房扑动、假性房颤、假性室速、假性室颤、假性窦性停搏、假性急性心肌梗死等。

3. 处理要点

（1）患者情况评估：迅速评估患者状况，观察是否有任何不适或异常反应。如果患者出现紧急状况，应立即进行必要的急救，并通知医生。

（2）检查设备：确认心电图机是否连接正确，所有导联是否牢固，无脱落或接触不良。检查设备电源是否稳定，确保设备处于正常工作状态。

（3）重新记录心电图：移开电磁设备，在确认设备连接无误后，尝试重新记录心电图。确保在记录过程中患者保持安静，避免运动或情绪波动对波形的影响。

（4）联系维修人员：如果重新记录后波形仍然异常，更换心电图机，为患者重新进行心电图检查，同时，联系心电图机维修人员，报告异常情况，进行检查和维修。

（三）过敏或皮下出血

1. 预防要点

（1）详细了解患者过敏史：在操作心电图机之前，医护人员应详细询问患者是否有过敏史。对于过敏体质的患者，将导电糊、酒精改为生理盐水或清水。

（2）尽量减少与患者接触时间，操作前清洁患者皮肤，操作后小心取下设备。

（3）规范操作：在操作心电图机时，医护人员应评估患者凝血功能，遵循规范的操作流程，确保电极与皮肤接触良好，避免过度压迫或摩擦皮肤，以减少皮下出血的风险。

2. 识别要点

局部皮肤发红伴瘙痒、吸球处皮肤有皮下出血点。

3. 处理要点

（1）立即停止操作：一旦发现患者出现过敏或皮下出血的症状，应立即停止心电图机的操作，避免加重症状。

（2）迅速评估患者状况：观察患者的过敏症状，如皮肤红肿、瘙痒、呼吸困难等，同时检查皮下出血的情况。

（3）根据患者的症状，遵医嘱使用抗过敏药物或止血药物治疗。

（4）解释并安抚患者情绪，避免患者过度紧张。

四、心电图机操作技术常见并发症管理口诀

仪器故障先排除，定期维护和保养；

电磁设备请移开，导联位置勿放错；

固定电极放轻松，患者评估要记住；

使用盐水或清水，避免吸附时间长。

第三节　输液泵操作技术

一、输液泵操作技术概述

（一）输液泵的结构与功能

输液泵主要由控制系统、电机驱动系统、传感监测系统、报警系统、输入系统和显示系统等部分组成。控制系统是输液泵的核心，一般采用单片机结构。该系统能够对信号进行检测和处理，再通过传感器传送至对应部件，最后做出相应反应，以实现对整个输液系统的智能控制和管理。电机驱动系统是动力装置，带动蠕动泵运行，从而推动输液器。传感监测系统由各类传感器构成，如压力传感器、红外滴数传感器、超声波传感器，用来检测输液过程中有无气泡、输液器有无脱落、有无阻塞等。报警系统可发出各种报警控制信号。输入系统可用来支持参数设定。显示系统可显示各参数和当前工作状态。

（二）输液泵的临床意义

输液泵能够精确控制输液滴数或流速，确保药物以均匀且准确的速度进入患者体内。它的智能化特性，如阻塞报警、气泡报警等功能，大大减少了人为错误的可能性，提高了临床给药操作的准确性和灵活性，另外还降低了护理人员的工作强度，是临床上使用最为广泛的急救生命支持类设备，保障了患者的生命安全和临床治疗效果。

（三）输液泵操作技术的定义与目的

【定义】

输液泵操作技术是一项使用输液泵这种智能化输液装置，通过准确控制输液滴数或输液流速，确保药物以均匀的速度和准确的剂量安全地进入患者体内并发挥作用的临床医疗技术。

【目的】

熟练掌握输液泵操作技术的目的是准确控制输液滴数或输液流速，保证药物能够速度均匀、药量准确并安全地进入体内并发挥最大作用，且发生故障时能够自动报警，及时切断输液通路，防止产生不良后果；在提高输注的准确性、安全性的同时，降低临床护理工作强度，从而提高护理质量。

（四）输液泵操作技术常见并发症

操作人员的使用、护理、维护不当及维修的质量欠佳等都可能导致出现一些并发症，严重危害患者健康。输液泵操作技术常见并发症包括仪器报警、药物外渗、静脉炎、血液回流等。

二、输液泵操作技术常见并发症的预防、识别及处理思维导图

- 输液泵操作技术常见并发症的预防、识别及处理
  - 仪器报警
    - 预防要点
      - 保证机器处于备用状态，按规范操作
      - 保持输液管路通畅，加强巡视，做好交接班
      - 对于持续使用输液泵者，按要求更换输液器
    - 识别要点
      - 输液泵报警、液体不滴
    - 处理要点
      - 查看报警原因
      - 根据报警原因做相应处理
      - 做好患者及家属的健康宣教
  - 药物外渗
    - 预防要点
      - 选择合适的静脉穿刺，避开关节部位
      - 根据输注药液的性质，选择合适的输液工具
      - 按分级护理巡视，做好患者及家属的宣教
    - 识别要点
      - 注射部位皮肤发白、肿胀、疼痛
    - 处理要点
      - 立即停止输注
      - 更换输注部位
      - 根据药物性质遵医嘱做好局部处理
  - 静脉炎
    - 预防要点
      - 严格无菌操作
      - 选择合适的血管及静脉导管，避免同一部位反复穿刺
      - 输注浓度高、刺激性强药物时使用中心静脉导管
    - 识别要点
      - 沿静脉走向出现条索状红线，局部组织红、肿、热、痛，有时伴有畏寒、发热等全身症状
    - 处理要点
      - 立即停止输液，患肢抬高制动
      - 更换注射部位
      - 遵医嘱采取相应处理
  - 血液回流
    - 预防要点
      - 加强巡视，及时更换液体
      - 液体放置位置不能过低，避免低压力而发生回血
      - 保持管路通畅，避免管路受压或扭曲
      - 输液完毕，正压封管
    - 识别要点
      - 输液管内有回血、堵管（液体不滴）、输液泵报警
    - 处理要点
      - 发现回血，判断原因，及时处理
      - 发生堵塞，切勿用力推注，拔管后重新穿刺
      - 观察患者的生命体征，做好患者及家属的宣教

三、思维导图简要说明

（一）仪器报警

1. 预防要点

（1）专人负责定期对输液泵进行保养，保证机器处于备用状态。

（2）熟悉输液泵的性能及操作程序，规范操作。

（3）使用输液泵过程中保证输液管路通畅，加强巡视，做好交接班。

（4）持续使用输液泵者，按要求更换输液器。

2. 识别要点

输液泵报警、液体不滴。

3. 处理要点

（1）查看报警的原因。

（2）根据报警的原因做出相应的处理。

低电量：蓄电池能源耗尽，立即接通外电源，使其继续工作。电源插头松脱，立即接好电源。

空气报警：当输液管路中有空气存在时，应暂停输液泵，关闭输液器开关，打开输液泵门，将管路里的空气弹至莫非式滴管或排出，以解除报警。

未设置输液总量 / 速度报警：重新设置输液总量或根据实际情况调节输液速度。

阻塞报警：检查输液器开关是否全部打开，检查输液管路是否有阻塞，若堵管，考虑重新穿刺。

液位报警：检查液体余量，如液体不足，需要及时更换新的液体袋。

机械报警：尝试重新启动输液泵或检查输液泵的相关部件是否紧固。如无法自行处理，及时更换输液泵并将故障输液泵送设备科维修。

（3）向患者及家属解释报警的原因，安抚其情绪。

（二）药物外渗

1. 预防要点

（1）选择合适的静脉位置，尽量选择粗、直、弹性好、容易固定且便于观察的血管，尽量避免在下肢静脉及关节处进行静脉穿刺。

（2）根据输注药液的性质，选择合适的输液工具：留置针、CVC、PICC、输液港等。

（3）按分级护理巡视病房，观察穿刺部位有无疼痛、肿胀，皮肤颜色有无改变，有无回血。

（4）做好患者及家属的宣教：穿刺手臂不宜使劲、频繁活动，如有肿胀、疼痛，及时告知。

2. 识别要点

穿刺部位皮肤发白、肿胀、疼痛。

3. 处理要点

（1）立即停止输注液体，利用原针头接无菌注射器尽可能将针头和皮下的药液抽出，拔针后按压 5 ～ 10min。

（2）更换输液部位，重新穿刺。

（3）根据药物性质，遵医嘱做好局部处理。

（三）静脉炎

1. 预防要点

（1）严格无菌操作。

（2）选择合适的血管及静脉导管，输注浓度高、刺激性强的药物时使用中心静脉导管。

（3）合理使用静脉，减少穿刺次数，避免在同一位置反复穿刺。

2. 识别要点

沿静脉走向出现条索状红线，局部组织红、肿、热、痛，有时伴有畏寒、发热等全身症状。

3. 处理要点

（1）立即停止输液，患肢抬高制动。

（2）更换输液部位，重新穿刺。

（3）遵医嘱进行相应处理。

（四）血液回流

1. 预防要点

（1）加强巡视，输液完毕后及时更换液体。

（2）液体放置位置不能过低，避免低压力而发生回血。

（3）保持管路通畅，避免管路受压或扭曲。

（4）输液完毕，正压封管。

2. 识别要点

输液管内有回血、堵管（液体不滴）、输液泵报警。

3. 处理要点

（1）发现回血，判断堵管的原因，及时处理。

（2）发现堵塞时，切勿用力推注，拔管后更换位置，重新穿刺。

（3）观察患者的生命体征，做好患者及家属的宣教，安抚情绪，避免恐慌。

四、输液泵操作技术常见并发症管理口诀

定期维护质量保，操作规范掌握牢；

静脉通路要选好，不良反应及时找；

等级巡视不可少，常见报警要知晓。

第四节　微量泵操作技术

一、微量泵操作技术概述

（一）微量泵的结构与功能

微量泵是一种新型的泵力仪器，主要由微机系统、监测装置、报警系统、显示装置等组成，通过单片机来实现对整个系统的控制，包括工作控制、参数计算、键盘输入状态显示、压力检测、自动标注和自动报警等功能。它是一种能将少量药物精确、持续地泵入体内，然后维持体内一定的药物浓度和调节的医疗仪器。它通过精准控制药物的输注速度和剂量，促进身体对药物的吸收，减少输注误差，广泛应用于临床。在ICU、心内科等科室，微量泵是使用率较高的仪器之一，可以根据体重、分钟、小时等精确计算用量，增加了患者用药的安全系数和有效浓度。

（二）微量泵的临床意义

微量泵能够将少量的药液以精准、微量、均匀、持续的方式泵入体内，促进人体对药物的吸收并抢救危重患者，为临床护理服务提供了便捷、省时省力、用药剂量准确无误的有效途径，减轻护士工作量的同时提高工作效率，准确、安全、有效地配合医生抢救。

（三）微量泵操作技术的定义与目的

【定义】

微量泵操作技术是一项通过使用微量泵将药物精确、微量、均匀、持续地泵入静脉，以达到治疗目的的临床医疗技术。

【目的】

微量泵操作技术的目的是控制药物输注速度，定时和定量维持体内药物最佳血药浓度，并根据病情需要随时调整药物浓度、速度，且发生故障时能够自动报警，及时切断输液通路，防止产生不良后果。

（四）微量泵操作技术常见并发症

操作人员的使用、护理、维护不当及维修的质量欠佳等原因，可能导致出现一些并发症，严重危害患者健康。微量泵操作技术常见并发症包括微量泵报警、血液回流、注射部位疼痛或静脉炎。

二、微量泵操作技术常见并发症的预防、识别及处理思维导图

- 微量泵操作技术常见并发症的预防、识别及处理
  - 微量泵报警
    - 预防要点
      - 机器处于备用状态，熟悉操作流程
      - 注射器正确卡入卡槽内，延长管连接紧密，无打折、脱落，无气泡
      - 遵医嘱给药，加强巡视，严格交接班
    - 识别要点
      - 出现报警音、显示报警项目
    - 处理要点
      - 查看报警原因
      - 根据原因处理报警，保证微量泵正常运转
      - 观察生命体征，做好健康宣教
  - 血液回流
    - 预防要点
      - 发现回血，使用封管液正压冲管或封管
      - 避免穿刺处过度活动、肢体用力
      - 遵医嘱匀速给药，按分级护理巡视
    - 识别要点
      - 输液管内有回血、微量泵报警、管道堵塞
    - 处理要点
      - 发现回血，判断原因，及时处理
      - 将微量泵置于高于静脉穿刺肢体 10 ～ 20cm
      - 发生堵塞时，切勿用力推注，拔管后重新穿刺
      - 观察生命体征，做好健康宣教
  - 注射部位疼痛或静脉炎
    - 预防要点
      - 严格无菌操作，避免感染
      - 正确选择静脉，及时更换静脉
      - 根据输注药液的性质，选择合适的输液工具
    - 识别要点
      - 条索状红线，局部组织红、肿、热、痛，有畏寒、发热等全身症状
    - 处理要点
      - 立即停止输注
      - 遵医嘱采取相应的处理，患肢抬高制动
      - 严密观察病情变化并记录，做好交接班

三、思维导图简要说明

(一)微量泵报警

1. 预防要点

(1)专人对微量泵进行维护，做好清洁、消毒以及仪器的正常检查工作，如出现故障，及时送设备科维修，保证机器处于备用状态。

(2)熟悉微量泵的性能及操作程序，规范操作。

(3)使用微量泵过程中保证注射器正确卡入卡槽内，延长管连接紧密，无打折、脱落，无气泡。

(4)遵医嘱给药，加强巡视，严格交接班。

2. 识别要点

微量泵出现报警音，显示报警项目。

3. 处理要点

(1)微量泵报警，查看报警原因(低电量、阻塞、残量报警等)。

(2)根据报警的原因做出相应的处理，保证微量泵正常运转。

低电量：蓄电池能源耗尽，立即接通外电源，使其继续工作。电源插头松脱，立即接好电源。

管路堵塞：泵管折叠、受压可使针头阻塞，完全针头阻塞时需要重新穿刺。临床护士需要定时正确评估通路的使用有效性。

残留报警：当药液在2ml时，微量泵会自动报警，红灯亮闪，可按消警键，红灯停止亮闪后，可使注射器内剩余药液全部匀速泵入。残留报警后护士需要根据医嘱配置药液。

注射器松动：重新安装注射器，检查注射器是否处于正常位置，重新启动注射。

药物外渗：在推注过程中如有外渗，微量泵的报警系统不会报警，只有外渗达到一定程度并产生一定阻力时，才会报警，因此使用微量泵期间应加强巡视，一旦发现渗漏，立即处理。

(3)观察患者生命体征，向患者及家属解释报警的原因，安抚患者情绪。

(二)血液回流

1. 预防要点

(1)发现回血，使用封管液正压冲管或封管。

(2)避免穿刺处过度活动、肢体用力。

（3）遵医嘱匀速给药，按分级护理巡视，保持管路通畅，避免管路受压或扭曲。

2. 识别要点

输液管内有回血、微量泵报警、管道堵塞。

3. 处理要点

（1）发现回血，判断堵管的原因，根据所用药物的性质和回血量采取不同的处理措施。

（2）对给药速度要求不严的药物如抗生素类药物，可直接按快进键。而对给药速度要求很严的药物如硝普钠、多巴胺、高钾溶液等则不能按快进键来处理回血，应将抽有生理盐水的注射器接在穿刺针头上将回血推入。

（3）如果回血量大，回血至延长管内，除按上述处理外，需要更换延长管，切忌将注射器接在延长管上将回血推入（一根延长管可容纳 4ml 药液，直接推入可造成给药过量，引起不良后果）。

（4）将微量泵置于高于静脉穿刺肢体 10 ～ 20cm 位置。

（5）发现堵塞时，切勿用力推注，拔管后更换位置，重新穿刺。

（6）观察患者的生命体征，做好患者及家属的宣教，安抚情绪，避免恐慌。

（三）注射部位疼痛或静脉炎

1. 预防要点

（1）严格无菌操作，避免感染。

（2）选择合适的血管，尽量选择粗、直、弹性好、容易固定且便于观察的血管，尽量避免在下肢及关节处静脉穿刺。合理使用静脉，减少穿刺次数，避免在同一位置反复穿刺。如长时间使用微量泵，及时更换静脉。

（3）根据输注药液的性质，选择合适的输液工具。输注浓度高、刺激性强的药物时使用中心静脉导管。

2. 识别要点

沿静脉走向出现条索状红线，局部组织红、肿、热、痛，有时伴有畏寒、发热等全身症状。

3. 处理要点

（1）立即停止输液，患肢抬高制动。更换输液部位，重新穿刺。

（2）遵医嘱进行相应处理。

（3）严密观察病情变化并记录，做好交接班。

四、微量泵操作技术常见并发症管理口诀

仪器设备常维护，输液速度要匀速；

回血勿巡视推注，疼痛炎症莫输注。

第五节　肠内营养泵操作技术

一、肠内营养泵操作技术概述

（一）肠内营养泵的结构与功能

肠内营养泵由操作面板、机壳、机械传动部分以及电气控制部分组成。肠内营养泵的系统结构分为 4 大部件：①主控部件，实现肠内营养泵系统的综合控制、人机接口、报警系统、信息存储，是肠内营养泵的控制核心；②基本功能部件，实现肠内营养泵的输液，是肠内营养泵功能实现的核心部件之一；③加热部件，给营养液加热，是肠内营养泵的可选部件；④电源部件，实现外电源（外电）与电池（内电）供电无扰动切换、电池充电管理、电池状态信息跟踪及电源管理等功能，是肠内营养泵的必要部分。

肠内营养泵有如下功能。

（1）调节：可以根据要求设定输入营养液的总量、流速、温度等参数，并且在运行过程中可以根据需要随时修改。

（2）检测：根据指令，自动检测和控制营养液的流量和流速；根据设定营养液的温度，自动检测和控制营养液的温度。

（3）报警：在营养液的温度、流量和流速出现异常时，发出报警信号。

（4）显示：动态显示已经输入营养液的数量、温度、流量和流速，便于随时查看。

（二）肠内营养泵的临床意义

随着 20 世纪 80 年代对肠功能的再认识，肠内营养越来越受重视，其应用、研究也随之崛起。肠内营养的输注方式通常有一次性输注、间歇性重力滴注和持续性经泵输注。临床上多推荐采用肠内营养泵持续输注肠内营养液。科学、合理、安全的肠内营养输注有助于减少并发症，降低感染率和死亡率，促进患者早期康复。

（三）肠内营养泵操作技术的定义与目的

【定义】

肠内营养泵操作技术是指使用肠内营养泵及其附件，采用滚轴泵原理，通过主控系统，经人控制肠内营养液输注的速度、剂量、温度和输注总量的技术。

【目的】

按照需要定时、定量为不能通过正常饮食摄入营养的患者间断式蠕动输注营养液，辅助患者营养摄入，帮助患者尽早恢复正常的肠胃功能，达到维持患者生命、促进术后康复的目的。

（四）肠内营养泵操作技术常见并发症

操作人员的使用、护理、维护不当及维修的质量欠佳等原因，可能导致出现一些并发症，严重危害患者健康。肠内营养泵操作技术常见并发症包括喂养管堵塞、报警。

二、肠内营养泵操作技术常见并发症的预防、识别及处理思维导图

- 肠内营养泵操作技术常见并发症的预防、识别及处理（一）
  - 喂养管堵塞
    - 预防要点
      - 一角度：抬高卧床患者床头 30° ～ 45°，喂养结束后保持半卧位 30 ～ 60min
      - 二速度：以 20 ～ 50ml/h 速度开始，匀速输注
      - 三温度：保持在 37 ～ 40℃
      - 四清洁度：营养液现配现用，避免污染、变质，24h 内输注完毕
      - 五浓度：从低浓度开始，逐渐增加浓度。管饲的药物或食物要充分研碎，切勿过浓、过稠
      - 六适应度：密切观察患者的耐受性。给药前后、管饲前后、连续输注 4 ～ 6h 后，用 20 ～ 30ml 温开水以抽吸和脉冲式推注的方式冲洗喂养管，不得超过 24h 更换泵管，根据喂养管材质定期更换喂养管
    - 识别要点
      - 管饲时有阻力，回抽无胃内容物或肠液引出
    - 处理要点
      - 一闭：及时夹毕喂养管，避免机械性持续输注
      - 二冲：使用 20ml 注射器抽温开水反复冲洗
      - 三抽吸：若冲洗无效，使用 5% 碳酸氢钠溶液或溶于 5% 碳酸氢钠溶液的胰酶反复冲洗
      - 四重置：上述操作无效，告知医生，重置喂养管

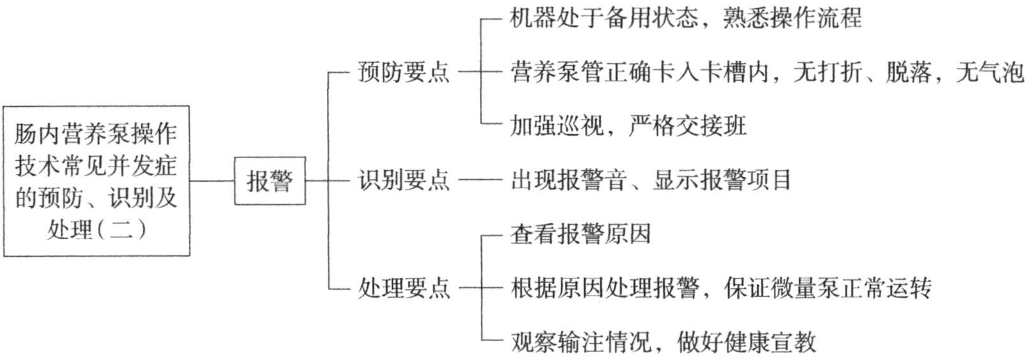

三、思维导图简要说明

(一)喂养管堵塞

1. 预防要点

(1)抬高卧床患者床头 30° ～ 45°，喂养结束后保持半卧位 30 ～ 60min。

(2)输注速度由慢到快，以 20 ～ 50ml/h 速度开始，匀速输注。

(3)条件允许的情况下，使用加温器并设置恒定温度，持续输注，温度为 37 ～ 40℃。

(4)营养液须现配现用，严格执行无菌操作，配置好的营养液需低温保存(4℃内)，常温保存不宜超过 4h，超过 4h 应置于冰箱冷藏。开瓶后 24h 内用完，室温下 8h 内用完，24h 内未用完应丢弃，成品肠内营养制剂应根据产品说明书保存。

(5)营养液从低浓度开始，逐渐增加浓度。

(6)给药前后、管饲前后、连续输注 4 ～ 6h 后用 20 ～ 30ml 温开水以抽吸和脉冲式推注的方式冲洗喂养管。

(7)密切观察患者的耐受性，避免喂养管反折、扭曲，妥善固定。

(8)长期使用时，不得超过 24h 更换营养泵管，每隔 4 ～ 6 周更换导管至另一侧鼻腔，避免堵管。

2. 识别要点

管饲时有阻力，回抽无内容物或胃肠液。

3. 处理要点

(1)立即停止管饲喂养。

(2)用 20 ～ 30ml 温开水通过抽吸和脉冲式推注的方式冲洗喂养管。

(3)若无效，可使用 5% 碳酸氢钠溶液或溶于 5% 碳酸氢钠溶液的胰酶 20 ～ 30ml 冲洗喂养管。

（4）以上操作均无效时，应告知医生，协助拔管或重新置管。

（二）报警

1. 预防要点

（1）专人负责定期对输液泵进行保养，保证机器处于备用状态。

（2）熟悉输液泵的性能及操作程序，规范操作。

（3）使用输液泵过程中保证安装正确、管路通畅。

（4）加强巡视，做好交接班工作。

（5）持续使用输液泵者，按要求更换泵管，避免堵塞报警。

2. 识别要点

出现报警音，显示报警项目。

3. 处理要点

（1）查看报警的原因。

（2）根据报警的原因做出相应的处理。

低电量：蓄电池能源耗尽，立即接通外电源，使其继续工作。电源插头松脱，立即接好电源。

空气报警：①当管路中有空气存在时，应暂停肠内营养，关闭泵管开关，打开泵门，分离泵管与喂养管，将管路里的空气挤压至泵管滴斗或启动排气键将管路里的空气排出，以解除报警；②当营养液输注完毕报警时，应遵医嘱停止输注或更换泵管后继续输注。

未设置输注总量 / 速度报警：重新设置输注总量或根据实际情况调节输液速度。

阻塞报警：检查泵管开关是否全部打开，检查管路是否有阻塞，处理参照管路堵塞。

机械报警：尝试重新启动输液泵或检查输液泵的相关部件是否紧固。如无法自行处理，及时更换输液泵并将故障输液泵送设备科维修。

（3）观察输注情况，做好健康宣教，向患者及家属解释报警的原因，安抚患者情绪。

四、肠内营养泵操作技术常见并发症管理口诀

营养六度把控好，管路通畅很重要；

定期维护质量保，操作规范掌握牢；

机器报警查原因，解除故障安抚好。

参考文献

[1] 李小寒，尚少梅 . 基础护理学 [M].7 版 . 北京：人民卫生出版社，2022.

[2] 丁文龙，刘学政 . 系统解剖学 [M].9 版 . 北京：人民卫生出版社，2018.

[3] 吴玉芬，杨巧芳 . 静脉输液治疗专科护士培训教材 [M].2 版 . 北京：人民卫生出版社，2021.

[4] 尤黎明，吴瑛 . 内科护理学 [M].7 版 . 北京：人民卫生出版社，2022.

[5] 李乐之，路潜 . 外科护理学 [M].7 版 . 北京：人民卫生出版社，2022.

[6] 黄金，李乐之 . 常用临床护理技术操作并发症的预防及处理 [M]. 北京：人民卫生出版社，2023.

[7] 吴惠平，罗伟香 . 护理技术操作并发症预防及处理 [M].2 版 . 北京 : 人民卫生出版社，2023.

[8] 中华医学会糖尿病学分会 . 中国血糖监测临床应用指南（2021 年版）[J]. 中华糖尿病杂志，2021，13（10）:936–948.

[9] 蔡壮，许冬梅，高静，等 . 精神科保护性约束实施及解除专家共识 [J]. 中华护理杂志，2022，57（2）：146–151.

[10] 李春辉，黄勋，等 . 新冠肺炎疫情期间医疗机构不同区域工作岗位个人防护专家共识 [J]. 中国感染控制杂志，2020，3:199–213.

[11] 邱骏，郑东，曹兴建，等 . 血气分析质量管理江苏专家共识 [J]. 临床检验杂志，2023，41（2）:81–85.

[12] 卢俊红，王秀军 . 危重患者术后院内转运的护理安全管理 [J]. 中华现代护理杂志，2016，13:3.

[13] 付磊 . 医用微量注射泵检测中常见故障报警原因探究 [J]. 计量与测试技术，2017，44（6）:22–23.

[14] 王秀霞 . 微量泵注射并发症的原因分析及对策 [J]. 医药论坛杂志，2004，12:76.

[15] 崔念奇，张玉萍，周英凤，等 . 成人 ICU 患者身体约束临床实践指南 [J]. 中华急危重症护理杂志，2023，4（10）:909–912.

[16] 杜攀，康琳．临床身体约束、制动不当对老年患者的危害[J]. 中国临床保健杂志，2023，26（5）:624–626.

[17] 兰乖平，石丽娟，刘佳微，等．通过手卫生预防医疗保健相关感染的策略：中美规范比较[J]. 中华医院感染学杂志，2023，18:2721–2728.

[18] 梁艳娉，潘雪梅，张丽君，等．改良水胶体敷料贴法减轻面部压力性损伤的应用效果[J]. 中国实用护理杂志，2020，36（27）：2129–2135.

[19] 龚春平，周航．冷疗法在骨科康复中临床应用进展[J]. 临床医药文献电子杂志，2020，7（46）:22–23.

[20] 王美，马月仙，王春樱，等．早期短时快速持续膀胱冲洗干预对前列腺电切术后患者的影响[J]. 齐鲁护理杂志，2022，28（14）：159–160.

[21] 袁素娥，陈煜，蔡小芳，等．安全采集成人静脉血标本共识[J]. 中国感染控制杂志，2021，20（9）:7.

[22] 曹秋君，吴燕．静脉血液标本管理的研究进展[J]. 中华护理杂志，2017，52（6）:4.

[23] 金艳鸿，孙红，李春燕，等．《成人动脉血气分析临床操作实践标准（第二版）》解读[J]. 中国护理管理，2022，11:1601–1606.

[24] 中华预防医学会医院感染控制分会．临床微生物标本采集和送检指南[J]. 中华医院感染学杂志，2018，28（20）:9.

[25] 中华医学会超声医学分会介入诊疗学组．超声引导经皮经肝胆管穿刺置管引流术中国专家共识[J]. 中华超声影像学杂志，2023（5）：369–376.

[26] 中国抗癌协会肿瘤微创治疗专业委员会护理分会，中国医师协会介入医师分会介入围手术专业委员会，中华医学会放射学分会第十五届放射护理工作组．超声引导经皮肝穿刺胆道引流术管路护理专家共识[J]. 中华现代护理杂志，2020（26）：4997–5003.

[27] 李秀华，王惠军，吴军．胸腔闭式引流术并发症的原因及急救护理[J]. 护理与临床，2023，11（8）:582.

[28] 魏莹莹，徐银铃，周金阳，等．成人胸腔闭式引流护理最佳证据总结及临床应用[J]. 护理研究，2021，12（35）:2190–2194.

[29] 吴为，黄海燕，李菠，等．呼吸机雾化吸入疗法护理实践专家共识[J]. 现代临床护理，2021，28（3）:7.

[30] 李明华．哮喘病学[M]. 北京：人民卫生出版社，1999.

[31] 严玉娇，丁娟，刘晁含，等．成人危重症患者气道管理的最佳证据总结[J]. 护理学

报，2021，28（3）:39–45.

[32] 刘文玲，王艳玲，徐晓辉 . 经口咽通气管吸痰法与经鼻咽吸痰法的护理效果研究 [J]. 中国医学文摘 : 耳鼻咽喉科学，2023，38（4）:188–190.

[33] 解静 . 改良深部吸痰法在重型颅脑损伤气管切开行呼吸机辅助治疗患者中的应用价值 [J]. 中国民康医学，2020，32（23）:140–142.

[34] 丁楠楠，蒋玲洁，吴雨晨，等 .14 种口腔护理方法预防呼吸机相关性肺炎效果的网状 Meta 分析 [J]. 中国护理管理，2020，20（7）:1043–1048.

[35] 任宣霖，樊落 .ICU 气管插管患者拔管指南的质量评价与内容分析 [J]. 中华护理杂志，2022，57（8）:1001–1007.

[36] 陈强，张洁，林志敏，等 . 心肺复苏并发冠状动脉破裂及迟发性肝破裂一例并文献复习 [J]. 中国呼吸与危重监护杂志，2021，20（3）:209–214.

[37] 梁影，姜福清，管玉龙 . 体外心肺复苏的研究进展 [J]. 中国胸心血管外科临床杂志，2021，28（9）:1107–1113.

[38] 中华医学会急诊医学分会复苏学组，中国医药教育协会急诊专业委员会 . 成人体外心肺复苏专家共识更新（2023 版）[J]. 中华急诊医学杂志，2023，32（3）:298–304.

[39] 张博泉，赵爽 . 洗胃管路固定装置的改进及应用 [J]. 中华护理杂志，2022，57（5）:631–634.

[40] 全军心血管专业委员会心脏无创检测组 . 心电图诊断术语规范化中国专家共识 [J]. 实用心电学杂志，2019，28（3）：161–165.

[41] 胡志帅，牛惠芳，郑冬雁，等 . 输液泵常见故障类不良事件的原因及风险性 [J]. 医疗装备，2022，35（11）:35–37.

[42] 王国庆，崔宏伟，祁严严 . 医用输液泵和注射泵的质量控制检测及影响因素 [J]. 医疗装备，2022，35（15）:18–21.